实用药物学
理论与实践

黄 娟 编著

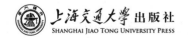

上海交通大学出版社
SHANGHAI JIAO TONG UNIVERSITY PRESS

内容提要

本书收载了部分临床常用药物,详细论述了它们的化学结构、理化性质、体内过程、药理作用、临床应用与评价、不良反应与防治、药物相互作用、制剂和用法,并结合临床用药中的实际问题,提供有关用药方案、用药时机、配伍用药等有关信息,贴近临床用药实际,突出临床实用性。本书不仅适合各级医院临床药师在工作中参考使用,也适合教师备课和学生用于了解药物新进展。

图书在版编目(CIP)数据

实用药物学理论与实践 / 黄娟编著. --上海:上海交通大学出版社,2023.10
ISBN 978-7-313-29003-8

Ⅰ.①实… Ⅱ.①黄… Ⅲ.①药物学 Ⅳ.①R9

中国国家版本馆CIP数据核字(2023)第120586号

实用药物学理论与实践
SHIYONG YAOWUXUE LILUN YU SHIJIAN

编　　著:黄　娟
出版发行:上海交通大学出版社
邮政编码:200030
印　　制:广东虎彩云印刷有限公司
开　　本:889mm × 1194mm 1/32
字　　数:218千字
版　　次:2023年10月第1版
书　　号:ISBN 978-7-313-29003-8
定　　价:198.00元

地　　址:上海市番禺路951号
电　　话:021-64071208
经　　销:全国新华书店
印　　张:8.125
插　　页:2
印　　次:2023年10月第1次印刷

版权所有 侵权必究
告读者:如发现本书有印装质量问题请与印刷厂质量科联系
联系电话:010-84721811

编者简介

黄　娟

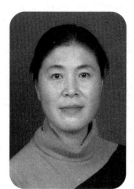

　　毕业于沈阳药科大学，现任山东省淄博市淄川区中医院药品采购中心副主任、淄博市药师协会药物经济学和药品采购专业委员会委员。发表论文《磺酰脲类降糖药不良反应分析及合理用药研究》《阿托伐他汀联合曲美他嗪治疗冠心病的临床药学效果评价》等，出版著作1部，申请专利3项。

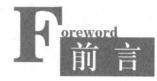

前 言

　　药物是指改善机体的生理功能或病理状态,对用药者有益,能达到预防、诊断、治疗疾病目的的物质。近年来,由于现代科学研究技术(特别是分子生物学技术)的广泛应用,药物学但在广度上,而且在深度上都得到了长足进步。在大量涌现的新药中,既包括针对新作用靶点的药物、器官选择性更高而不良反应更小的药物、适应各种临床特别需要而具有良好药动学特性的药物,也包括因作用机制的阐明而开发出新用途的老药。随着药学服务范围的不断拓展,药师人才队伍的日渐成长壮大。但与此同时,新人普遍存在着缺乏常用药物治疗理论知识、对新药认识不足等问题,增加了医疗机构对其工作的认可压力。为此,特编写本书,力求通过简洁明了的文字介绍临床药物基础与应用注意事项,帮助药师培养系统的临床思维。

　　本书首先介绍与临床用药有关的基础知识和基础理论;随后按各系统常用药物的优先顺序进行编排,详细论述了它们的化学结构、理化性质、体内过程、药理作用、临床应用与评价、不良反应与防治、药物相互作用、制剂和用法,并结合临床用药中的实际问题,提供有关用药方案、用药时机、配伍用药等有关信息,贴近临床用药实际,突出临床实用性。本书在结合临床实际用药情况的基础上,增加了一些药物作用机制的新理论和新进展,恰当地介绍了临床用药的深度和广度,同时又进一步优化了全书整体结构。本书不仅适用于各级医院临床药师,也适用于教师备课和学生了解药物新进展。

由于药理学发展迅速,加之编写时间仓促、经验有限,书中存在的偏颇之处,敬请广大读者见谅并提出批评指正。

黄 娟

山东省淄博市淄川区中医院

2023 年 1 月

C目录

ontents

第一章

绪　论

第一节　临床药物使用原则

对任何疾病都必须始终贯彻预防为主、防治结合的原则,即未病防病(包括传染性及非传染性疾病)、有病防重(早发现,早诊断,早治疗)、病重防危(防治并发症,保护重要器官功能)、病愈早康复防复发。要随时运用辩证唯物主义的思维方法,密切联系实际,做到以下几点。

一、树立对患者的全面观点

根据病情轻重缓急,通过现象看本质,抓住主要矛盾,又要随时注意矛盾的转化。急则先治"标",缓则先治"本";如有必要和可能,则"标""本"同治。

(一)治"本"就是针对病因或发病因素的治疗

许多疾病,只要进行病因治疗,就可解除患者痛苦,达到治愈。例如,无并发症的轻或中度的细菌、螺旋体、原虫及其他寄生虫感染,只要给予特效抗感染药物即可治愈。有些疾病表现为功能异常或病理生理改变,如心功能不全、心律失常、心绞痛、高血压、支气管哮喘或慢性失血性贫血等,当进行对症处理后,病情虽可缓解,但由于病因未除,仍易复发。因此,一定要努力寻找病因加以治疗,只有做到病因消除才能根治疾病。

(二)治"标"就是对症治疗

所谓"标",就是临床表现,即各器官的病理生理或功能改变所引起的症状、体征或血液的生化指标异常,它们常常是导致患者求医的主要原因。常见的有发热、全身酸痛及各系统症状,如心血管系统有心悸、水肿、气促、胸痛、血压波动、心律失常、晕厥等,呼吸系统有咳嗽、气促、咳痰、咯血、胸痛等,消化系统有食欲缺乏、恶心、呕吐、嗳气、反酸、呕血、腹痛、腹胀、腹泻、便秘、便血、黄疸等,泌尿系统有尿频、尿急、尿痛、血尿、尿失禁、少尿或无尿等,精神神经系统有头痛、头晕、眩晕、嗜睡、神志不清、昏迷、失眠、躁动、抽搐、瘫痪、思维紊乱或行为异常等,其他各系统及五官各有其常见症状、体征,在此不一一列举。

当临床表现使患者感到痛苦或危及生命与远期预后时,应及时行对症处理,减轻症状,改善病理生理状况,赢得时间进行全面详细的检查,得出病因诊断并进行病因治疗。

对于"症",也要分清本质进行有针对性的治疗,不可头痛医头,足痛医足。例如,颅内压增高可引起头痛、呕吐,不可简单地给以镇痛止吐药物,而要降低颅内压,使用降颅内压药物,而不可通过腰椎穿刺抽出脑脊液减压,因后者有引起脑疝的危险。颅内压过低也可致头痛,却需要输液治疗。硝酸酯类药是预防和治疗心绞痛常用药,对有些患者可引起颅内静脉扩张导致剧烈头痛,如果不问清楚服药史,盲目给以止痛药可能无效。血管紧张素转换酶抑制剂可引起干咳,医师不问服药情况盲目给可待因镇咳是错误的。又如,同是无尿,但阶段性不同,处理原则也不同;急性失水引起的低血容量休克所致的无尿,在起病6~7小时快速补液改善休克后,无尿也可好转;但如无尿已持续7小时以上,肾小管已坏死,此时的快速补液虽然可升高血压,改善其他器官的微循环,但是无尿不会好转,大量输液反而有害;如果无尿是肾毒性物质(如鱼胆或毒蕈)中毒所致,大量补液是有害无益的。

对症治疗虽然可解除患者痛苦,甚至使患者脱离险境,但对于诊断未明确的患者要严格掌握,以免掩盖病情延误诊断,例如,对急腹症不可滥用吗啡、哌替啶类麻醉性止痛剂,对发热性疾病不可滥用肾上腺皮质激素或解热药。

二、一切从实际出发

针对原发疾病病情及并发症的严重程度,诊断的主次,根据主客观条件,权衡轻重缓急,对患者利害得失,选择治疗方案,全面考虑,找出主要矛盾,进行综合治疗,不可单纯依赖药物。用药既要有针对性,又要分清主次、先后,不可"大包围"式地用药。另一个实际是经济问题。卫生资源匮乏是一个全球性现象,在发展中国家卫生资源不足尤其严重,一方面是国民经济生产总值增长的速度,用于健康保障费用增长的速度,通货膨胀的速度,医药费用上涨尤其是价高的新药涌现和高精尖检查技术的应用所增加的付出等不成比例,另一方面是不少医务人员未很好掌握高精尖检查技术的适应证造成滥用,和片面认为新药就是最好的药,而不愿使用"老"药,以致不适当地增加了医药费用的支出。实际上,不少"老"药不仅有效,毒副作用较少而且价廉,其显效率可能低于某些新药,但是如果它在某些患者身上已经有了好的效果,又没有不良反应,就不必更换。

三、始终贯彻个体化原则

由于患者年龄,性别,体重,生理状况,环境因素,病情程度,病变范围,病程阶段,肝、肾等解毒排毒器官的功能状况,并发症的有无,既往治疗的反应,对药物的吸收、代谢、排泄率,免疫力及病原微生物对抗菌药物的敏感性等方面的差异,以及患者对药物反应性大小的不同,在治疗上用药的种类和剂量大小的选择均应有所不同,不可千篇一律。一般文献及本书中所列出的治疗药物的剂量范围可供参考。此外,还要根据患者的特点制订所要解决问题的特点或目标值,药物性能及患者所用实际药量的治疗反应,深入分析,适时调整。对于许多慢性疾病,尤其是老年人,开始用药量宜小,而且应当根据病情的严重程度制订复查疗效指标和观察毒副作用的时间和频度。

四、树立发展观点

确实了解患者用药情况(在门诊患者尤其重要),仔细观察治疗反应,及时评价判断疗效,酌情增减药量,加用或更换药物并继续严密观察效果。与此同时还要观察药物毒副作用或者一些不应该有的情况,这里所谈的毒副作用有 2 种情况:一种情况是患者自身对药物出现了异常反应,例如,有的患者在用青霉素治疗过程中虽然皮试阴性但在连续注射或滴注几次后可以突然发生过敏性休克,医护人员切不可以为皮试阴性又已经用了几剂未出现异常反应而放松了对严重变态反应的警惕性;另一种情况是由于药物带来的问题,除已知的毒副作用以外,还有医源性疾病,其中突出的有肾上腺皮质激素带来的各种不良反应及抗生素带来的二重感染或菌群失调等问题;因此,不但要严格掌握适应证,而且在使用中要有目的地加强观察,才能取得最佳疗效。

第二节　药物治疗注意事项

一、了解药物

药物是治疗疾病的重要武器。临床医师对于所使用的药物必须充分了解其药物代谢动力学,如吸收、分布、代谢、排泄及影响这些环节的因素,及其药效学,如作用部位、疗效机制、显效时间及其毒副作用;尤其对新药,临床医师必须仔细阅读说明书。只有这样,才能掌握好药物适应证、禁忌证、剂量、给药途径、每天或每周给药次数及发挥作用的时间,才能进行疗效评价,提出继续用药,更换药物或联合用药的依据,并防止药物拮抗作用的发生。

二、如何评价疗效

首先需明确疗效的标准。对许多急性病或者是慢性疾病的急性并发症来说,疗效的标准应该是治愈,如上呼吸道感染、细菌性肺炎、慢性支气管炎急性发作、急性胃肠道炎症、急性胰腺炎、消化性溃疡伴大出血、肝硬化门静脉高压致食管下段或胃底部静脉曲张破裂大出血、高血压病合并的出血性卒中、高血压危象、冠心病患者发生的急性心肌梗死、急性泌尿系统感染、急性肾衰竭、糖尿病酮症酸中毒或糖尿病非酮症高渗性昏迷、甲亢或甲减的危象、急性溶血性贫血、急性药物性再生障碍性贫血或粒细胞缺乏症、急性粒细胞白血病(配合骨髓移植)、各种急性过敏性疾病等都是应该而且可能通过药疗治愈或使急性发作得到控制的。即使某些慢性疾病,通过较长期药物治疗也是可以治愈的,如结核病、寄生虫病、消化性溃疡(配合非药物治疗)、某些恶性肿瘤(配合手术的综合疗法)等。但很多慢性疾病应用药物治疗难以根治,只能缓解或减轻痛苦,而且可能还需长期治疗。

将药物治疗后取得的疗效归功于所用药物的评价要慎重。有些自限性疾病,如急性病毒性上呼吸道或肠道感染一般在起病一周左右可以自愈,如果此时才开始得到药物治疗,即刻出现的疗效不一定是该药物的效果;许多慢性疾病的病情,不用药物或用安慰性药物就有可能自己减轻。联合用药的效果也不一定就是联用的效果,也可能只是其中一种是真正起治疗作用的药物。

如果用药后未显疗效,也要分析原因,是否:①未到应该显效的时间,如利尿性降血压药、降血脂药、纠正贫血药、抗甲状腺功能亢进药物等显效均较慢;②口服药物吸收不良;③药物质量不可靠或存放过久已超过有效期,或药物保存不当已失效,或偶然发药有误,甚至误服家中他人之药;④医嘱处方药量不足或患者未服够规定剂量;⑤抗感染药物碰上耐药菌株;⑥机体免疫力低下;⑦药物在此患者身上本来就无效,因为很少有药物是 100% 有效的;⑧当发热久治不退时,可能尚有感染灶未被发现;⑨尚有未被发现的情况,如呼吸道并发症、心力衰竭患者或对盐敏感的高血压患者未控制盐摄入量,糖尿病患者或高甘油三酯血症患者未控制高淀粉类摄入量,消化性溃疡患者饮食不节等;⑩原来诊断或用药错误。因此,对治疗无效的病例要仔细分析,必要时修订治疗方案,更换药物及给药方式,或将单一用药改为联合用药;甚至需重新采集病史,全面复查,审核病情有无发展变化及诊断有无错误。如出现毒副作用,应酌情减量或停用。

三、联合用药时可有协同或拮抗作用

一个患者使用两种以上药物时,可因配伍禁忌而降低疗效,如胃蛋白酶不应与碱性药同用,胰酶不应与稀盐酸合剂同用,在同一个输液瓶中尤其要注意配伍禁忌。有些药物可在体内发生拮抗而降低疗效:用碳酸酐酶抑制剂乙酰唑胺(醋唑磺胺)时应避免使用钙、碘及广谱抗生素等具有增强碳酸酐酶活性的药物;苯妥英钠、巴比妥类药有促使肝细胞微粒体酶系统的活性增加,因而可加速某些药物如华法林的代谢,降低其抗凝效果;与之相反,阿司匹林、吲哚美辛(消炎痛)、保泰松、双嘧达莫等又可增加华法林的抗凝作用,有增加出血的危险,必须慎用。氨基糖苷类和呋塞米(速尿)、依他尼酸均具耳毒性,不可同用。他汀类和贝特类降脂药单独使用都曾有引起横纹肌溶解症的报道,如果同时使用就更易发生严重横纹肌溶解,导致急性肾衰竭。呋塞米(速尿)导致排钾增多,可增加筒箭毒碱的肌松弛及麻痹作用,不可同用。普萘洛尔(心得安)应避免与维拉帕米(异搏定)同用,以免加重房室传导阻滞或致心脏骤停。但联合用药有时又可加强疗效,如甲氧苄啶具抑菌作用,又可增强其他抗菌药物的抑菌作用,现已与其他抗菌药物制成复方(如复方磺胺甲噁唑)。此外,应用部分相互拮抗的药物,有时也可发挥增强疗效的作用,如 α_1 受体阻滞剂酚妥拉明与间羟胺同用,可阻滞后者的缩血管效应而不阻滞其增强心肌收缩力的有益作用,可用于治疗心源性休克。因此,凡同时应用两种以上药物时,均要注意其间有无拮抗或协同作用,以及它们之间的相互作用对治疗所带来的后果。

四、药物二重性问题

任何药物都具有二重性,即对机体有利和不利的两个方面。如输液可治疗脱水,但输液过快过多可导致肺水肿;利尿可以消肿,减

少过多血容量,减轻心脏前负荷,改善心力衰竭,但利尿过多可以导致电解质紊乱及代谢改变,甚至引起脱水,血液浓缩,心脏前负荷不足使血压下降;噻嗪类利尿剂大量利尿后需补钾,但尿量不多时盲目补钾又有导致高钾血症心脏停搏的危险;吸氧有利于改善机体缺氧,但对于伴有呼吸性酸中毒,二氧化碳潴留的患者纠正缺氧过急,反可导致呼吸抑制;抗生素可以杀菌或抑菌,但可诱生耐药菌株,菌群失调,真菌感染或程度不等的变态反应,以及肝、肾、骨髓及心肌损害。门诊患者按医嘱在家用药、吸氧时,医师有责任详细向患者和家属交代注意事项。

五、谨慎使用新药

在国际上,管理新药上市最著名的机构是美国食品药品监督管理局(FDA)。在我国,对新药的报批和上市也有严格的规定,而且对于公费医疗容许报销的药品也进行了规定。作为对患者高度负责的医师,在使用新药前应该详细阅读其说明书,最好是查阅在国内外权威性医学期刊上有无有关该新药的论著,并且对该报道作出评价。在评价新药临床疗效时,应看其研究设计及实施是否具有极高的科学性或很高的论证强度。由于许多疾病的自然病程,可在未治疗的情况下得到好转或痊愈。因此,在提到某种治疗措施对某一种疾病的有效率时,一定要同未得到该项治疗措施的同一种疾病而且病情程度具可比性的另一组患者的好转(有效)率相比较,进行临床差别有无统计学意义的检验,推翻该项治疗措施无效的假设,从而得出该项措施确属有效的结论。

上面述及的对比性研究方法见于近代蓬勃发展起来的新的跨学科的边缘性学科——临床流行病学,即由临床医师把传统流行病学的方法学应用于临床上,包括:①某疾病对人群危害程度的研究;②有关病因及发病的危险因素的研究;③有关发病机制及影响因素的研究;④有关诊断方法的准确度、敏感度、特异度、可靠性、预测价值的研究;⑤治疗效果的研究;⑥预防效果的研究;⑦预后的研究。有关治疗手段药物和非药物)的有效性研究的方法较多,其中,目前国际上公认以随机、双盲、同期对照的临床试验设计(RCT)的论证强度为最高;在将患者随机分为试验组和对照组之前,还要把对治疗结果有重要影响的因素作分层处理,使两组之间具有高度的可比性。

六、循证医学图书馆的建立与临床药物治疗学的发展

由于临床流行病学在国际上和我国的逐渐普及和发展,国外和国内医学期刊上报道用RCT方法研究药物临床疗效的文章正在逐渐增多,它们的设计和实施与统计处理及结果,结论尽管十分可靠,但是单个研究的样本数量不可能很多,还是或多或少要受到抽样机遇的影响,存在一定的局限性;虽然目前国内外都在大力推广多中心大样本的协作研究,但是受到许多必要条件特别是经济方面的限制,还有待于大规模推广。有鉴于此,英国已故的著名流行病学专家 Archie Cochrane 于 1979 年首先提出建议:各临床学科应将同一病种中同一问题治疗方面所有的,真正的 RCT 文章收集起来,采用荟萃分析方法,进行系统评价,并且随着新的 RCT 报道及时补充、更新;而且用再出版形式反馈给临床医师,让他们使用经过严格的科学的分析方法评价后得到的确实有效、对患者有利的治疗方法或药物,不再使用那些无效的、浪费的,甚至对患者有害的治疗手段。他的这一倡议立即受到世界临床医学界的热烈响应,于 20 世纪80 年代出现了对心血管病、癌症、消化道疾病的某些疗法相关文献的跨国合作性系统评价。1992 年在英国牛津首先成立了世界上第1 个医学文献系统评价中心,并命名为 Cochrane 中心,1993 年成立了世界性的 Cochrane 协作网,在 3 年多时间中,有 9 个国家、地区的13 个 Cochrane 中心加入了协作网。我国第 1 个 Cochrane 中心已经卫生部(现卫健委)同意于 1997 年建立在华西医科大学,该校同澳大利亚 Cochrane 中心进行了联系,并已着手收集国内脑卒中(中风)方面的文献,进行系统评价,并于 2001 年出版了《中国循证医学杂志》。迄今,Cochrane 协作网已为临床实践提供了大量高质量的二次研究成果,并通过电子杂志传播到世界各国,对临床医疗、科研起到了很大的指导作用。无疑在不久的将来,受惠的医疗单位和临

床医师将会应用这些治疗方面研究成果,提高医疗质量,更好地为患者服务。

七、循证医学的应用

循证医学的发展和应用对临床药物治疗学提出了更高的要求。临床治疗学和临床药物治疗学的诞生始于经验医学。从人类生存、繁衍、发展史上看,经验医学曾经而且仍在发挥了很大的保健作用。经验医学中,大量是回顾性的,而且没有严格的,盲法评定的同期对照研究,加以某些疾病是自限性的,或者使用安慰剂后一小部分慢性疾病患者也可能得到好转。对这些患者的特殊治疗无疑造成了卫生资源的浪费,有的甚至给患者带来严重不良反应或无可挽回的损失。临床流行病学的出现,普及和发展对提高临床医疗,科研和临床教学和卫生工作的决策已经和正在继续发挥着很大的作用;它的立足点就是要把研究工作的结论建立在科学的设计,严格的实施,正确的分析,可靠的证据的基础之上。循证医学则是要求把医学上一切有关的看法,论点都要言之有据,把临床流行病学的原理,方法,全面贯彻到医学中去。不仅是临床医学,基础医学也要言之有据,因为科学的事物都是要有证据的。循证医学的提出使医学界同仁更加重视采取医疗干预的科学性。临床流行病学、Cochrane 中心、循证医学三者的目的是同一的。临床药物治疗学也要从许多间接和直接的科学实践,科学研究和通过 Cochrane 中心提供的信息采用那些真正有效的、价廉物美的、对患者有利无害的药物贡献给临床工作者;这个任务是光荣而艰巨的。临床药物治疗学真正发展到了所有介绍的资料都是经过采用临床流行病学的方法学得到的,经受了 Cochrane 文献评价中心严格的评定的,够条件纳入循证医学的那一天,就是为发展循证医学作出了自己应有的贡献,而这一切都需要我国中西医药界共同努力,联合世界上 Cochrane 中心和一切有志于发展循证医学的同道共同奋斗才能实现。

第二章

药理学基础

第一节　药物效应动力学

一、药物对机体的作用效应

药物是指用于治疗、预防和诊断疾病的化学物质。古代用药以动、植物来源为主,其本质是化学物质。无论是来源于自然界的天然产物,还是采用人工合成修饰制备的药物,对机体均能产生一定的作用。

(一)药物作用方式及特点

1.药物作用基本概念及特点

药物作用是指药物对机体各部位组织、器官的直接作用。药物效应或称药理效应,是指药物初始作用后,引起机体组织器官生理形态、生化功能发生改变,是机体对药物作用的具体表现,是药物作用的反应结果。如临床眼科治疗青光眼常用的 M 胆碱受体激动剂毛果芸香碱,可兴奋眼睛虹膜中瞳孔括约肌(环状肌)的 M 胆碱受体,使括约肌收缩,进而引起瞳孔变小,虹膜周围前房角间隙变大,房水回流通畅,眼压下降。前者是药物作用,后者是药物效应,两者从不同角度描述药物-机体作用,一般可相互通用。

药理效应主要表现为机体器官原有形态、功能水平的改变。以机体器官功能改变为分类标准,其基本作用方式分为两种:功能水平升高称为兴奋、激动;功能水平降低称为抑制、麻痹。例如,强心苷可增强心肌收缩性,使心排血量增加,改善动脉系统缺血情况;又如,巴比妥类药物可抑制中枢神经系统,用于镇静和催眠。药物对机体作用后,由过度兴奋转为衰竭,则是一种特殊形式的抑制。

2.药物作用途径及方式

药物通过与机体发生生理化学反应,体现其药物效应。药物进入机体的方式不同,发挥药物效应也不尽一致。常见给药途径分为口服给药、静脉注射、肌内注射、透皮吸收、直肠吸收及其他直接吸入肺部的气雾剂和滴剂等。同一种药物采用不同的给药途径,其药理效果不同。如口服硫酸镁不易消化,可导致腹泻脱水;采用静脉注射可舒张血管收缩肌,使血管扩张,降低血压。不同药物采取合适的给药途径,可获得满意的治疗效果。如用于治疗糖尿病的胰岛素口服后无法经胃肠吸收,只能采用皮下注射方式产生药物作用。

根据药物作用部位不同,通过药物吸收进入血液循环系统,从而分布到相关部位、器官发生作用称为全身作用或系统作用。如静脉注射青霉素水溶液,可起到退热镇痛的效果。无须药物吸收,直接在用药部位发挥的作用称为局部作用,如大多数的中药贴膏剂型可直接缓解肌肉酸痛、关节疼痛,显示其药物效果。根据疾病生成原因进行药物治疗称为对因治疗,又称"治本"。如因缺少维生素 A 而导致的"夜盲症",通过补充一定剂量的维生素 A 或维生素 A 制剂,即可治愈。对症治疗则是用药物改善疾病症状,使其病情缓解,症状减轻,但不能消除病因。一般来说,对因治疗与对症治疗相辅相成。但存紧急情况下,如在对危重患者的救治中,对症治疗优先于对因治疗,可稳定患者病情,阻止进一步恶化,为根除疾病争取宝贵时间。在中医药治疗原则中,"辨证论治"是对因治疗与对症治疗的结合。通过症状及其原因归结到某一类"证",进一步仔细辨认其主要矛盾与影响因素,选择适合个体的药物进行治疗。

现代分子药理学从微观的角度解释药物效应,将药物作用看作是药物与其特定位点的结合,有的放矢,从分子机制上阐明药物的作用方式。近年来,这方面的研究发展十分迅速,一般认为药物作用靶点有酶、载体分子、离子通道、受体、免疫系统、相关基因及基因组等。有针对性地开发药物，可克服传统药物不良反应大，不良反应多的缺点，更具有选择性和特异性，极大地促进了新药研究，也提高了临床用药的目的性和有效性。

（二）药物的构效关系、量效关系

药物本质是化合物，其理化性质与药物的药理作用密切相关。不同药物的化学结构决定了其药理效应，如官能团相同、结构相似的药物一般具有类似的药理效应，而同一化合物由于空间立体构象不同，则很可能其药物效应完全不同。同时，药物效应也取决于药物的血药浓度，药物剂量与效果之间存在重要的关系。

1.构效关系

药物小分子进入机体后，通过与相应的作用靶点结合发挥作用。构效关系是药物化学结构与其药物效应之间的关系。早期的构效关系研究以定性、直观的方式推测药物化学结构与药物作用结果的关系，从而推测靶活性位点的结构，设计新的活性物质结构。随着信息技术的发展，以计算机为辅助工具的三维模拟技术成为构效关系研究的主要手段，定量构效关系（QSAR）也成为合理药物设计的主要方法之一。

药效功能基团理论认为，药物与靶点作用是靶点对药物的识别，继而结合并发挥药物作用，其功能基团是符合靶点对药物分子识别结合的主要立体空间化学分子结构要素——特定的基团或结构骨架。一般来说，具备功能基团的药物，就具备发挥特定药物效应特性的潜力，其具体效果可待进一步验证。早期的药物化学理论认为功能基团对于发挥药物效应是必要的，如苯二氮䓬类药物多为1,4苯并二氮䓬衍生物，具有相同的母核化合物结构，种类很多，临床常用作镇静催眠药。随着计算机模拟技术的兴起，功能基团概念进一步扩充，从一系列特定的化学基团、相似的骨架结构，外延为具有相似化学基团在空间特定位置的组合，如吗啡与哌替啶并不具有相同的结构骨架，但却具有相同的药效团，因而可以产生相近的生理活性。

药物进入机体后，以一定空间结构作用于机体，其空间立体构象对药物效应产生重要的影响。这种影响主要体现在光学异构、几何异构及空间构象异构这 3 个不同的方面。光学异构分子存在手性中心,两个对映体互为镜像和实物,除光学特性不一致,其理化性质相同,但药理活性则有许多不同的情况。如 D-（－）-异丙肾上腺素作为支气管舒张剂,比 L-（＋）-异丙肾上腺素作用强 800 倍（图 2 1）;D（－）-肾上腺素的血管收缩作用比 L-（＋）-肾上腺素强 10 倍以上。L-（＋）-乙酰基-β-甲基胆碱治疗痛风的效果比 D-（－）-乙酰基-β-甲基胆碱强约 200 倍。几何异构是由双键或环等刚性或半刚性系统导致基团旋转角度不同而产生的现象。如在雌激素构效研究中发现,顺式己烯雌酚中两个羟基距离为 0.72 nm,而反式己烯雌酚中两个羟基距离为 1.45 nm(图 2-2),药用效果显著增强。有些药物会以不同的空间立体构象与不同的靶点结合,所起药物作用亦不相同。例如,组胺可以偏转式构象与 H_2 受体结合,诱导炎症反应;又可以反式构象与 H_2 受体结合,抑制胃酸分泌。

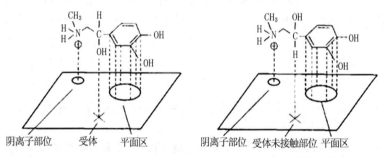

图 2-1 D-（－）-异丙肾上腺素、L-（＋）-异丙肾上腺素与受体结合示意图

2.剂量-效应关系

剂量-效应关系是指在一定剂量范围内,药物效应随药物剂量减小或浓度降低而减弱,随药物剂量增大或浓度升高而增强,药物剂量大小与血药浓度成正比的关系,简称量效关系。以药理效应为纵坐标、药物剂量或药物浓度为横坐标作图可以得到药物的量效曲线。

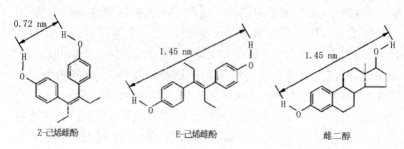

图 2-2　己烯雌酚几何异构示意图

　　由于药物效应与血药浓度关系更为密切,在药理学研究中,常用血药浓度效应关系来直观表现这种关系。将药物剂量或药物浓度改用对数值作图,则呈典型的对称 S 形曲线,这就是通常所说的量效曲线。通过量效曲线,可直观分析药物剂量与效应之间的关系,有利于深入了解药物性质及用药规律,更好地指导临床用药。

　　根据不同的观测指标,可将量效曲线分为量反应和质反应两种。药物效应强度呈连续性量变,其变化量高低、多少可用具体数值或量的分级表示,称为量反应,如药物作用后血压的升降、平滑肌收缩或舒张的程度、脑部电流变化量等,可用具体数值或最大反应的百分率表示。有些药理效应只能用全或无、阳性或阴性表示则称为质反应,如死亡与生存、抽搐与不抽搐等,需用多个动物或多个试验标本以阳性反应率表示。

　　(1)量反应的量效曲线:以剂量或浓度为横坐标,药物效应为纵坐标,便得到量反应的量效曲线,它是一先上升、后平行的曲线(图 2-3)。能引起药理效应的最小剂量或最小浓度称最小有效剂量或最低有效浓度,亦称阈剂量或阈浓度。剂量或浓度增加,效应强度亦随之增加;当效应增加到一定程度后,若继续增加药物剂量或浓度而效应不再增加,此时的药理效应极限称为最大效应。在量反应中称为最大效能,它反映了药物的内在活性。如果反应指标是死亡,则此时的剂量称为最小致死量。如将剂量转化成对数剂量,将效应转换为最大效应百分率,则量效曲线为一左右对称的 S 形曲线。

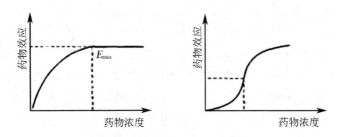

图 2-3 量反应的量效曲线与质反应的量效曲线

（2）质反应的量效曲线：参照阳性观测指标，以药物剂量或药物浓度的区段出现的阳性频率作图，得到呈正态分布的曲线称为质反应的量效曲线。如以对数剂量为横坐标，随剂量增加的累计阳性反应率为纵坐标作图，同样也可得到一条典型的对称 S 形量效曲线（图 2-4）。

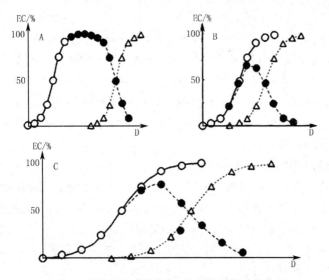

图 2-4 药物的安全性指标：治疗指数及安全范围

○有效量的量效关系；△中毒量的量效关系；●有效百分数减中毒百分数

从图 2-4 可以看出，A 药的治疗指数比 B 药大，A 药与 C 药的治疗指数相等，但 A 药的安全范围较大；C 药的治疗指数比 B 药大，而安全范围无区别。

（3）半数有效量、半数致死量及治疗指数：半数有效量是能引起50%阳性反应（质反应）或50%最大效应（量反应）的浓度或剂量，分别用半数有效浓度（EC_{50}）及半数有效剂量（ED_{50}）表示。如果效应指标为中毒或死亡，则可改用半数中毒浓度（TC_{50}）、半数中毒剂量（TD_{50}）或半数致死浓度（LC_{50}）、半数致死剂量（LD_{50}）表示。LD_{50}及ED_{50}常可通过动物试验从质反应的量效曲线上求出。在药物安全性评价中，TD_{50}/ED_{50}或TC_{50}/EC_{50}的比值称为治疗指数，它是药物的安全性指标。治疗指数为4的药物相对较治疗指数为2的药物安全。

一般治疗指数越大，药物越安全。但只用治疗指数来衡量一个药物的安全性有时并不可靠。有的药物在未充分发挥疗效时，可能已经导致少数患者中毒，造成TD与ED两条量效曲线重叠，即ED_{95}有可能大于TD_5。较好的药物安全性指标是$ED_{95}\sim TD_5$之间的距离，称为安全范围，其值越大越安全。药物安全性与药物剂量或浓度有关，因此一般应用时需将ED与TD两条曲线同时画出加以比较，见图2-4。

对于药物剂量，各国药典都规定了常用的剂量范围；对于非药典药，一般在说明书上也有介绍。药典对于剧毒类药品还规定了极量（包括单剂量、一天量及疗程量），超限用药造成的不良后果及医生应负的法律责任等。

（三）药物作用与不良反应

凡不符合治疗目的，并为患者带来不适或痛楚的反应统称为不良反应。多数药物不良反应是药物作用固有效应的延伸，通过药物安全性评价一般可以预知，但不一定都能避免。少数较严重的反应难以恢复，称为药源性疾病。例如，庆大霉素引起耳聋，肼苯嗪引起系统性红斑狼疮等。

1.不良反应

不良反应是指药物在治疗剂量时产生与治疗目的无关，引起患者不适的药理效应。这主要是药理效应选择性不强造成的，除影响靶器官外，还影响其他多个组织器官。当某一效应用于治疗目的时，其他效应就成为不良反应。如阿托品用于解除胃肠痉挛时，可引起口干、心悸、便秘等不良反应。不良反应通常是较轻微的可逆功能性变化,常难以避免,一般不太严重,停药后能较快恢复,对身体危害不大。

2.毒性反应

毒性反应是指在剂量过大、蓄积过多或作用时间过久时发生的危害性反应,一般比较严重,是应该避免发生的不良反应。药物毒性反应按照发生过程分为急性毒性和慢性毒性。急性毒性发生较快,多损害循环、呼吸及神经系统功能,如一次性误服(或其他原因)巴比妥类药物,可导致严重急性中毒;慢性毒性一般较缓发生,多损害肝、肾、骨髓、内分泌等功能。致癌、致畸胎、致突变,即通常所说的"三致"反应也属于慢性毒性范畴,如长期超量服用含中药朱砂的药品,容易导致人体汞中毒,危害人体健康。

3.后遗效应与停药反应

后遗效应是指停药后血药浓度已降至最低有效浓度(阈浓度)以下时,残存的药理效应。如治疗系统性免疫疾病,长期应用肾上腺皮质激素,停药后,肾上腺皮质功能低下,数月内难以恢复。

突然停药后引起原有疾病或症状的加剧叫停药反应,又称回跃反应。如高血压患者长期服用降压药物,突然停药,次日血压将显著回升。

4.变态反应

变态反应是一类免疫反应,常见为非肽类药物作为半抗原与机体蛋白结合为抗原后,经过接触 10 天左右敏感化过程而发生的反应。常见于过敏体质患者,临床表现反应从轻微的皮疹、发热至造血系统抑制、肝肾功能损害、休克等。依据各药及个体不同,反应严重度差异较大,反应性质也与药物剂量及原有效应有关。停药后,反应逐渐消失,再用时可能复发。变态反应致敏物质可能是药物本身、代谢物或者药剂中的杂质。临床用药前,常做皮肤过敏试验以预防变态反应,但仍有少数假阳性或假阴性反应。

5.特异质反应

少数特异体质患者对某些药物反应特别敏感,反应性质也与常人不同,但与药物固有药理作用基本一致,反应严重度与剂量成比例,药理阻滞剂救治可能有效,这类反应称特异质反应。它不是免疫反应,而与患者遗传异常有关。如对骨骼肌松弛药琥珀胆碱异质反应是由于先天性血浆胆碱酯酶缺乏所致。这些药理遗传异常不是遗传疾病,只在有关药物触发时才出现异常症状。

在药物早期研发过程中,应密切注意药物的不良反应,开发治疗作用好、不良反应少的药物能更有效地在后期临床应用中发挥作用,减少开发成本;在药物后期临床试验过程中,更应时刻监测不良反应,加大实验样本,扩大标本选择范围,多方面、多层次、多角度考虑实际用药情况,切实保证药品质量,保障人民群众的生命安全。特别值得一提的是,在药物生产制造过程中,应按 GMP 流程规范生产,严格把关药品原料、辅料的采购,严格控制药品质量。若质量控制不严、上级监管不到位,无意或刻意带入非药物成分,患者长期服用后会引起严重的毒性反应与变态反应,甚至危及生命。

目前,世界上许多国家建立了不良反应报告体系(ADR)。近年来,我国也建立了层层监管、反应迅速的不良反应报告制度,并定期通报药物不良反应,收紧药品申报,切实保障人民群众切身利益,自下而上地建立起药物安全性评价网络,为保障人民群众健康安全筑起一道坚实的保护墙。

(四)影响药效的因素

药物-机体作用产生药理效应,其影响因素来自多方面:如患者之间的个体差异、遗传因素、机体生理状态、性别、年龄、药物剂型剂量、给药方案,与其他药物联合使用等均能影响药物效应。无论是在临床应用上,还是在新药研发过程中,充分重视各种因素对药物效应的影响,能更好地指导合理用药,获得更加科学的试验结果。

1.个体差异及遗传因素对药效动力学的影响

在给予剂量、给药途径及次数一致的情况下,绝大部分人服用正常治疗量的同一药物,可达到预期的相似治疗效果。然而在试验研究及临床工作中,人们会观察到个体差异十分明显的药理效应,包括各种不良反应。产生个体差异的原因是,由于药物在不同人体内效应及动力特性不一样,个别高敏性、特异性、耐受性体质的人,用药后会出现难以预料的结果。如极少数过敏体质的人,即便使用极少的青霉素,也可引起变态反应,甚至引发过敏性休克。

某些人对药物的异常反应与遗传因素有关,遗传因素可影响药物的吸收、分布、代谢、排泄等,是决定药物效应的重要因素之一。细胞色素 P450 酶是一系列酶,参与药物在体内的氧化代谢,对药物在体内的氧化代谢,发挥药理效应起重要作用。由于机体先天 P450 酶缺陷或活性降低,导致对药物效应区别较大的情况十分普遍。例如,属 P450 家族的异喹胍-4-羟化酶属常染色体隐性遗传病,可导致异喹胍类药物代谢变慢变弱,同时使 β 受体阻滞剂(如美托洛尔、噻吗洛尔等)、抗心律失常药物(如普罗帕酮)、降压药(胍乙啶)等药物的代谢变慢变弱,从而使此类患者在服用上述药物的药理效应较普通人不一致。另外,缺少高铁血红蛋白还原酶的患者,不能使高铁血红蛋白还原成血红蛋白,从而出现发绀的症状。此类患者应该尽量避免使用硝酸盐、亚硝酸盐、磺胺类药物,以免病情加重。

2.机体生理状态对药效动力学的影响

不同年龄、不同性别的人群对药物的反应不尽相同,其药物效应、药物剂量范围、不良反应的性质及严重程度均有一定差异。在使用药物时,应全面分析其共性与特性,采取针对性的给药方案。

不同年龄阶段的人对药物的反应区别较大,尤其是婴幼儿及老年人这两类特殊人群,更应该特别注意。婴幼儿发育系统尚未完善,老年人处于器官不断退化的状态,这两类人群的生理生化功能较正常人虚弱,不能简单按一般规律折算,而要具体分析、具体对待。新生儿对药物的吸收、分布不规则,其血浆蛋白与药物结合率不高,服药后游离物浓度较大,易损伤肝、肾功能,甚至是中枢神经系统,导致药物毒性反应。在应用氨基糖苷类、苯二氮䓬类、巴比妥类药物时要特别小心。婴儿血-脑屏障功能尚不完全,婴幼儿对吗啡特别敏感,小剂量吗啡即可引起中枢抑制,影响呼吸及生长发育。老年人对药物的吸收功能较正常人有所降低,但影响其药物效应动力学更重要的因素则是药物的代谢及排泄。老年人使用氯霉素、利多卡因、洋地黄毒苷等药物时,由于代谢消除延缓和血药浓度增加,易出现药物不良反应,故应适当减少给药剂量。

不同性别人群对药物效应的差异并不大,考虑到女性患者特殊的生理情况,在给药时应注意女性患者的月经、妊娠、分娩、哺乳期的生理变化,尤其是在妊娠第 1～3 个月,以不接触药物为宜,避免导致畸胎或流产的情况发生。

患者的心理和生理状态对药物效应也有一定影响,如情绪激动可导致血压升高,血液流动加快,从而加快药物吸收分布。特别是患者自身的生理生化功能正常与否,直接关系到药物效应与用药安全,如肝脏功能不良者在使用甲苯磺丁脲、氯霉素等药物时,肝脏生物转化变慢变弱,药物在肝脏中蓄积,作用加强,持续时间久;而对于某些需在肝脏经生物转化后才有效的药物如氢化可的松等,则作用减弱。又如肾功能不全者,可使庆大霉素、磺胺类等主要经肾脏排泄的药物消除减慢,引起蓄积中毒。另外,营养不良者脂肪组织较少,药物储存减少,血药浓度高,对药物的敏感性增强,易引起毒副作用;而心血管疾病、内分泌失调等也会影响药物效应。

3.药物剂型、剂量对药效动力学的影响

药物剂型是药物经过加工制成便于患者应用的形态。不同剂型吸收难易及起效快慢不同,同一剂型由于辅料选择及制剂工艺不同,药理效应也有所区别。按剂型形态可分为液体制剂(如口服液、中药汤剂、注射液)、固体制剂(如片剂、胶囊剂、丸剂)、半固体制剂(如糖浆剂、贴膏剂、滴丸)、气体制剂等。按药物吸收和释放可分为速效制剂(如注射剂、气雾剂、散剂)、长效制剂(如片剂、丸剂、透皮制剂)、缓释制剂、控释制剂(如肠溶剂)等。一般来说,液体制剂吸收及起效均较固体制剂快,注射液比口服液易吸收和起效快,水溶液注射液较油剂和混悬剂快。如麻醉和手术意外、溺水、药物中毒等引起的心脏停搏,可心室内注射肾上腺素给药,及时进行抢救。又如当今较为流行的激素皮下埋植剂,是一种长效缓释剂型,可达到长期避孕的效果。近年来,药物剂型研究进展迅速,各种新剂型药物已进入人们的视野,如脂质体制剂、微囊制剂、纳米球制剂等新剂型的药物,在具有传统皮下埋植剂,是一种长效缓释剂型,可达到长期避孕的效果。近年来,药物剂型研究进展迅速,各种新剂型药物已进入人们的视野,如脂质体制剂、微囊制剂、纳米球制剂等新剂型的药物,在具有传统剂型优点的同时还具有靶向作用特点,可使药物在靶器官的分布及浓度更高,选择性强,针对性好,也减小了毒副作用,使用更为安全、有效。

同一药物在不同剂量、不同浓度时,作用强度不一样。如75%(体积分数)的乙醇杀菌能力最强,用于皮肤、医疗器械的消毒;浓度高于75%,杀菌能力反而降低。低浓度的乙醇则用做其他方面:浓度为40%～50%的用于防止压疮的皮肤涂搽,浓度为20%～30%的乙醇涂搽可用于降低体温。

4.给药方案对药效动力学的影响

医生根据患者病情病况,正常诊断给予药物治疗,给药方案对是否能迅速治愈疾病,是否会引起不良反应影响重大。给药方案一般包括给药途径、给药强度等。不同的给药途径引起不同的药物效应。如采用氨茶碱类药物治疗哮喘时,其注射剂和片剂均能兴奋心脏,引起心率增加;改成栓剂给药,则可明显减轻对心脏的不良影响。药物的服用应选择合适的时间,一般来讲,饭前服用吸收较好,显效较快;饭后服用吸收较弱,显效较慢。有刺激性的药物宜在饭后服用,以减少对胃肠道的刺激。用药次数应根据病情需要及药物代谢速率而制订。代谢快的药物要相应增加给药次数,长期给药应注意蓄积毒副作用及产生耐受性。

在连续用药过程中,某些药物的药理效应会逐渐减弱,需加大剂量才能显示出药物效应,称为耐受性。某些病原体或肿瘤细胞对药物的敏感度降低,需加大剂量甚至更换药物,才能有效,称为耐药性或抗药性,大多是由于病原体基因变异而产生的。直接作用于中枢神经系统的药物,能兴奋或抑制中枢神经,连续使用后能产生生理或心理的依赖性。生理依赖性过去称成瘾性,是由于身体适应反复用药后产生愉悦感,突然中止用药,会出现严重的戒断综合征,患者烦躁不安,流泪出汗,腹痛腹泻。心理依赖性又称习惯性,是指用药者服药获得愉悦感后,渴望继续用药,甚至采用各种非法手段,以延续愉悦感。如应用镇痛药吗啡、哌替啶,催眠药甲喹酮,毒品海洛因等,使用者均可产生生理和心理依赖性,故在使用此类药物时一定要严格控制,合理使用,防止滥用。

5.药物相互作用对药效动力学的影响

经相同或不同途径,合用或先后给予两种或多种药物,在体内所起药物作用效应的相互影响,称为药物相互作用。药物之间的相互作用,使药物效应发生变化,其综合效应增强或减弱。某些药物联合应用时,会出现毒副作用,对机体产生伤害,应特别留意。目前研究得较多的是两种药物联用相互作用的效果,对两种以上的药物研究尚不多。

6.药物体外相互作用对药物效应的影响

在临床给药时,常将几种药物同时使用,某些药物在进入机体前就混合以便于使用。由于制剂工艺、药用辅料、药物赋形剂、使用条件等不同,就可能导致药物与药物发生理化性质的相互影响,从而对药物效应产生一定作用。如在同时应用多种注射剂时,需提前混合药物,酸碱度比较大的药物可能对注射剂中使用的稳定剂等有影响,使其沉淀出来,造成医疗事故。

7.药物体内相互作用对药物效应的影响

机体吸收药物进入体内,药物在体内进一步分布、代谢、排泄,完成整个起效过程。在这个过程中,不同药物在分布器官、作用位点、效应靶向、受体机制等水平上互相影响,发挥不同的药理效应。如抗酸剂碳酸氢钠可通过提高胃肠液的 pH 来降低四环素类药物的吸收;而含铝、镁等药物的抗酸剂,则能与四环素类药物形成螯合物,影响胃肠吸收,从而影响药物效应。药物吸收后,需与血浆蛋白结合,才能被运输分布到体内各组织器官,不同药物与血浆蛋白结合能力不同,其相互作用表现为药物结合之间的竞争。如阿司匹林、苯妥英钠等药物结合能力强,可将双香豆素类药物从蛋白结合部位置换出来,药理活性增强,甚至引起毒副作用。某些药物具有诱导或抑制药物代谢酶的作用,可影响其他药物的代谢。如苯巴比妥可加速代谢口服抗凝药,使其失效;而氯霉素可使双香豆素类药物代谢受阻,引起出血。许多药物都通过肾小管主动转运系统分泌排泄,可发生竞争性抑制作用,干扰其他药物排出,从而发生蓄积中毒,如磺胺类药物、乙酰唑胺等均可抑制青霉素的消除;另一方面,这种竞争抑制有一定的治疗意义,可使药物持续保持一定的浓度发挥药物效应,如丙磺舒可减慢青霉素和头孢菌素的肾脏排泄速度,提高血药浓度,增强药物效应。

一般来说,作用性质相近的药物联合应用,可使用药作用增强,称为协同作用。相加作用是两种药物联合应用效应等于或接近于单独使用药物效应之和,如对乙酰氨基酚与阿司匹林合用,可增强镇痛解热之功效。药物合用后效应大于单独使用药物的效果,称为增强,如甲氧苄啶(TMP)可抑制细菌二氢叶酸还原酶,与抑制二氢叶酸合成酶的磺胺药物合用,可双重阻断细菌叶酸合成,使抑菌活性增强 20～100 倍。在某些情况下,药物合并使用药效减弱,称为拮抗作用。常见的药物拮抗作用多发生在受体水平上,一种药物与特异性受体结合,阻止其激动剂与其受体结合,称为药理性拮抗;而不同激动剂与作用相反的两个特异性受体结合,其药物效应相反,称为生理性拮抗。如阿托品可与胆碱受体结合,阻滞乙酰胆碱发挥作用,是为药理性拮抗;组胺作用于 H_1 组胺受体,可引起支气管平滑肌收缩,使小动脉、小静脉和毛细血管扩张,血管通透性增加,是为生理性拮抗。

二、受体与药物效应

受体的概念是由药理学家 Langley 和 Ehrlich 于 19 世纪末和 20 世纪初分别提出的。1905 年,Langley发现南美箭毒抑制烟碱引起的骨骼肌收缩,但无法抑制电刺激引起的骨骼肌收缩反应,因此设想机体内存在与化合物结合的特殊物质。他随即提出在神经与其效应器之间有一种接受物质,并认为肌肉松弛的结果是由于烟碱能与此物质结合产生兴奋,而箭毒与烟碱竞争性与其结合导致的。1908 年,Ehrlich发现一系列合成化合物的抗寄生虫作用和其引起的毒性反应有高度特异性,提出了"受体"一词,并用"锁-钥匙"假说来解释药物-受体作用。此后,药物通过受体发挥作用的设想很快得到了广泛重视,20世纪70年代初不但证实了N型乙酰胆碱的存在,而且分离、纯化出N型乙酰胆碱蛋白,验证了受体理论的科学性。受体研究从当初只是为了解释某些现象而虚设的一个概念,到目前已成功克隆出数以千计的受体基因,并对它们的结构和功能进行了充分的研究,阐释了种类繁多的各类抗体蛋白分子结构和作用机制,发展成专门的学科。

(一)受体理论基本概念

受体是细胞内一类蛋白质大分子,由一个或多个亚基或亚单位组成,多数存在于细胞膜上,镶嵌在双层脂质膜中,少数位于细胞质或细胞核中。能与受体特异性结合的生物活性物质称为配体,两者的特异性结合部位称为结合位点或受点。一般而言,每种受体在体内都有其内源性配体,如神经递质、激素、自身活性物等;而外源性药物则常是化学结构与内源性相似的物质。受体能识别和传递信息,与配体结合后,通过一系列信息转导机制,如细胞内第二信使激活细胞,产生后续的生理反应或药理效应。

受体具有以下特点。①灵敏性:受体只需与很低浓度的配体结合即可产生显著的药理效应。②特异性:引起某一类型受体反应的配体化学结构非常相似,而光学异构体所引起的反应可能完全不同,此外,同一类型的激动剂与同一类型的受体结合后产生的效应也类似。③饱和性:细胞膜、细胞质或细胞核中的受体数目是一定的,因此配体与受体结合在高浓度具有饱和性。④可逆性:受体与配体结合是可逆的,形成的复合物可以解离而不发生化学结构的改变。⑤多样性:位于不同细胞的同一受体受生理、病理及药理因素调节,经常处于动态变化中,可以有多个亚型,因此使用对受体及亚型选择不同的药物作用可以产生不同的药理作用。⑥可调节性:受体的反应型和数量可受机体生理变化和配体的影响,因此受体的数目可以上调和下调。

(二)受体类型及调节

常见受体的命名兼用药理学和分子生物学的命名方法。对已知内源性配体的受体,按特异性的内源性配体命名;对受体及其亚型的分子结构已了解的受体,按受体结构类型命名;在药物研究过程中发现,尚不知内源性配体受体的,则以药物名命名及根据受体存在的标准命名。由于试验技术发展,特别是分子生物学技术在受体研究中的广泛应用,科学家已成功克隆出数以千计的特定受体,同时发现了许多受体亚型(受体亚型以字母及阿拉伯数字表示)。为进一步统一规范,国际药理学联合会(International Union of Pharmacology,IUPHAR)成立了专门的受体命名和药物分类委员会(NC-IUPHAR),于 1998 年印发了《受体特征和分类纲要》,使受体命名更为科学可信、简易可行。

受体是一个"感觉器",是细胞膜上或细胞内能特异识别生物活性分子并与之结合,进而引起生物学效应的特殊蛋白质。大多数药物与特异性受体相互作用,通过作用改变细胞的生理、生化功能而产生药理效应。目前,已确定的受体有 30 余种,位于细胞质和细胞核中的受体称为胞内受体,可分为胞质受体及胞核受体,如肾上腺皮质激素受体、性激素受体是胞质受体,甲状腺素受体存在于胞质内或细胞核内;位于靶细胞膜上的受体,如胆碱受体、肾上腺素受体、多巴胺受体等称为膜受体。根据结构组成,膜受体又可分为 G 蛋白耦联受体、离子通道受体和受体酪氨酸激酶三个亚型。

1.G 蛋白耦联受体(G-protein coupled receptor,GPCR)

此类受体是人体内最大的膜受体蛋白家族,因能结合和调节 G 蛋白活性而得名,介导许多细胞外信号的传导,包括激素、局部介质和神经递质等,如 M 乙酰胆碱受体、肾上腺素受体、多巴胺受体、5-羟色胺受体、前列腺素受体及一些多肽类受体等。这类受体在结构上都很相似,为七螺旋跨膜蛋白受体,其肽链由 7 个 α-螺旋的跨膜区段、3 个胞外环及 3~4 个胞内环组成(图 2-5)。序列分析发现,不同GPCR 跨膜螺旋区域的氨基酸比较保守,而 C、N 末端和回环区域氨基酸的区别较大,可能与其相应配体的广泛性及功能多样性有关。

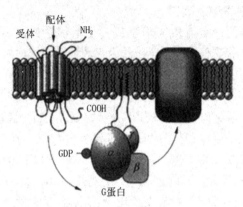

图 2-5 G 蛋白耦联受体示意图

2.离子通道受体

离子通道受体又称离子带受体,受体激动时,离子通道开放使细胞膜去极化或超极化,产生兴奋或抑制效应。离子通道有 Na^+、K^+、Ca^{2+} 等通道。如 N 乙酰胆碱受体含有 Na^+ 通道,脑中的 γ-氨基丁酸(GABA)受体、谷氨酸受体含有多种离子通道。此类受体由单一肽环往返 4 次穿透细胞膜形成 1 个亚基,并由 4～5 个亚基组成跨膜离子通道。

3.酪氨酸激酶活性受体

酪氨酸激酶活性受体为一类具有内源性酪氨酸蛋白激酶活性的单次跨膜受体,目前已发现约 60 种,按照受体与配体特征将其分为 20 个亚家族。如胰岛素受体、胰岛素样生长因子、表皮生长因子受体、血小板生长因子受体、集落刺激因子-1 受体、成纤维细胞生长因子受体等都属于这类受体。

4.核受体

核受体是配体依赖性转录因子超家族,与机体生长发育、细胞分化等过程中的基因表达调控密切相关。配体与相应核受体结合,诱导受体的二聚化并增强其与特定的 DNA 序列(激素反应元件)的结合,进而导致特定靶基因表达上调(图 2-6)。目前核受体超家族已有 150 多个成员,包括糖皮质激素受体、雌激素受体、孕激素受体、雄激素受体、维 A 酸受体、甲状腺激素受体及维生素 D 受体等。过氧化物酶体增生物激活受体（PPAR）是该家族的新成员，PPAR激活后对体内脂肪与糖类代谢，以及细胞生长、分化和凋亡有重要的影响。

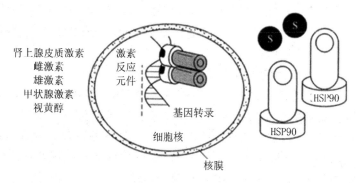

图 2-6　核受体示意图

5.其他受体

孤儿受体是一类序列已知而配体未知的蛋白受体，配体未知的GPCR 称为孤儿 GPCR。此外，还有孤核受体等。已发现配体的孤核受体有视磺酸 X 受体、视磺酸 Z 受体、法尼酸 X 受体等。通常采用反向药理学方法发现并确定其配体，即以获取受体 cDNA 为起点，结合功能测试，寻找相关的新配体，然后用配体和受体筛选新化合物进行新药研究，一旦找到孤儿受体的相关配体，则可能从中筛选出新的药物靶点，从而发现疗效优异的新药。

有些细胞具有多种受体，如心肌细胞具有 M 胆碱受体，β_1、β_2 受体，H_2 受体等。有时一种阻滞剂还可阻滞多种受体，如氯丙嗪可阻滞多巴胺受体、α 受体，对胆碱受体、组胺受体和 5-羟色胺受体也有较弱的阻滞作用。受体除分布于突出后膜外，有些也分布于突触前膜。激动突触前膜受体可引起反馈作用，促进神经末梢释放递质，在局部调节功能平衡。

（三）受体-配体调节

配体是指能与受体特异性结合的物质，受体只有与配体结合才能被激活并产生效应,配体与受体之间相互作用进行机体协调,发挥受体调节作用,保证机体处于正常的状态。内源性配体一般指体内存在的,能与受体特异性结合的调节物质,大致可分为:①神经递质类,如乙酰胆碱、5-羟色胺等。②内分泌激素,如甲状腺素、雌激素等。③免疫或炎症活性物质,如免疫球蛋白、白介素类、肿瘤坏死因子等。④生长因子类等。药物进入机体,以配体-受体方式与特异性受体结合,发挥药理作用。

(四)第二信使的概念及作用

细胞外的信号称为第一信使,细胞表面受体接受细胞外信号后转换而来的细胞内信号称为第二信使。第二信使学说是 E.W.萨瑟兰于 1965 年首先提出的。他认为人体内各种含氮激素(蛋白质、多肽和氨基酸衍生物)都是通过细胞内的环磷酸腺苷(cAMP)而发挥作用,首次把 cAMP 叫作第二信使,激素等为第一信使。已知的第二信使种类很少,但能传递多种细胞外的不同信息,调节大量不同的生理生化过程,这说明细胞内的信号通路具有明显的通用性。

第二信使至少有两个基本特性:①第一信使同其膜受体结合后,最早在细胞膜内侧或胞质中出现,是仅在细胞内部起作用的信号分子。②能启动或调节细胞内稍晚出现的反应信号应答。第二信使都是小的分子或离子。细胞内有 5 种最重要的第二信使:cAMP、cGMP、1,2-二酰甘油(diacylglycerol,DAG)、1,4,5-三磷酸肌醇(inosositol 1,4,5-trisphosphate,IP_3)和细胞内外的钙离子。第二信使在细胞信号转导中起重要作用,它能够激活级联系统中酶的活性及非酶蛋白的活性。第二信使在细胞内的浓度受第一信使的调节,它可以瞬间升高,且能快速降低,并由此调节细胞内代谢系统的酶活性,控制细胞的生命活动,包括葡萄糖的摄取和利用、脂肪的储存和移动及细胞产物的分泌。第二信使也控制细胞的增生、分化和生存,并参与基因转录的调节。

部分内源性配体、受体及其第二信使见表 2-1。

表 2-1 部分内源性配体、受体及其第二信使

环腺苷酸		Ca^{2+}/肌醇磷脂	
β受体	促肾上腺皮质激素	M胆碱受体	P物质
H_2组胺受体	促卵泡激素	$α_2$受体	缓激肽
5-HT_3受体	促黄体生成素	H_1组胺受体	促胃液素
前列腺素 E_2	促甲状腺素	5-HT_3受体	降钙素
前列环酸	黑色细胞刺激素	抗利尿激素	促甲状腺释放激素
加压素	绒促性素	血管紧张素	上皮生长因子
高血糖素		阿片多肽	血小板来源的生长因子
		K^+去极化	生长抑素
		电刺激	

受体在识别相应配体并与之结合后需通过细胞内第二信使,如cAMP、Ca^{2+}、肌醇磷脂、cGMP 等将获得的生物信息增强、分化、整合及传递,才能发挥其特定的生理功能或药理效应。受体蛋白经常代谢转换处于动态平衡状态,其数量、亲和力及效应力经常受到各种生理及药理因素的影响。连续用药后药效递减是常见的现象,一般分为耐受性、不应性、快速耐受性等。由于受体原因而产生的耐受性称为受体脱敏。β肾上腺素(β-Adr)受体脱敏时不能激活腺苷酸环化酶(AC),是因为受体与 G 蛋白亲和力降低,或由于 cAMP 上升后引起磷酸二酯酶负反馈增加所致。具有酪氨酸激酶活性的受体可被细胞内吞而数目减少。这一现象称为受体数目的向下调节。受体与不可逆阻滞剂结合后,其后果等于失去一部分受体,如被银环蛇咬伤中毒时,N_2-ACh 受体对激动剂脱敏。与此相反,在连续应用阻滞剂后,受体会向上调节,反应敏化。如长期应用 β-Adr 受体阻滞剂后,由于受体向上调节,突然停药时会出现反跳现象。

(五)受体介导的信号转导途径

细胞内存在着多种信号转导方式和途径,各种方式和途径间又有多个层次的交叉调控,是一个十分复杂的网络系统,其最终目的是使机体在整体上对外界环境的变化发生最为适宜的反应。在物

质代谢调节中,往往涉及神经-内分泌系统对代谢途径在整体水平上的调节,其实质就是机体内一部分细胞发出信号,另一部分细胞接收信号并将其转变为细胞功能上的变化的过程。所以,阐明细胞信号转导的机理就意味着认清细胞在整个生命过程中的增生、分化、代谢及死亡等诸方面的表现和调控方式,进而理解机体生长、发育和代谢的调控机制。药物作用机体的本质是通过作用于细胞信号网络,影响细胞信号的传递,从而发挥其药物效应。了解信号转导的过程,有助于深入了解药物作用机制,从而指导临床用药及新药开发。细胞信号转导的途径大致可分为以下几种。

1.跨膜信号转导

(1)G蛋白介导的信号转导途径:G蛋白可与鸟嘌呤核苷酸可逆性结合。由χ和γ亚基组成的异三聚体在膜受体与效应器之间起中介作用。小G蛋白只具有G蛋白亚基的功能,参与细胞内信号转导。信息分子与受体结合后,激活不同G蛋白,有以下几种途径:①腺苷酸环化酶途径通过激活G蛋白不同亚型,增加或抑制腺苷酸环化酶(AC)活性,调节细胞内cAMP浓度,cAMP可激活蛋白激酶A(PKA),引起多种靶蛋白磷酸化,调节细胞功能。②磷脂酶途径激活细胞膜上磷脂酶C(PLC),催化质膜磷脂酰肌醇二磷酸(PIP_2)水解,生成三磷酸肌醇(IP_3)和甘油二酯(DG),IP_3促进肌浆网或内质网储存的Ca^{2+}释放。Ca^{2+}可作为第二信使启动多种细胞反应。Ca^{2+}与钙调蛋白结合,激活Ca^{2+}/钙调蛋白依赖性蛋白激酶或磷酸酚酶,产生多种生物学效应。DG与Ca^{2+}能协调活化蛋白激酶C(PKC)。

(2)受体酪氨酸蛋白激酶(RTPK)与信号非受体酪氨酸蛋白激酶转导途径:受体酪氨酸蛋白激酶超家族的共同特征是受体本身具有酪氨酸蛋白激酶(TPK)的活性,配体主要为生长因子。RTPK途径与细胞增生肥大和肿瘤的发生关系密切。配体与受体胞外区结合后,受体发生二聚化,自身具备(TPK)活性并催化胞内区酪氨酸残基自身磷酸化。RTPK的下游信号转导通过多种丝氨酸/苏氨酸蛋白激酶的级联激活:①激活丝裂原活化蛋白激酶(MAPK)。②激活蛋白激酶 C。③激活磷脂酰肌醇 3 激酶(PI3K),从而引发相应的生物学效应。非受体酪氨酸蛋白激酶途径的共同特征是受体本身不具有 TPK 活性,配体主要是激素和细胞因子,其调节机制差别很大。如配体与受体结合使受体二聚化后,可通过 G 蛋白介导激活 PLC-β 或与胞质内磷酸化的 TPK 结合激活 PLC-γ,进而引发细胞信号转导级联反应。

2.核受体信号转导途径

细胞内受体分布于胞质或核内,本质上都是配体调控的转录因子,均在核内启动信号转导并影响基因转录,统称核受体。核受体按其结构和功能,分为类固醇激素受体家族和甲状腺素受体家族。类固醇激素受体(雌激素受体除外)位于胞质,与热休克蛋白(HSP)结合存在,处于非活化状态。配体与受体的结合使 HSP 与受体解离,暴露 DNA 结合区。激活的受体二聚化并移入核内,与 DNA 上的激素反应元件(HRE)结合或其他转录因子相互作用,增强或抑制基因的转录。甲状腺素类受体位于核内,不与 HSP 结合,配体与受体结合后,激活受体并以 HRE 调节基因转录。

3.细胞凋亡

细胞凋亡是一个主动的信号依赖过程,可由许多因素(如放射线照射、缺血缺氧、病毒感染、药物及毒素等)诱导。这些因素大多可通过激活死亡受体而触发细胞凋亡机制。死亡受体存在于细胞表面,属于肿瘤坏死因子的受体超家族,它们与相应的配体或受体结合而活化后,其胞质区即可与一些信号转导蛋白结合,其中重要的是含有死亡结构域的胞质蛋白。它们通过死亡结构域一方面与死亡受体相连,另一方面与下游的 capase 蛋白酶结合,使细胞膜表面的死亡信号传递到细胞内。

capase 蛋白酶家族作为细胞凋亡的执行者,它们活化后进一步剪切底物。如多聚(ADP-核糖)聚合酶(PARP),该酶与 DNA 修复及基因完整性监护有关。PARP 被剪切后,失去正常的功能,使受其抑制的核酸内切酶活性增强,裂解核小体间的 DNA,最终引起细胞凋亡。这个过程可概括:死亡受体含有死亡结构域的胞质蛋白-

capase 蛋白酶家族-底物 PARP-染色体断裂-细胞凋亡。不同种类的细胞在接受不同的细胞外刺激后,引起凋亡的形态学改变是高度保守的,但是它们并不是遵循同一种固定的或有规律的模式进行,而是通过各自的信号转导途径来传递的胞膜上的死亡。

(六)药物-受体相互作用

药物在机体内发挥作用的关键在于其在作用部位的浓度及其与生物靶点的相互作用(激动或拮抗)的能力。药物的结构决定了其理化性质,而理化性质决定了其与相应靶点的结合能力,进而直接决定了药物效应。药物通过作用于相应受体影响整个细胞信号通路,发挥对机体的作用效应,如何控制药物与相应受体的结合,是目前靶向给药研究的热点和难点。

1.受体与药物的相互作用学说

(1)占领学说:占领学说是由 Clark 于1926 年,Gaddum 于 1937 年分别提出的。占领学说认为,受体必须与配体结合才能被激活并产生效应。效应的强度与被占领的受体数量成正比,全部受体被占领时,则产生药物的最大效应。1954 年 Ariens 修正了占领学说,提出了内在活性概念,即药物与受体结合时产生效应的能力,其大小用α值表示。完全激动剂 α 值为1,完全阻滞剂 Q 值为 0,部分激动剂的 α 值则为 0~1。占领学说认为,药物与受体结合不仅需要亲和力,而且需要有内在活性才能激动受体产生效应。只有亲和力而没有内在活性的药物,虽然可以与受体结合,但不能激动受体产生效应。

(2)速率学说:Paton 于 1961 年提出速率学说,认为药物与受体间作用最重要的因素是药物分子与受体结合与解离的速率,即单位时间内药物分子与受体碰撞的频率。完全激动剂解离速率大,部分激动剂解离速率小,阻滞剂的解离速率最小。效应的产生是一个药物分子和受体碰撞时,产生一定量的刺激经传递而导致的,与其占有受体的数量无关。

(3)二态模型学说:此学说认为受体蛋白大分子存在两种类型构象状态,即有活性的活性态 R' 和静息态 R,两者处于动态平衡且可相互转化。药物作用后均可与 R' 和 R 两态受体结合,其选择性决定于药物与两态间的亲和力大小。激动剂与 R' 状态的受体亲和力大,结合后可产生效应,并且促进静息态转入活性态;而阻滞剂与 R 状态的受体亲和力大,结合后不产生效应,并且促进活性态转入静息态。当激动剂与阻滞剂同时进入机体后,两者发生竞争性抑制,其作用效应取决于 R'-激动剂复合物与 R-阻滞剂复合物的比例。若后者浓度较高,则激动剂的作用被减弱甚至阻断。由于部分激动剂对 R' 与 R 均有不同程度的亲和力,因而它既能引起较弱的激动效应,也能阻断激动剂的部分药理效应。

2.作用于受体的药物分类

根据药物与受体结合后产生的不同效应,将作用于受体的药物分为激动剂和阻滞剂两类。

(1)激动剂:药物与受体相互作用的首要条件是必须具有受体亲和力,而要产生药理活性则需有内在活性。激动剂是指既有受体亲和力也有内在活性的药物,能与受体特异性结合产生效应。按照内在活性大小,可将激动剂分为完全激动剂(full agnosit,$\alpha=1$)和部分激动剂(partial agonist,$0<\alpha<1$)。前者具有较强的亲和力和内在活性,而后者有较强的亲和力但只有较弱的内在活性。部分激动剂和 R 结合的亲和力不小,但内在活性有限($\alpha<1$),量效曲线高度(E_{max})较低。与激动剂同时存在,当其浓度尚未达到 E_{max} 时,其效应与激动剂协同;超过此限时,则因与激动剂竞争 R 而呈阻滞关系,此时激动剂必须增大浓度方可达到其最大效能。可见部分激动剂具有激动剂与阻滞剂双重特性。

激动剂分子与受体亲和力的大小可以用 pD_2 定量表示,在数值上是激动剂解离常数的负对数。pD_2 越大,表明激动剂对受体的亲和力越强。

(2)阻滞剂:阻滞剂是指能与受体结合,具有较强亲和力而无内在活性($\alpha=0$)的药物,本身不产生作用,因占据受体而阻滞激动剂的效应。根据阻滞剂与受体结合是否可逆,可分为竞争性阻滞剂和非竞争性阻滞剂。竞争性阻滞剂能与激动剂竞争相同受体,这种结合是可逆的。因此无论阻滞剂浓度或剂量多大,通过逐渐增加激动剂的浓度或剂量与阻滞剂竞争相同受体,最终可以夺回被阻滞剂占领的受体而达到原激动剂的最大效能(效应)。此时,量效曲线将逐渐平行右移,但激动剂的最大效能(效应)不变。竞争性阻滞剂和受体的亲和力可用 pA_2 定量表示。当加入一定量的竞争性阻滞剂,使加倍的激动剂所产生的效能(效应)刚好等于未加入阻滞剂时,激动剂所产生的效能(效应),则取所加入阻滞剂物质的量浓度的负对数为拮抗参数 pA_2。pA_2 越大,表明拮抗作用越强,与受体的亲和力也越大。

pA_2 还能判断激动剂的性质。若两种激动剂被一种阻滞剂阻滞且两者 pA_2 相近,说明这两种激动剂作用于同一受体。

非竞争性阻滞剂与受体的结合相对是不可逆的。它能引起受体构型的改变或难逆性的化学键、共价键的结合,从而使受体反应性下降,即使逐渐增加激动剂的浓度或剂量也不能竞争性地与被占领受体结合。随着此类阻滞剂浓度或剂量的增加,激动剂量效曲线的最大效能达到原来未加入非竞争性阻滞剂时的水平,使量效曲线逐渐下移,药物的效能(效应)逐渐减小。

图 2-7 显示了激动剂和阻滞剂的量效曲线。图 2-8 是竞争性和非竞争性拮抗作用的比较。

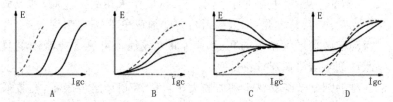

图 2-7 竞争性阻滞剂(A)、非竞争性阻滞剂(B)、部分激动剂(D)对激动剂(虚线)量效的影响及激动剂(C)对部分激动剂(虚线)量效曲线的影响

三、药效动力学研究方法及新动向

药效动力学主要研究药物效应及动力过程,其目的一是为了确认药物的治疗效果,二是为了保证用药安全,为新药研发及临床用药提供科学依据。根据试验目的不同,可将药效动力学研究大致分

为体外研究和体内研究两大部分,从细胞水平、器官水平、整体动物水平及目前热门的分子基因水平等多方面多层次、全面地考察药物效应。

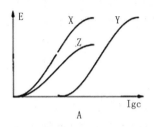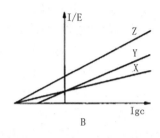

图2-8　竞争性拮抗作用与非竞争性拮抗作用比较(A.量效曲线;B.双倒数曲线)

X.单用激动剂;Y.竞争性阻滞剂对激动剂的拮抗作用;Z.非竞争性阻滞剂对激动剂的拮抗作用

(一)细胞水平研究

在新药研发初期,从细胞水平出发,利用细胞培养技术对先导化合物进行初步筛选,可获得快速、高通量、稳定的结果,为后续研发工作奠定良好的基础,在抗肿瘤药物、抗生素药物及免疫药理等多方面均有应用,是十分经典、可信度高的方法。以下为细胞水平药理研究代表性的研究方法。

1.MTT法

MTT法又称MTT比色法,是一种检测细胞存活和生长的方法。其检测原理为活细胞线粒体中的琥珀酸脱氢酶能使外源性溴化3(4,5-二甲基噻唑-2)-2,5-二苯基四氮唑(MTT)还原为水不溶性的蓝紫色结晶甲瓒并沉积在细胞中,而死细胞无此功能。二甲基亚砜(DMSO)能溶解细胞中的甲瓒,用酶联免疫检测仪在490 nm波长处测定其光吸收值,可间接反映活细胞数量。在一定细胞数范围内,MTT结晶形成的量与细胞数成正比。该方法已广泛用于一些生物活性因子的活性检测、大规模的抗肿瘤药物筛选、细胞毒性试验及肿瘤放射敏感性测定等。它的特点是灵敏度高、经济。采用染色法区别活细胞还有XTT法、台盼蓝染色法、SRB法等。

2.克隆形成法

克隆原细胞质具有持续增生能力的细胞。当单个细胞能连续分裂 6 代以上时,其后代所组成的群体(集落)便含 50 个以上的细胞,通过对集落计数可对克隆原细胞进行定量分析。由于集落反映了单个细胞的增生潜力,故能灵敏地测定抗癌药物对肿瘤细胞的抑制能力,目前被认为是一种较为理想的方法。常用的克隆形成法可分为贴壁法与半固体法。

3.Caco-2 细胞模型

Caco-2 细胞模型是最近十几年来国外广泛采用的一种研究药物小肠吸收的体外模型,帮助了解药物的吸收机制,预测体内吸收和药物相互作用,研究药物的小肠代谢情况,从而促进新药研发,具有相对简单、重复性较好、应用范围较广的特点。Caco-2 细胞来源于人的直肠癌,结构和功能类似于人小肠上皮细胞,并含有与小肠刷状缘上皮相关的酶系。在细胞培养条件下,生长在多孔的可渗透聚碳酸酯膜上的细胞可融合并分化为肠上皮细胞,形成连续的单层,这与正常的成熟小肠上皮细胞在体外培育过程中出现反分化的情况不同。细胞亚显微结构研究表明,Caco-2细胞与人小肠上皮细胞在形态学上相似,具有相同的细胞极性和紧密连接。胞饮功能的检测也表明,Caco-2 细胞与人小肠上皮细胞类似,这些性质可以恒定维持约 20 天,因此可以在这段时间进行药物的跨膜转运试验。另外,存在于正常小肠上皮中的各种转运系统、代谢酶等在 Caco-2 细胞中大都也有相同的表达,如细胞色素 P450 同工酶、谷氨酰胺转肽酶、碱性磷酸酶、蔗糖酶、葡萄糖醛酸酶及糖、氨基酸、二肽、维生素 B_{12} 等多种主动转运系统在 Caco-2 细胞中都有与小肠上皮细胞类似的表达。由于其含有各种胃肠道代谢酶,因此更接近药物在人体内吸收的实际环境,从而对药物在体内的作用给出较为准确的模拟情况,药物效应也更为可信可靠。

(二)器官组织水平研究

随着药物效应研究手段的提高,与细胞水平研究相比较而言,器官水平研究药理作用更能直接反映药物的分布及药理作用。离体器官试验常用的离体器官有心脏、血管、肠段、子宫及神经肌肉标本,用离体标本可更为直观地观测药物的作用,检测药物在机体靶向器官发挥的药理效应。不同的动物标本用于测定不同类的药物作用。

1.心血管类器官

离体蛙心和兔心是观测药物对心脏活动(包括心率、心排血量、收缩力等)的影响最常用的标本。猫、兔、豚鼠和狗乳头肌标本的制备比较简单,在适宜条件下,可较长时间保持良好的实验状态,是观测药物对心肌基本生理特性(如收缩性、兴奋性、自律性)的影响较好的试验标本。兔主动脉对 α 受体兴奋药十分敏感,是测定作用于 α 受体药作用的一个理想标本,已被广泛用来鉴定和分析拟交感药和其对耐药的作用。

2.胃肠道类器官

豚鼠回肠自发活动较少,描记时有稳定的基线,可用来测定拟胆碱药的剂量反应曲线;而兔空肠具有规则律收缩活动,可观测拟肾上腺素药和抗肾上腺素药、拟胆碱药和胆碱药对活动的影响。

3.其他类器官

未孕兔子宫对 α 受体兴奋药十分敏感,可用于鉴定 α 受体激动剂或阻滞药。豚鼠离体气管片主要含 β 受体,广泛用于鉴定和分析作用于 β 受体的药物作用。蛙坐骨神经腓肠肌标本、小鸡颈半棘肌、大鼠膈神经标本常用来评价作用于骨骼肌的药物。而用离体脂肪组织研究作用于 β 受体的药物(脂肪组织存在 β 受体),如果药物对 β 受体有兴奋作用,则引起游离脂肪酸释放增加。预先加入 β 受体阻滞剂,可使游离脂肪酸释放量明显减少,甚至完全阻断。因此通过测定游离脂肪酸含量,可评价作用于 β 受体的药物。

在离体器官研究中,不同动物的不同器官都要求最适宜的营养环境,对渗透压、离子强度、pH 等要求较高,因此各种动物的人工生理溶液成分和配制都有区别,应特别引起重视。

(三)分子细胞生物水平研究

药效动力学研究目前已从细胞和器官水平深入到受体和分子

水平,分子生物学研究理论及手段日新月异的发展,也为药物效应研究带来了新思路及新技术。生物大分子,特别是蛋白质和核酸结构功能的研究,是分子生物学的基础。现代化学和物理学理论、技术和方法的应用推动了生物大分子结构功能的研究,从分子水平和基因表达的角度阐释药物作用及其机制,使药效学研究更有针对性,能更科学地研究药物-机体之间的作用。

1.受体及离子通道

受体是一种能够识别和选择性结合某种配体(信号分子)的大分子物质,多为糖蛋白,一般至少包括 2 个功能区域,与配体结合的区域和产生效应的区域。受体与配体结合后,构象改变而产生活性,启动一系列过程,最终表现为生物学效应。根据靶细胞上受体存在的部位,可将受体分为细胞内受体和细胞表面受体。细胞内受体介导亲脂性信号分子的信息传递,如胞内的甾体类激素受体;细胞表面受体介导亲水性信号分子的信息传递,可分为离子通道型受体、G 蛋白耦联型受体和酶耦联型受体。离子通道由细胞产生的特殊蛋白质构成,它们聚集起来并镶嵌在细胞膜上,中间形成水分子占据的孔隙,这些孔隙就是水溶性物质快速进出细胞的通道。离子通道的活性,就是细胞通过离子通道的开放和关闭调节相应物质进出细胞速度的能力,对实现细胞各种功能具有重要的意义。药物对机体细胞的作用需通过这样的生物大分子来实现。目前,此类研究多集中在采用生物物理及生物化学手段,如光镜、电镜、激光共聚焦、膜片钳等,观察药物对其的作用及引发的一系列生化反应等,从而说明其药理效应。

2.信号转导及药物靶点

高等生物所处的环境无时无刻不在变化,机体功能上的协调统一要求有一个完善的细胞间相互识别、相互反应和相互作用的机制,这一机制可以称作细胞通信。在这一系统中,细胞或者识别与之相接触的细胞,或者识别周围环境中存在的各种信号(来自周围或远距离的细胞),并将其转变为细胞内各种分子功能上的变化,从而改变细胞内的某些代谢过程,影响细胞的生跃速度,甚至诱导细胞的死亡。这种针对外源性信号所发生的各种分子活性的变化,以及将这种变化依次传递至效应分子,以改变细胞功能的过程称为信号转导,其最终目的是使机体在整体上对外界环境的变化发生最适宜的反应。药物对机体作用后,其作用靶点及作用机制需要从信号转导的途径来解释,从而阐明药物如何对细胞在整个生命过程中的增生、分化、代谢及死亡等多方面进行调控,进而理解药物对机体病情病况的调控机制。如抗癌药物研究中,药物对凋亡调控基因caspase 家族,Bcl-2 家族等级联反应、蛋白表达等作用,直接关系到药物对肿瘤的抑制效果。

3.基因组学及蛋白质组学

基因组学出现于 20 世纪 80 年代是研究生物基因组的组成,组内各基因的精确结构、相互关系及表达调控的学科,同时也是研究生物基因组和如何利用基因的一门学问。该学科提供基因组信息及相关数据系统利用,研究基因及在遗传中的功能,试图解决生物、医学和工业领域的重大问题。20 世纪 90 年代随着几个物种基因组计划的启动,基因组学取得了长足的发展。2001 年,人类基因组计划公布了人类基因组草图,为基因组学研究揭开新的一页。随着人类基因组草图的完成,现在许多学者开始探索基因与蛋白质如何通过相互作用来形成其他蛋白质,从而出现了蛋白质组学。蛋白质组学是对蛋白质特别是其结构和功能的大规模研究,一个生命体在其整个生命周期中所拥有的蛋白质的全体或者在更小的规模上,特定类型的细胞在经历特定类型刺激时所拥有的蛋白质的全体。分别被称为这个生命体或细胞类型的蛋白质组。蛋白质组学比基因组学要复杂得多——基因组是相当稳定的实体,而蛋白质组通过与基因组的相互作用而不断发生改变。一个生命体在其机体的不同部分及生命周期的不同阶段,其蛋白表达可能存在巨大的差异。鉴于药物在机体作用前后,基因及蛋白水平会发生一定变化,人们设计了一系列检测方法,尝试解释这种差异,从分子组学的角度说明药物效应。如近几年兴起的核酸探针、微阵列检测及高通量的基因芯片、蛋白芯片等,均从不同角度阐释了药物的作用及机制。

4.整体动物水平研究

整体动物试验一般应用小鼠、大鼠、兔、狗、猴、猪等,根据试验目的及要求,在试验控制条件下,在动物身上制造出类似人体的毒理、药理、清理、生理过程,构建最大限度模拟病理过程及现象的模型,与正常动物及给药动物组比照,观察药物对动物生理及行为活动的影响,亦即药理效应、机制和规律。动物选择是否得当,直接关系试验的成功和质量高低。一般应选择某一功能高度发达或敏感性较强的动物,如鸽、狗、猫的呕吐反应敏感,常用来评价引起催吐和镇吐的药物的作用,而鼠类和兔模型则反应不明显;家兔对冷损伤易发生,狗则不能发生损伤;豚鼠对铜离子及汞离子的急性毒性很敏感,而大鼠、小鼠则较耐受。因此有人说,在评价动物选择是否得当时,主要看是否用"专家"式动物。一般来说,小动物模型多用于筛选试验,大动物模型多用于试验治疗和中毒机制的研究。

(1)小动物模型:新药研发中,常采用小鼠、大鼠、豚鼠、兔、猫、鸡等小型动物,进行动物水平筛选测试。抗肿瘤药物研究中,采用动物移植肿瘤,如 Lewis 肺癌小鼠、乳腺癌骨转移小鼠等用于评价研究抗肿瘤药,是目前肿瘤药物研发使用最广泛的途径。研究抗精神病药常用阿扑吗啡造成大鼠舔、嗅、咬等定向行为,从而观测新药的安定作用。研究镇痛药物常用热刺激法,如小鼠热板法、电刺激小鼠尾部法及化学刺激法,用酒石酸锑钾腹腔注射造成扭体反应,从而观测镇痛药的作用。在抗感染药物研究中,用定量的致炎剂如鸡蛋清、右旋糖酐、弗氏佐剂等注入大鼠踝部皮下,造成关节肿胀,测定用药前后的肿胀程度,从而观测抗感染药物的作用。研究抗心律失常药物,用氯仿、肾上腺素、乌头碱等诱发小鼠或大鼠心律失常,或将电析直接连在心房或心室诱发心房颤动或心室颤动,是评价抗心律失常药的常用新方法。对抗溃疡药物的研究和评价,常采用大鼠或豚鼠制备试验性溃疡模型,常用应激性刺激法(如将大鼠浸于 20 ℃水中)、组织胺法、幽门结扎法等诱发溃疡,其中以应激法较优,成功率达 100%,更为常用。

(2)大动物模型:大型动物研究成本较高,多用于试验治疗及中毒机制的研究。如 1934 年,Goldblatt 等采用线结扎狗肾动脉,造成肾性高血压,开创了试验性高血压研究的新时代。也是研究抗高血压药物的经典模型。利用铜圈置入健康 Beagle 犬心脏中,制备急性心肌缺血动物模型,其机制可能在于铜圈作为异物被置入冠脉内,会诱发冠脉内血栓形成,堵塞冠脉而发生急性心肌缺血,是研究心肌缺血药物的模型。镇咳药研究中,猫静脉注射致咳物二甲苯基哌嗪,引起咳嗽;咳嗽次数在一定范围内与致咳物剂量呈线性关系,是研究评价镇咳药的好方法。研究抗糖尿病药,给狗、猫、猴、羊静脉注射四氧嘧啶,选择性地损伤胰腺口细胞。引起实验动物糖尿病,是经典的研究抗糖尿病的方法。目前,采用与人类最接近的恒河猴制造了多种模型,对许多疾病及药物的研发做出了重大贡献。

(3)转基因动物及基因敲除动物:近年来,随着人类对生命认识的深入,利用分子生物学技术使传统药理研究发展到分子甚至更微观的水平,可采用基因敲除、转基因技术等制作更符合疾病病理病情的动物模型。转基因动物就是用实验室方法将人们需要的目的基因导入其基因组,使外源基因与动物本身的基因整合在一起,并随细胞的分裂而增生,在动物体内得到表达,并能稳定地遗传给后代的动物。整合到动物基因组上的外来结构基因称为转基因,由转基因编码的蛋白质称为转基因产品,通过转基因产品影响动物性状。如果转基因能够遗传给子代,就会形成转基因动物系或群体。转基因哺乳动物自 20 世纪 80 年代诞生以来,一直是生命科学研究和讨论的热点。随着研究的不断深入和实验技术的不断完善,转基因技术得到了更广泛的应用,如目前用于研究老年痴呆症,又称阿尔茨海默病的 APP/PS1/PS2 多重转基因小鼠,能较好地表现神经纤维缠结及斑块沉积的重要病理特征,同时一定程度体现了发病机制,被公认为模拟老年痴呆的最佳模型。基因敲除动物模型是通过运用基因工程技术的方法,将动物体内的某些特定基因在染色体水平剔除或使之失活,使得与该基因相关的蛋白质表达减少或不表达。从而使动物体内与该蛋白相关的功能丧失。这一技术为探讨基因在体内的功能和疾病的发病机制提供了一种很好的研究工具,这与早期生理学研究中常用的"切除部分-观察整体-推测功能"的三部曲思想相似。目前国内研究中,已有研究机构制作出肝脏葡萄糖激酶基因条件敲除的2型糖尿病小鼠模型,可作为2型糖尿病的动物模型,正式进入产业化应用阶段。这将有助于推动2型糖尿病的发病与治疗的研究,诠释筛选抗糖尿病药物的作用机制,并推进抗糖尿病药物的研发。

第二节 药物代谢动力学

一、药物的体内转运与转化

药物的体内过程是指药物经各种途径进入机体到排出体外的过程,包括吸收、分布、代谢和排泄统称为药物转运,药物在体内的吸收、分布、排泄过程中,不发生化学结构的改变而仅是空间位置的改变。代谢变化过程也称为生物转化,药物代谢和排泄合称消除。药物的体内过程见图2-9。

药动学研究反映的药物在动物或人体内动态变化规律,除可作为药效学和毒理学研究借鉴外,同时也是新药研究开发、先导化合物设计与筛选及申报临床研究或药品生产所必须提交的重要资料。研究结果还可以为确定适应证,选择给药途径、剂型,优化给药方案(如调整剂量与给药间隔时间)等临床应用提供参考依据。

(一)药物的跨膜转运

药物在体内的转运与转化或从用药部位到引起药理效应,均需要通过各种生物膜。生物膜是细胞外表的质膜和细胞内的各种细胞器膜如核膜、线粒体膜、内质网膜、溶菌酶膜等的总称,它由脂质双分子层构成,其间镶嵌着外在蛋白,可伸缩活动,具有吞噬、胞饮作用;另一类为内在蛋白,贯穿整个质膜,组成生物膜的受体、酶、载体和离子通道等。药物的吸收、分布、排泄及代谢与物质的跨膜转

<<<

运密切相关。

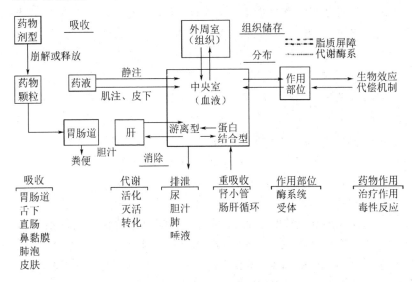

图 2-9 药物在体内的转运与转化

跨膜转运的方式主要有被动转运、主动转运和膜动转运,见图 2-10。

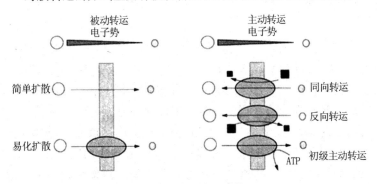

图 2-10 药物的跨膜转运

1.被动转运

被动转运是指药物分子顺着生物膜两侧的浓度梯度,由高浓度的一侧扩散到低浓度的一侧而不需要消耗 ATP,转运速度与膜两侧的浓度差成正比。浓度梯度越大,扩散越容易,当膜两侧浓度达到平衡时转运停止。生物膜脂双层分子内部为疏水性,带电荷的物质如离子很难通过。药物跨膜转运的扩散率主要取决于分子量的大小、在脂质中的相对可溶性和膜的通透性。它包括简单扩散、滤过和异化扩散。

(1)简单扩散:简单扩散又称为脂溶扩散,脂溶性药物可溶于脂质而通过细胞膜。药物的脂/水分配系数越大,在脂质层浓度越高,跨膜转运速度越快。大多数的药物转运方式属简单扩散。其扩散速率 R 与药物的扩散常数 D'、膜的面积 A 及药物的浓度梯度(c1-c2)成正比,与膜的厚度 X 成反比。其中,最主要的因素是浓度梯度。一般而言,扩散速率符合 Fiek 定律。

$$R = D'A(c1-c2)/X$$

药物解离度对简单扩散有很大的影响。多数药物是弱酸性或弱碱性有机化合物,在体液中可部分解离。解离型药物极性大、脂溶性小、难以扩散;非解离型药物极性小、脂溶性大而容易跨膜扩散。非解离型药物离子化程度受其解离常数 pK_a 及体液 pH 的影响,可用 Handerson-Hasselbalch 公式表示。式中 pK_a 是药物解离常数的负对数值。

$$HA \leftrightarrow H^+ + A^-$$
$$Ka = [H^+][A^-]/[HA]$$
$$pK_a = pH + lg([HA]/[A^-])$$
$$[HA]/[A^-] = lg^{-1}(pK_a - pH)$$

$$BH^+ \leftrightarrow H^+ + B^-$$
$$K_a = [H^+][B^-]/[BH^+]$$
$$pK_a = pH + lg([BH^+]/[B])$$
$$[BH^+]/[B] = lg^{-1}(pK_a - PH)$$

pK_a 是弱酸性或弱碱性药物在 50% 解离时溶液的 pH,各药均有其固定的 pK_a。当 pK_a 与 pH 的差值以数学值增减时,药物的离子型与非离子型浓度比值相应以指数值变化,pH 的改变则可明显影响弱酸性或弱碱性药物的解离度。非离子型药物可以自由穿透,而离子型药物不易跨膜转运,这种现象称为离子障。利用这个原理可以改变药物吸收或排泄的速度,对于促进药物吸收、加速体内毒物排泄具有重要的临床意义。例如,弱酸性药物在胃液中非离子型多,在胃中即可被吸收;弱碱性药物在酸性胃液中离子型多,主要在小肠吸收;碱性较强的药物如胍乙啶($pK_a = 11.4$)及酸性较强的药物如色甘酸钠（$pK_a = 2$）在胃肠道基本都已离子化，由于离子障原因，吸收均较难。$pK_a < 4$ 的弱碱性药物如地西泮（$pK_a = 3.3$）及 $pK_a > 7.5$ 的弱酸性药物如异戊巴比妥（$pK_a = 7.9$）在胃肠道 pH 范围内基本都是非离子型，吸收都快而完全。

由上述分析可知，弱酸性药物在酸性环境中不易解离，在碱性环境中易解离，弱碱性药物与之相反。在生理 pH 变化范围内，弱酸性或弱碱性药物大多呈非解离型，被动扩散较快。一般而言，pK_a 为 $3 \sim 7.5$ 的弱酸药与 pK_a 为 $7 \sim 10$ 的弱碱药受 pH 影响较大。强酸、强碱及强极性的季铵盐可全部解离，故不易透过生物膜而难以被吸收。

（2）滤过：滤过又称为水溶扩散，是指直径小于膜孔的水溶性的极性或非极性药物，借助膜两侧的流体静压和渗透压被水携带到低压侧的过程。滤过是指有外力促进的扩散，如肾小球滤过等。其相对扩散率与该物质在膜两侧的浓度差成正比，相对分子质量 < 100、不带电荷的极性分子等水溶性药物可通过水溶扩散跨膜转运。

（3）易化扩散：易化扩散又称为载体转运，是通过细胞膜上的某些特异性蛋白质——通透酶帮助而扩散，不需要消耗 ATP。如葡萄糖进入红细胞需要葡萄糖通透酶，铁剂转运需要转铁蛋白，胆碱进入胆碱能神经末梢、甲氨蝶呤进入白细胞等分别通过特异性通透酶，或与这种分子或离子结构非常相似的物质。当药物浓度过高时，载体可被饱和，转运率达最大值。载体可被类似物占领，表现竞争性抑制作用。

2.主动转运

主动转运又称逆流转运，是指药物从细胞膜低浓度一侧向高浓度一侧转运，其转运需要膜上特异性的载体蛋白并消耗 ATP，如 Na^--K^+-ATP 酶（钠泵）、Ca^{2+}，Mg^{2+}-ATP 酶（钙泵）、质子泵（氢泵）、儿茶酚胺再摄取的胺泵等。主动转运具有饱和性，当同一载体转运两种药物时，可出现竞争性抑制现象，如丙磺舒可竞争性地与青霉素竞争肾小管上皮细胞膜载体，从而抑制青霉素的体内排泄，延长青霉素在机体内的有效浓度时间。

3.膜动转运

大分子物质的转运伴有膜的运动,称为膜动转运。

(1)胞饮:胞饮又称吞饮或入胞,是指某些液态蛋白质或大分子物质可通过生物膜的内陷形成小胞吞噬而进入细胞,如脑垂体后叶粉剂可从鼻黏膜给药吸收。

(2)胞吐:胞吐又称胞裂外排或出胞,是指某些液态大分子物质可从细胞内转运到细胞外,如腺体分泌及递质释放等。

(二)药物的体内过程

药物的体内过程包括吸收、分布、生物转化和排泄。

1.吸收

药物的吸收是指药物自体外或给药部位经过细胞组成的屏蔽膜进入血液循环的过程。血管给药可使药物迅速而准确地进入体循环,没有吸收过程。除此之外,药物吸收的快慢和多少常与给药途径、药物的理化性质、吸收环境等密切相关。一般情况下,常用药物给药途径的吸收速度:气雾吸入>腹腔>舌下含服>直肠>肌内注射>口服>皮肤。

(1)胃肠道吸收:口服给药是最常用的给药途径。小肠内 pH 接近中性,黏膜吸收面广、血流量大,是主要的吸收部位。药物经消化道吸收后,通过门静脉进入肝脏,最后进入体循环。有些药物在通过肠黏膜及肝脏时,部分可被代谢灭活,导致进入体循环的药量减少,称为首关消除。舌下给药或直肠给药方式分别通过口腔、直肠及结肠的黏膜吸收,虽然吸收表面积小,但血流供应丰富,可避免首关消除效应且吸收迅速;但其缺点是给药量有限,有时吸收不完全。

影响胃肠道药物吸收的因素有很多,如药物的剂型、药片的崩解速度、胃的排空速率、胃液的 pH、胃内容物的多少和性质等。排空快、蠕动增加或肠内容物多,可阻碍药物接触吸收部位,使吸收减慢变少;油及高脂肪食物则可促进脂溶性药物的吸收。

(2)注射给药:肌内注射及皮下注射药物沿结缔组织吸收,后经毛细血管和淋巴内皮细胞进入血液循环。毛细血管具有微孔,常以简单扩散及滤过方式转运。药物的吸收速率常与注射部位的血流量及药物剂型有关。肌肉组织的血流量比皮下组织丰富，故肌内注射比皮下注射吸收快。水溶液吸收迅速，油剂、混悬剂或植入片可在局部滞留，吸收慢，作用持久。

（3）呼吸道给药：肺泡表面积大，与血液只隔肺泡上皮及毛细管内皮各一层，且血流量大，药物到达肺泡后吸收极其迅速，气体及挥发性药物（如全身麻醉药）可直接进入肺泡。气雾剂为分散在空气中的极细气体或固体颗粒，颗粒直径为 $3\sim10~\mu m$，可到达细支气管，如异丙肾上腺素气雾剂可用于治疗支气管哮喘；$<2~\mu m$ 可进入肺泡，但粒子过小又可随气体排出；粒径过大的喷雾剂大多滞留于支气管，可用于鼻咽部的局部治疗，如抗菌、消炎、祛痰、通鼻塞等。

（4）经皮给药：完整的皮肤吸收能力差，除汗腺外，皮肤不透水，但脂溶性药物可以缓慢通透。外用药物主要发挥局部作用，如对表皮浅表层，可将药物混合于赋形剂中敷在皮肤上，待药物溶出即可进入表皮。近年来有许多促皮吸收剂可与药物制成贴皮剂，如硝苯地平贴皮剂以达到持久的全身疗效，对于容易经皮吸收的硝酸甘油也可制成缓释贴皮剂预防心绞痛发作。

2.分布

药物进入体内循环后，经各种生理屏障到达机体组织器官的过程称为药物的分布。影响药物分布的因素主要有以下 5 种。

（1）药物与血浆蛋白的结合：大多数药物与血浆蛋白呈可逆性结合，酸性药物多与清蛋白结合，碱性药物多与 α_1 酸性糖蛋白结合，还有少数药物与球蛋白结合。只有游离型药物才能转运至作用部位产生药理效应，通常也只有游离型药物与药理作用密切相关。结合型药物由于分子量增大，不能跨膜转运及代谢或排泄，仅暂时储存于血液中，称为药物效应的"储藏库"。结合型药物与游离型药物处于相互转化的动态平衡中，当游离型药物被分布、代谢或排泄时，结合型药物可随时释放游离型药物而达到新的动态平衡。通常蛋白结合率高的药物在体内消除较慢，药理作用时间维持较长。

药物与血浆蛋白结合特异性低，而血浆蛋白结合点有限，因此两个药物可能与同一蛋白结合而发生竞争性抑制现象。如某药结合率达 99%，当被另一种药物置换而下降 1%时，游离型(具有药理活性)药物浓度在理论上将增加 100%，可能导致中毒。不过一般药物在被置换过程中，游离型药物会加速被消除，血浆中游离型药物浓度难以持续增高。药物也可能与内源性代谢物竞争与血浆蛋白结合，如磺胺药置换胆红素与血浆蛋白结合，在新生儿中应用可能导致核黄疸症。血浆蛋白过少(如肝硬化)或变质(如尿毒症)时，药物血浆蛋白结合率下降，也容易发生毒性反应。

(2)局部器官血流量：人体组织脏器的血流量分布以肝最多，肾、脑、心次之，这些器官血流丰富，血流量大。药物吸收后由静脉回到心脏，从动脉向体循环血流量大的器官分布，脂溶性静脉麻醉药如硫喷妥钠先在血流量大的脑中发挥麻醉效应，然后向脂肪等组织转移，此时脑中药物浓度迅速下降，麻醉效应很快消失。这种现象称为再分布。药物进入体内一段时间后，血药浓度趋向"稳定"，分布达到"平衡"，但各组织中药物并不均等，血浆药物浓度与组织内浓度也不相等。这是由于药物与组织蛋白亲和力不同所致，因此，这种"平衡"称为假平衡，此时的血浆药物浓度高低可以反映靶器官药物结合量多少。药物在靶器官的浓度决定药物效应的强弱，故测定血浆药物浓度可以估算药物效应强度。某些药物可以分布至脂肪、骨质等无生理活性组织形成储库，或结合于毛发指(趾)甲组织。

(3)体液的 pH：药物的 pK_a 及体液 pH 是决定药物分布的另一重要因素，细胞内液 pH(约为 7)略低于细胞外液(约为 7.4)，弱碱性药物在细胞内浓度略高，在细胞外浓度略低；而弱酸性药物则相反。口服碳酸氢钠碱化血液及尿液，可使脑细胞中的弱酸性巴比妥类药物向血浆转移，加速自尿排泄而缓解中毒症状，这是抢救巴比妥类药物中毒的措施之一。

(4)血-脑屏障：血-脑屏障是血-脑、血-脑脊液及脑脊液-脑三种屏障的总称，能阻碍药物穿透的主要是前两者。脑是血流量较大的器官，脑毛细血管内皮细胞间紧密连接，基底膜外还有一层星状细胞包围，药物较难穿透，因此药物在脑组织的浓度一般较低，脑脊液不含蛋白质，即使少量未与血浆蛋白结合的脂溶性药物可以穿透进入脑脊液,其后药物进入静脉的速度较快,故脑脊液中药物浓度总是低于血浆浓度,这是大脑的自我保护机制。脂溶性高、游离型分子多、分子量较小的药物可以透过血-脑屏障。脑膜炎症时,血-脑屏障通透性增加,与血浆蛋白结合较少的磺胺嘧啶能进入脑脊液,可用于治疗化脓性脑脊髓膜炎。此外,为了减少中枢神经不良反应,对于生物碱可将之季铵化以增加其极性,如将阿托品季铵化变为甲基阿托品后不能通过血-脑屏障,即不致发生中枢兴奋反应。

(5)胎盘屏障:将母亲与胎儿血液隔开的胎盘也能起屏障作用。胎盘的生理作用是母亲与胎儿间交换营养成分与代谢废物,药物可通过胎盘进入胎儿血液,其通透性与一般的毛细管无显著差别,只是到达胎儿体内的药物量和分布时间的差异,如母亲注射磺胺嘧啶2小时后才能与胎儿达到平衡。应该注意的是,几乎所有药物都能穿透胎盘屏障进入胚胎循环,在妊娠期间应禁用对胎儿发育有影响的药物。

3.生物转化

药物在体内经某些酶作用使其化学结构发生改变称为药物的生物转化,又称药物代谢,是体内药物作用消除的重要途径。

活性药物经生物转化后成为无活性的代谢物,称灭活;无活性或低活性药物转变为有活性或强活性药物,称为活化。大多数脂溶性药物在体内经生物转化变成极性大或解离型的代谢物,水溶性增大而不易被肾小管重吸收,利于从肾脏排出;某些水溶性高的药物在体内可不经转化以原型从肾脏排出。

机体内进行生物转化的器官主要是肝脏,胃肠道黏膜、肾脏、肺脏、体液和血液等也可参与重要的生物转化代谢作用。药物代谢通常分为两相:Ⅰ相反应包括氧化、还原或水解;Ⅱ相反应为结合反应。Ⅰ相反应主要是体内药物在某些酶,主要是肝药酶作用下,引入或除去某些功能基团如羟基、羧基和氨基等,使原型药物成为极性强的代谢产物而灭活,但少数例外(反而活化),故生物转化不能称为解毒过程。Ⅱ相反应是在某些酶作用下,药物分子结构中的极性基团与体内化学成分如葡萄糖醛酸、硫酸、甘氨酸、谷胱甘肽等结合,生成强极性的水溶性代谢产物排出体外。Ⅱ相反应和部分Ⅰ相反应的代谢产物易通过肾脏排泄。

药物在机体内的生物转化本质上是酶促反应,其催化酶主要有两大类:特异性酶与非特异性酶。特异性酶是指具有高选择性、高活性催化作用的酶,如胆碱酯酶(AchE)特异性灭活乙酰胆碱(Ach)、单胺氧化酶(monoamin oxidase,MAO)转化单胺类药物。

非特异性酶指肝脏微粒体的细胞色素 P450 酶系统,是促进药物生物转化的主要酶系统,故又简称肝药酶,现已分离出 70 余种。它是由许多结构和功能相似的肝脏微粒体的细胞色素 P450 同工酶组成的。其基本作用是获得两个 H^-,接受一个氧分子,其中一个氧原子使药物羟化,另一个氧原子与两个 H 结合成水($RH+NADPH+O_2+2H^+\rightarrow ROH+NADP^++H_2O$),没有相应的还原产物,故又名单加氧酶,能与数百种药物起反应。此酶系统活性有限,在药物间容易发生竞争性抑制。它又不稳定,个体差异大,且易受药物的诱导或抑制。例如,苯巴比妥能促进光面肌浆网增生,其中 P450 酶系统活性增加,加速药物生物转化,这是其自身耐受性及与其他药物交叉耐受性的原因。西咪替丁抑制 P450 酶系统活性,可使其他药物效应敏化。

肝药酶催化的氧化反应如图 2-11 所示。

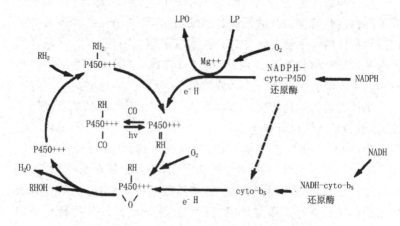

图 2-11　细胞色素 P450 酶系统对药物氧化过程示意图

<<<

4.排泄

药物在体内经吸收、分布、代谢后,最终以原型或代谢产物经不同途径排出体外称为排泄。挥发性药物及气体可从呼吸道排出,非挥发性药物主要由肾脏排泄。

(1)肾脏排泄:肾脏是主要的排泄器官。肾小球毛细管膜孔较大、滤过压也较高,故通透性较大。游离的药物能通过肾小球过滤进入肾小管。随着原尿水分的回收,肾小管中药物浓度上升。当超过血浆浓度时,那些极性低、脂溶性大的药物易经肾小管上皮细胞再吸收而向血浆扩散,排泄较少也较慢。只有那些经生物转化的极性高、水溶性代谢物不能被再吸收而顺利排出。有些药物在近曲小管由载体主动转运进入肾小管,排泄较快。肾小管有两个主动分泌通道,一是弱酸类通道,另一是弱碱类通道,分别由两类载体转运,同类药物间可能有竞争性抑制。例如,丙磺舒抑制青霉素主动分泌,使后者排泄减慢,药效延长并增强。碱化尿液使酸性药物在尿中离子化,酸化尿液使碱性药物在尿中离子化,利用离子障原理阻止药物再吸收,加速其排泄,这是药物中毒常用的解毒方法。

(2)胆汁排泄:有些药物及其代谢产物可自胆汁排泄,原理与肾排泄相似,但不是药物排泄的主要途径。药物自胆排泄有酸性、碱性及中性3个主动排泄通道。一些药物在肝细胞与葡萄糖醛酸等结合后排入胆中,随胆汁到达小肠后被水解,游离药物被重吸收,称为肝肠循环。在胆道引流患者,药物的血浆半衰期将显著缩短,如氯霉素、洋地黄等。

(3)乳腺排泄:乳汁pH略低于血浆,一些碱性药物(如吗啡、阿托品等)可以自乳汁排泄,哺乳期妇女用药应慎重,以免对婴儿引起不良反应。

5.其他

药物还可从肠液、唾液、泪水或汗液中排泄。胃液酸度很高,某些生物碱(如吗啡等)注射给药也可向胃液扩散,洗胃是中毒治疗和诊断的措施。药物也可自唾液及汗液排泄。粪中药物多数是口服未被吸收的药物。肺脏是某些挥发性药物的主要排泄途径,检测呼出气中的乙醇量是诊断酒后驾车的快速简便方法。

二、体内药量变化的时间过程

(一)药物浓度-时间曲线

体内药量随时间而变化的过程是药动学研究的中心问题。在药动学研究中,药物在体内连续变化的动态过程可用体内药量或血药浓度随时间变化表示。在给药后不同时间采血,测定机体血药浓度,以血药浓度为纵坐标、时间为横坐标所绘制的曲线图称为药物浓度-时间蓝线图(简称药-时曲线)。通过药-时曲线可定量分析药物在体内的动态变化过程。

图 2-12 所示的是单次非血管途径给药后药物浓度与时间的关系及变化规律。药-时曲线可分为 3 期:潜伏期、持续期及残留期。潜伏期是指给药后到开始出现疗效的一段时间,主要反映药物的吸收和分布过程。静脉注射给药一般无潜伏期。当药物的吸收消除相等时达到峰浓度(C_{max}),通常与药物剂量成正比。从给药时至峰浓度的时间称为药峰时间(t_{peak})。持续期是指药物维持有效浓度的时间,长短与药物的吸收及消除速率有关;在曲线中以位于最小有效浓度(MEC)以上的时段称为有效维持时间。残留期是指体内药物已降到有效浓度以下,但又未能从体内完全消除,其长短与消除速率有关。由图 2-12 可知,药物在体内的吸收、分布和排泄没有严格的界限,只是在某一个阶段以某一过程为主。由药-时曲线与横坐标形成的面积称为线下面积(area under the curve,AUC),反映进入体循环药物的相对量,其大小与进入体内的药量成正比。

(二)药代动力学模型

房室模型是研究和应用较多的模型,它是依据药物在体内转运的速率和差异性,以试验与理论相结合而设置的数学模型。房室模型假设人体作为一个系统,按动力学特点内分很多房室。这个房室的概念与解剖部位或生理功能无关,而是将对药物转运速率相同的部位均视为同一房室。目前常用的动力学分析有一室模型、二室模型和非房室模型。

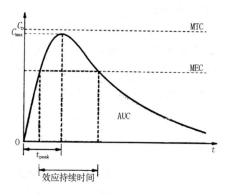

图 2-12　药物浓度-时间曲线

1.开放性一室模型

用药后,药物进入血液循环并立即分布到全身体液和各组织器官中而迅速达到动态平衡,见图 2-13。

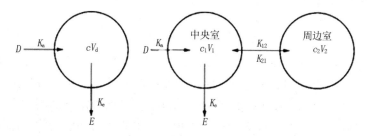

图 2-13　药代动力学模型

D:用药剂量;K_a:吸收速率常数;c:血药浓度;V_d:表观分布容积;cV_d:体内药量;
K_e:消除速率常数;E:消除药量;K_{12}:药物由中央室转至周边室的一级速率常数

2.开放性二室模型

药物在体内组织器官中的分布速率不同,即中央室(血流丰富的器官如心、肝、肾)和周边室(血流量少的器官如骨、脂肪)。给药后药物迅速分布到中央室,然后再缓慢分布至周边室(图 2-13)。中央室及周边室间的转运是可逆的,即 $K_{12}=K_{21}$,但药物只能从中央室消除。大多数药物在体内的转运和分布符合二室模型。

(三)药物消除动力学模型

从生理学上看,体液被分为血浆、细胞间液及细胞内液几个部分。为了说明药动学基本概念及规律,现假定机体为一个整体,体液存在于单一空间,药物分布瞬时达到平衡(一室模型)。问题虽然被简单化,但所得理论公式不失为临床应用提供了基本规律。按此假设条件,药物在体内随时间的变化可用下列基本通式表达。

$$\frac{\mathrm{d}c}{\mathrm{d}t} = kc^n$$

式中,c 为血药浓度,常用血浆药物浓度;k 为常数;t 为时间。

由于 c 为单位血浆容积中的药量(A),故 c 也可用 A 代替:$\mathrm{d}A/\mathrm{d}t = kc^n$($n = 0$,为零级动力学;$n = 1$,为一级动力学)。药物吸收时 c(或 A)为正值,消除时 c(或 A)为负值。

1.零级消除动力学

单位时间内体内药物按照恒定量消除,称为零级动力学消除,又称恒量消除。公式如下。

$$\frac{\mathrm{d}c}{\mathrm{d}t} = -kc^n$$

当 $n = 0$ 时,$-\mathrm{d}c/\mathrm{d}t = Kc_0 = K$(为了和一级动力学中消除速率常数区别,用 K 代替 k)。其药一时曲线的下降部分在半对数坐标上呈曲线(图 2-14),称为非线性动力学。体内药物浓度远超过机体最大消除能力时,机体只能以最大消除速率将体内药物消除。消除速率与 c_0 大小无关,因此是恒速消除。例如,饮酒过量时,一般常人只能以每小时 10 mL 酒精恒速消除。当血药浓度下降至最大消除能力以下时,则按一级动力学消除。按零级动力学消除的药物,其 $t_{1/2}$ 不是一个恒定的值,可随血药浓度变化而变化。

2.一级消除动力学

单位时间内体内药物按恒定的比例消除,称为一级动力学消除,又称恒比消除。公式如下。

$$\frac{\mathrm{d}c}{\mathrm{d}t} = -kc^n$$

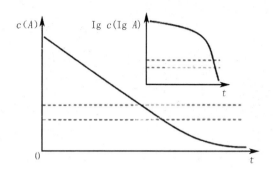

图 2-14　药物在体内消除过程的药-时曲线

当 $n=1$ 时，$\mathrm{d}c/\mathrm{d}t = k_e c^1 = ke^c$（$k$ 用 k_e 表示消除速率常数）。当机体消除能力远高于血药浓度时，药物从体内的消除按一级动力学消除。进入体内的药物大多是按一级动力学消除的，药物的 $t_{1/2}$ 是恒定的。

$c_t = c_o e^{-k_e t}$

取自然对数，

$\ln c_t = \ln c_o - k_e t$

换算成常用对数，$\ln c_t = \ln c_o - \dfrac{k_e}{2.303} t$。

$$t = \lg \frac{c_o}{c_t} \times \frac{2.303}{k_e}$$

当 $c_t = 1/2 c_o$ 时，t 为药物半衰期 $(t_{1/2})$：$t_{1/2} = \lg 2 \times \dfrac{2.303}{k_e} = \dfrac{0.693}{k_e}$。

可见，按一级动力学消除的药物半衰期与 c 大小无关，是恒定值。体内药物按瞬时血药浓度（或体内药量）以恒定的百分比消除，单位时间内实际消除的药量随时间递减。消除速率常数 (k_e) 的单位是 h^{-1}，它不表示单位时间内消除的实际药量，而是体内药物瞬时消除的百分率。例如，$k_e = 0.5 h^{-1}$ 不是说每小时消除 50%（如果 $t_{1/2} = 1$ 小时则表示每小时消除 50%）。按 $t_{1/2} = 0.693/k_e$ 计算，$t_{1/2} = 1.39$ 小时，即需 1.39 小时后才消除 50%。再按计算，1 小时后体内尚存 60.7%。绝大多数药物都按一级动力学消除。这些药物在体内经过 t 时后尚存。

$$A_t = A_o c^{-k_e t}, k_e = 0.693/t_{1/2}$$

t 以 $t_{1/2}$ 为单位计算(即 $t = n \times t_{1/2}$),则 $A_t = A_o^{0.693} \times n = A_o (\frac{1}{2})^n$。

当 $n = 5$ 时,$A_t \approx 3\% A_o$,即经过 5 个 $t_{1/2}$ 后体内药物已基本消除。与此相似,如果每隔一个 $t_{1/2}$ 给药一次(A_o),则体内药量(或血药浓度)逐渐累积,经过 5 个 $t_{1/2}$ 后,消除速率与给药速率相等,达到稳态。

(四)药代动力学的重要参数

1.生物利用度

生物利用度是指药物经肝脏首关消除后,进入机体循环的相对量和速度,其公式如下。

绝对生物利用度:$F = (AUC 血管外/AUC 血管内) \times 100\%$。

相对生物利用度:$F = (AUC 受试制剂/AUC 标准制剂) \times 100\%$。

从图 2-15 可以看出,某药剂量相等的 3 种制剂,它们的 F(AUC)值相等,但 t_{peak} 及 C_{max} 不等。

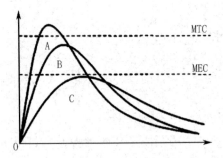

图 2-15　某药剂量相等的 3 种制剂的生物利用度比较

绝对生物利用度是血管外给药的 AUC 与静脉给药的 AUC 比值的百分率;而相对生物利用度是以相同给药途径来比较测试药物的 AUC 与对照标准药物 AUC 比值的百分率,常用于比较和评价不同厂家生产的同一剂型或同一厂家某一剂型不同批号的吸收率,是衡量药物制剂质量的重要指标。

2.血浆清除率(plasma clearance,CL)

它是肝肾等药物消除率的总和,即单位时间内多少容积血浆中的药物被消除干净,单位用 $L \cdot h^{-1}$ 或 mL/min,计算公式: $CL = k_e V_d = c_o V_d / AUC = A / AUC$ 。

按照一级动力学消除的药物, V_d (表观分布容积)和 CL 都是很重要的药动学参数。 V_d 由药物的理化性质所决定。而 CL 由机体清除药物的主要组织器官的清除能力决定,因而: $CL = CL_{肾脏} + CL_{肝脏} + CL_{其他组织}$ 。

可见药物的血浆清除率受多个器官功能的影响。当某个重要脏器如肝或肾的功能下降时,CL 值将下降,从而影响机体的血浆清除率。肝功能下降常影响脂溶性药物的清除率,肾功能下降则主要影响水溶性药物的清除率。

3.表观分布容积

按测得的血浆浓度计算该药应占有的血浆容积。它是指静脉注射一定量(A)药物待分布平衡后,计算公式: $V_d = A / c_o = FD / c$ 。

式中, A 为体内已知药物总量; c_o 为药物在体内达到平衡时测得的药物浓度; F 为生物利用度; D 为给药量。 V_d 是表观数值,不是实际的体液间隔大小。除少数不能透出血管的大分子药物外,多数药物的 V_d 值均大于血浆容积。与组织亲和力大的脂溶性药物,其 V_d 可能比实际体重的容积还大。

4.血浆半衰期($t_{1/2}$)

它是指血浆药物浓度消除一半所需的时间。

药物半衰期公式为 $t_{1/2} = \dfrac{0.693}{k_e}$ 。

由此可知,按一级动力学消除的药物,其 $t_{1/2}$ 与浓度无关,为恒定值,体内药物总量每隔 $t_{1/2}$ 消除一半。

零级消除动力学的半衰期 $t_{1/2} = 0.5 c_o / k$ 。

血浆半衰期 $t_{1/2}$ 在临床治疗中有非常重要的意义:①血浆半衰期 $t_{1/2}$ 反映机体消除药物的能力和消除药物的快慢程度。②按一级动力学消除的药物,一次用药后,经过 5 个 $t_{1/2}$ 后可认为体内的药物基本消除（<15%）；而间隔一个 $t_{1/2}$ 给药一次，则连续 5 个 $t_{1/2}$ 后体内药物浓度可达到稳态水平。③肝肾功能不良的患者，其药物的消除能力下降，药物的 $t_{1/2}$ 延长。

（五）连续多次用药的血药浓度变化

临床治疗常需连续给药以维持有效地血药浓度。在一级动力学药物中，开始恒速给药时，药物吸收快于药物消除，体内药物蓄积。按计算约需 5 个 $t_{1/2}$ 达到血药稳态浓度（c_{xs}）（图 2-16），此时给药速度（R_A）与消除速度（R_E）相等。

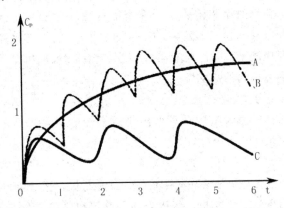

约经 5 个半衰期血药浓度达到稳态，给药间隔越短，血药浓度波动越小；给药剂虽越大，血药浓度越高

A.静脉滴注，$D_{m/t1/2}$；B.肌内注射，$D_{m/t1/2}$；C.肌内注射，1/2 $D_{m/2t1/2}$（D_m 是维持剂量）

图 2-16 连续恒速给药时的时量曲线

$$C_{xs} = \frac{R_E}{CL} = \frac{R_A}{CL} = \frac{D_{m/\tau}}{CL} = \frac{D_{m/\tau}}{k_e V_d}（\tau 为给药间隔时间）$$

可见，C_{xs} 随给药速度（$R_A = D_{m/\tau}$）快慢而升降，到达 C_{xs} 的时间不因给药速度加快而提前，它取决于药物的是 k_e 或 $t_{1/2}$。据此，可以用药物的 $k_e V_d$ 或 CL 计算给药速度，以达到所需的有效药物浓度。

静脉恒速滴注时，血药浓度可以平稳地到达 C_{xs}，分次给药虽然平均血药浓度上升与静脉滴注相同，但实际上血药浓度上下波动

（图 2-16）。间隔时间越长波动越大。

药物吸收达到 C_{xs} 后，如果调整剂量需再经过 5 个 $t_{1/2}$。方能达到需要的 C_{xs}。

在病情危重需要立即达到有效血药浓度时，可于开始给药时采用负荷剂量（loading dose，D_1），即每隔一个 $t_{1/2}$ 给药一次时，采用首剂加倍剂量的 D_1 可使血药浓度迅速达到 C_{xs}。

理想的给药方案应该是使 $C_{xs\text{-}max}$ 略小于最小中毒血浆浓度（MTC）而 $C_{xs\text{-}max}$ 略大于最小有效血浆浓度（MEC），即血药浓度波动于 MTC 与 MEC 之间的治疗窗，这时 D_m 可按下列公式计算。

$$D_m=(MTC-MEC)V_d$$

$D_1=ASS=1.44t_{1/2}R_A=1.44\ t_{1/2}D_{m/\tau}$，$\tau$ 可按一级消除动力学公式推算得 $\tau=(\lg co/c\tau)\times 2.303/K\tau$，令 $c_o=MTC$，$c_\tau=MEC$。

$$\tau=(\lg\frac{MTC}{MEC})\times\frac{2.303}{0.693/t_{1/2}}=3.323t_{1/2}\lg\frac{MTC}{MEC}$$

因此可以根据药物的 MTC 及 MEC 计算 D_1，D_m 及 τ。注意此时 $\tau\neq t_{1/2}$，$D_1\neq 2D_m$（图 2-17）。

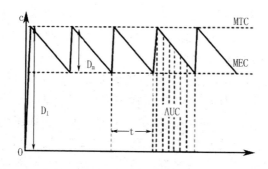

图 2-17　负荷剂量、维持剂量、给药间隔与血药浓度的关系

此外，在零级动力学药物中，体内药量超过机体最大消除能力。如果连续恒速给药，$R_A>R_E$，体内药量蓄积，血药浓度将无限增高。停药后消除时间也较长，超过 5 个 $t_{1/2}$。

临床用药可根据药动学参数如 V_d、CL、k_e、$t_{1/2}$ 及 AUC 等按以上各公式计算剂量及设计给药方案，以达到并维持有效血药浓度。

除了少数 $t_{1/2}$ 特长或特短的药物以及零级动力学药物外,采用每一个半衰期给予半个有效量并将首次剂量加倍是有效、安全、快速的给药方法。

有些药在体内转化为活性产物,则需注意此活性产物的药动学,如果活性产物的消除是药物消除的限速步骤,则应按该产物的药动学参数计算剂量及设计给药方案。

三、影响药物作用的因素

药物防治疾病的疗效受多方面因素的影响:患者的年龄、性别、病理状态、个体差异、遗传因素、精神因素等。药物的剂量和剂型、给药途径、反复给药的间隔时间长短和持续次数也可影响药物的作用强度,甚至改变机体对药物的敏感性。临床上,常同时应用多种药物,故了解药物间的相互作用十分重要,以便更好地用药,既保证疗效,又能减少不良反应。现归纳为机体和药物两方面的影响因素加以叙述。

(一)药物因素

1.药物剂量与剂型

(1)剂量:同一药物在不同浓度或剂量时,作用强度不同,有时可适用于不同用途。如防腐消毒药乙醇,用于皮肤及体温计消毒时,使用浓度为 75%(体积分数);较低浓度乙醇(40%~50%)涂擦皮肤可防治压疮;而0~30%乙醇涂擦皮肤,能使局部血管扩张,改善血液循环,为高烧患者降低体温。又如小剂量催眠药产生镇静作用,增加剂量有催眠作用,再增加剂量可出现抗惊厥作用。

(2)剂型:药物可制成气雾剂、注射剂、溶液剂、糖浆剂、片剂、胶囊、颗粒剂、栓剂和贴皮剂等,各适用于相应的给药途径。药物剂型影响药物的体内过程,主要表现为吸收和消除。如水溶剂注射液吸收较油剂和混悬剂快,但作用维持时间较短。口服给药的吸收速率为水溶液>散剂>片剂。但散剂或胶囊、片剂、糖衣片、肠溶片或肠溶胶囊,可减少药物对胃的刺激。缓释制剂可使药物缓慢释放,吸收和药效维持时间也较长。此外,如将药物与某些载体结合,能使药物导向分布到靶器官,减少不良反应,提高疗效。

(3)给药途径:不同给药途径可影响药物作用,不同给药途径药物的吸收速率不同,一般规律是静脉注射＞吸入＞肌内注射＞皮下注射＞口服＞直肠给药＞贴皮。不同给药途径其治疗剂量可相差很大,如硝酸甘油静脉注射 $5\sim10\ \mu g$,舌下含服 $0.2\sim0.4\ mg$,口服 $2.5\sim5\ mg$,贴皮10 mg,分别用于急救、常规或长期防治心绞痛。

2.联合用药与药物相互作用

临床常联合应用两种或两种以上药物,以达到多种治疗目的,并利用药物间的协同作用以增加疗效或利用拮抗作用以减少不良反应及解救药物中毒。但不合理的联合用药往往由于药物间相互作用而使疗效降低甚至出现意外的毒性反应。因此联合用药时,应注意以下可能发生的药物作用。

(1)配伍禁忌:药物在体外配伍直接发生物理性或化学性的相互作用而影响药物疗效或毒性反应称为配伍禁忌。注射剂在混合使用或大量稀释时易发生化学或物理改变,因此在静脉滴注时尤应注意配伍禁忌。

(2)影响药动学的相互作用:影响药动学的相互作用因素有如下几点。①阻碍药物吸收。药物吸收的主要部位在小肠,亦受胃排空速度的影响。空腹服药吸收较快,饭后服药吸收较平稳且对胃刺激较少。促进或抑制胃排空的因素都可能影响药物吸收速度。此外,胃肠道 pH 改变能影响药物的解离度,有些药物及食物间可相互作用形成络合物,如钙、镁等离子能与四环素药物形成不溶性络合物,浓茶中的鞣酸可与铁制剂或生物碱产生沉淀。②血浆蛋白结合。血浆蛋白结合率高、分布容积小、安全范围窄及消除半衰期较长的药物合用时,与其他药物竞争和血浆蛋白结合而使药理作用加强甚至产生中毒作用。③肝脏生物转化。肝药酶诱导剂及抑制药均可改变肝药酶系的活性,使药物的血药浓度升高或降低,从而影响其药理效应。如肝药酶诱导剂苯巴比妥、利福平、苯妥英及香烟、酒等能增加在肝转化药物的消除而使药效减弱。肝药酶抑制药如异烟肼、氯霉素、西咪替丁等能减慢在肝转化药物的消除而使药效加强。④肾排泄。体液和尿液 pH 的改变可影响药物的解离度,通过离子障作用影响药物的被动跨膜转运,如碱化尿液可加速酸性药物自肾排泄,减慢碱性药物自肾排泄。反之,酸化尿液可加速碱性药物排泄。弱碱性及弱酸性药物可通过竞争性抑制弱碱性和弱酸性药物的主动转运载体而减慢同类型药物的排泄。

(3)影响药效学的相互作用:联合用药时,不同的药效学作用机制可产生相反或相同的生理功能调节作用,综合表现为药物效应减弱(拮抗作用)或药物效应增强(协同作用),主要表现有如下 3 种。①生理性拮抗或协同。药物可作用不同靶点而呈现拮抗作用或协同作用,如服用催眠镇静药后饮酒(或喝浓茶、咖啡)会加重(或减轻)中枢抑制作用,影响疗效。抗凝血药华法林和抗血小板药阿司匹林合用可能导致出血反应。②受体水平的协同与拮抗。药物可作用于不同或相同的受体而产生拮抗作用或协同作用。如许多抗组胺药、吩噻嗪类、三环类抗抑郁药都有抗 M 胆碱作用,如与阿托品合用可能引起精神错乱、记忆紊乱等不良反应;β 受体阻滞剂与肾上腺素合用可能导致高血压危象等,都是非常危险的反应。③干扰神经递质的转运。三环类抗抑郁药抑制神经递质儿茶酚胺再摄取,可增加肾上腺素及其拟似药如酪胺等的升压反应,减弱可乐定及甲基多巴的中枢降压作用。

(二)机体因素

1.年龄

(1)儿童:儿童特别是新生儿与早产儿机体各种生理功能,包括自身调节功能尚未充分发育,与成年人有很大差别,对药物的反应一般比较敏感。新药批准上市不需要小儿临床治疗资料,缺少小儿的药动学数据,临床用药量时常由成年人剂量估算。新生儿体液占体重比例较大,水盐转换率较成人快;血浆蛋白总量较少,药物与血浆蛋白结合率较低;肝肾功能尚未充分发育,药物清除率低;这些因素能使血中游离药物及进入组织的药量增多。儿童的体力与智力都处于迅速发育阶段,易受中枢抑制药影响,如新生儿肝脏葡萄糖醛酸结合能力尚未发育,应用氯霉素或吗啡将分别导致灰婴综合征及呼吸抑制。因此对婴幼儿用药必须考虑他们的生理特点。

（2）老年人：老年人对药物的反应也与成人不同。老年人对药物的吸收变化不大，但老年人血浆蛋白量较低、体水较少、脂肪较多，故药物血浆蛋白结合率偏低，水溶性药物分布容积较小而脂溶性药物分布容积较大。肝肾功能随年龄增长而自然衰退，故药物清除率逐年下降，各种药物血浆半衰期都有程度不同的延长。在药效学方面，老年人对许多药物反应特别敏感。例如，中枢神经药物易致精神错乱，心血管药易致血压下降及心律失常，非甾体抗炎药易致胃肠出血，抗 M 胆碱药易致尿潴留、大便秘结及青光眼发作等。因此对老年人用药应慎重，用药剂量适当减少，避免不良反应的发生。

2.性别

性别差异可导致某些药物的代谢异常和妇产科问题。在动物中除大鼠外，一般动物对药物反应的性别差异不大。女性体重较男性轻，脂肪占体重比率高于男性，而体液总量占体重比例低于男性，这些因素均可影响药物分布。在生理功能方面，妇女有月经、妊娠、分娩、哺乳期等特点，在月经期和妊娠期禁用剧泻药和抗凝血药，以免引起月经过多、流产、早产或出血不止；妊娠的最初三个月内用药应特别谨慎，禁用抗代谢药、激素等能使胎儿致畸的药物。20 世纪 50 年代末期在西欧因孕妇服用反应停（沙利度胺，催眠镇静药）而生产了一万余例畸形婴儿的悲惨结果引起了对孕妇用药的警惕。对于已知的致畸药物如锂盐、酒精、华法林、苯妥英钠及性激素等在妊娠第一期胎儿器官发育期内应严格禁用。此后，在妊娠晚期及授乳期间还应考虑药物通过胎盘及乳汁对胎儿及婴儿发育的影响，因为胎盘及乳腺对药物都没有屏障作用。孕妇本身对药物的反应也有其特殊情况，需要注意。例如，抗癫痫药物产前宜适当增量，产前还应禁用阿司匹林及影响子宫肌肉收缩或可抑制胎儿呼吸的药物。

3.遗传因素

个别患者用治疗量药物后出现极敏感或极不敏感反应，或出现与往常性质不同的反应，称为特异质。某些药物的特异性反应与先天性遗传异常有关。目前已发现至少百余种与药物效应有关的遗传异常基因。特异质药物反应多数已从遗传异常表型获得解释,从而形成一个独立的药理学分支——遗传药理学。药物转化异常是遗传因素对药动学的主要影响,可分为快代谢型(extensive metabolizer,EM)及慢代谢型(poor metabolizer,PM)。前者使药物快速灭活,后者使药物灭活较缓慢。而遗传因素对药效学的影响是在不影响血药浓度的条件下,机体对药物的异常反应,如 6-磷酸葡萄糖脱氢酶(G6PD)缺乏者对伯氨喹、磺胺药、砜类等药物易发生溶血反应。这些遗传异常只有在受到药物激发时才出现异常,故不是遗传性疾病。

4.心理因素

患者的精神状态与药物疗效关系密切,安慰剂是不具药理活性的剂型(如含乳糖或淀粉的片剂或含盐水的注射剂),对于头痛、心绞痛、手术后痛、感冒咳嗽、神经官能症等,30%～50%的疗效就是通过心理因素取得的。安慰剂对心理因素控制的自主神经系统功能影响较大,如血压、心率、胃分泌、呕吐、性功能等。它在患者信心不足时还会引起不良反应。安慰剂在新药临床研究的双盲对照中极其重要,可用于排除假阳性疗效或假阳性不良反应。安慰剂对任何患者都可能取得阳性效果,因此医生不可能单用安慰剂作出真病或假病(心理病)的鉴别诊断。医生的任何医疗活动,包括一言一行等服务态度都可能发挥安慰剂的作用,要充分利用这一效应;但不应利用安慰剂去敷衍或欺骗患者,而延误疾病的诊治并可能破坏患者对医生的信心。对于情绪不佳的患者尤应多加注意,氯丙嗪、利舍平、肾上腺皮质激素及一些中枢抑制性药物在抑郁患者中可能引发悲观厌世倾向,用药时应慎重。

5.病理因素

疾病的严重度与药物疗效有关,同时存在的其他疾病也会影响药物的疗效。肝肾功能不足时,分别影响在肝转化及自肾排泄药物的清除率,可以适当延长给药间隔及(或)减少剂量加以解决。神经功能抑制(如巴比妥类中毒)时,能耐受较大剂量中枢兴奋药而不致惊厥,惊厥时却能耐受较大剂量的苯巴比妥。此外,要注意患者有无潜在性疾病避免影响药物疗效。例如,氯丙嗪诱发癫痫、非甾体抗炎药激活溃疡病、氢氯噻嗪加重糖尿病、抗 M 胆碱药诱发青光眼等。在抗菌治疗时,白细胞缺乏、未引流的脓疡、糖尿病等都会影响疗效。

6.机体对药物的反应变化

在连续用药一段时间后,机体对药物的反应可能发生改变,从而影响药物效应。

(1)致敏反应:产生变态反应已如前述。

(2)快速耐受性:药物在短时内反复应用数次后药效递减直至消失。例如,麻黄碱在静脉注射 3~4 次后升压反应逐渐消失;临床用药 2~3 天后对支气管哮喘就不再有效,这是由于药物会促进神经末梢释放儿茶酚胺,当释放耗竭时即不再有作用。

(3)耐受性:连续用药后机体对药物的反应强度递减,程度较快速耐受性轻也较慢,不致反应消失,增加剂量可保持药效不减,这种现象叫作耐受性。有些药物在产生耐受性后,如果停药患者会发生主观不适感觉,需要再次连续用药。如果只是精神上想再用,这称为习惯性,万一停药也不致对机体形成危害。另一些药物称为麻醉药品,用药时产生欣快感,停药后会出现严重的生理功能紊乱,称为成瘾性。由于习惯及成瘾性都有主观需要连续用药,故统称依赖性。药物滥用是指无病情根据的大量长期的自我用药,是造成依赖性的原因。麻醉药品的滥用不仅对用药者危害极大,对社会危害也大,吗啡、可卡因、印度大麻及其同类药等属于麻醉药品。苯丙胺类、巴比妥类、苯二氮䓬类等亦被列入国际管制的成瘾性精神药物。

(4)耐药性:病原体及肿瘤细胞等对化学治疗药物敏感性降低称为耐药性,也称抗药性。有些细菌还可对某些抗生素产生依赖性。在抗癌化学治疗中也有类似的耐药性问题。

(三)合理用药原则

怎样才算合理用药现尚缺一具体标准,对某一疾病也没有统一的治疗方案。由于药物的有限性(即品种有限及疗效有限)和疾病的无限性(即疾病种类无限及严重度无限),因此不能简单以疾病是否治愈作为判断用药是否合理的标准。从理论上说,合理用药是要求充分发挥药物的疗效而避免或减少可能发生的不良反应。当然这也不够具体,因此只能提几条原则供临床用药参考。

1.明确诊断

选药不仅要针对适应证还要排除禁忌证。

2.根据药理学特点选药

尽量少用所谓的"撒网疗法",即多种药物合用以防漏诊或误诊,这样不仅浪费而且容易发生相互作用。

3.了解并掌握各种影响药效的因素

用药必须个体化,不能单纯公式化。

4.祛邪扶正并举

在采用对因治疗的同时要采用对症治疗法,这在细菌感染及癌肿化学治疗中尤其不应忽视。

5.对患者始终负责开出处方

仅是治疗的开始,必须严密观察病情反应,及时调整剂量或更换治疗药物。要认真分析每一病例的成功及失败的关键因素,总结经验教训,不断提高医疗质量,使用药技术更趋合理化。

第二章

神经系统常用药物

第一节 镇静催眠药

一、苯二氮䓬类

(一)长效类

典型代表药物有地西泮。

1.别名

安定,苯甲二氮䓬。

2.作用与应用

本品为苯二氮䓬(BDZ)类药物的代表药。BDZ 类药物为中枢神经抑制药,小剂量有抗焦虑作用,随着剂量的渐增可显示镇静、催眠、抗惊厥、抗癫痫及中枢性肌肉松弛作用。BDZ 类药物主要是通过加强 γ-氨基丁酸(GABA)能神经元的抑制效应发挥作用。可通过促进 GABA 与 γ-氨基丁酸 A 型受体(GABAA 受体)的结合,也可通过提高 Cl^- 通道开放频率增强 GABA 对 GABAA 受体的作用,发挥中枢抑制效应。主要用于:①焦虑症及各种功能性神经症。②失眠:尤对焦虑性失眠疗效极佳。③癫痫:静脉注射控制癫痫持续状态,同时需用其他抗癫痫药巩固与维持;亦可与其他抗癫痫药合用,治疗癫痫强直阵挛发作或失神发作。④各种原因引起的惊厥:如子痫、破伤风、小儿高热、药物中毒等引起的惊厥。⑤缓解局部肌肉或关节炎症引起的反射性肌肉痉挛,上运动神经元的病变、手足徐动症和僵人综合征的肌肉痉挛,颞颌关节病变引起的咬肌痉挛,脑卒中或脊髓损伤性中枢性肌强直或腰肌劳损、内镜检查等。⑥作麻醉前给药:可缓解患者对手术的恐惧情绪,减少麻醉药用量,增加其安全性,使患者对手术中的不良刺激在术后不复记忆,这些作用优于吗啡和氯丙嗪。⑦其他:偏头痛、紧张性头痛;呃逆;惊恐症;乙醇戒断综合征;家族性、老年性及特发性震颤等。

3.用法与用量

(1)口服:抗焦虑,1次2.5~10.0 mg,1天3次。催眠,5~10 mg睡前服。麻醉前给药,1次10 mg。急性乙醇戒断,第1天1次10 mg,1天3~4次,以后按需要减少到1次5 mg,1天3~4次。抗惊厥、抗癫痫,1次2.5~10.0 mg,1天2~4次。缓解肌肉痉挛,1次2.5~5.0 mg,1天3~4次。儿童,1岁以下1天1.0~2.5 mg;幼儿1天不超过5 mg;5~10岁1天不超过10 mg,均分3次服。

(2)静脉注射:成人基础麻醉,10~30 mg。癫痫持续状态,开始5~10 mg,每隔5~10分钟可按需要重复,达30 mg后必要时每2~4小时重复治疗。静脉注射要缓慢。儿童1次0.25~0.50 mg/kg,但1次不能超过20 mg,缓慢注射。

4.注意事项

(1)本品可致嗜睡、轻微头痛、乏力、运动失调,与剂量有关。老年患者更易出现以上反应。偶见低血压、呼吸抑制、视物模糊、皮疹、尿潴留、忧郁、精神错乱、白细胞减少。用药过量可出现持续的精神错乱、严重嗜睡、颤抖、语言不清、蹒跚、心动过缓、呼吸急促或困难、严重乏力。少数人出现兴奋不安。久用可产生耐受性和依赖性,故不宜长期应用。不可突然停药,否则可出现反跳现象和戒断症状(出现失眠、焦虑、兴奋、心动过速、呕吐、出汗及震颤,甚至惊厥)。宜从小剂量用起。

(2)静脉注射时速度宜慢,至少历时5分钟以上注完,否则可引起心血管和呼吸抑制,静脉注射后应卧床观察3小时以上。在注射过程中患者出现嗜睡现象时,应立刻停止注射。

（3）剂量不宜过大，必要时可分次使用，分次注射时，总量应从初量算起；因属于长效药，原则上不应做连续静脉滴注。注射液不宜与其他药物或溶液混合。误入动脉可引起动脉痉挛，导致坏疽。

5.药物相互作用

（1）与中枢神经系统抑制药（如乙醇、全麻药、镇痛药、吩噻嗪类药物、单胺氧化酶 A 型抑制药、三环类抗抑郁药）、可乐定、筒箭毒碱、加拉碘铵合用，作用相互增强。

（2）与抗高血压药和利尿降压药合用，降压作用增强。

（3）与地高辛合用，地高辛的血药浓度增加。

（4）与左旋多巴合用，左旋多巴的疗效降低。

（5）与影响肝药酶细胞色素 P450 的药物合用，可发生复杂的相互作用：卡马西平、苯巴比妥、苯妥英、利福平为肝药酶的诱导剂，可增加本品的消除，使血药浓度降低；异烟肼为肝药酶的抑制药，可减少本品的消除，使半衰期延长。

（6）茶碱可逆转本品的镇静作用。高剂量咖啡与地西泮同服可干扰其抗焦虑作用。

（7）酗酒可明显增强地西泮的中枢抑制作用。吸烟可使地西泮的血浆半衰期明显缩短，疗效降低。

（8）与其他易成瘾的药物合用时，成瘾的危险性增加。

（二）中效类

如艾司唑仑，又称舒乐安定、三唑氯安定，为高效苯二氮䓬类镇静催眠药，作用与地西泮相似，具有较强的镇静、催眠、抗惊厥、抗焦虑作用，以及较弱的肌肉松弛作用。本品作用于 BDZ 受体，加强中枢神经内 GABA 受体作用，影响边缘系统功能而抗焦虑。可明显缩短或取消非快动眼睡眠（NREM）的第 4 期（减少发生于此期的夜惊或梦游症），阻滞对网状结构的激活，产生镇静催眠作用，且具有广谱抗惊厥作用，对癫痫强直阵挛发作、失神发作有一定疗效。口服吸收较快，2 小时血药浓度达峰值，$t_{1/2}$ 为 10～24 小时，2～3 天血药浓度达稳态。血浆蛋白结合率约为 93%。在肝脏中主要经 CYP3A 代谢，经肾脏排泄缓慢。可通过胎盘，分泌入乳汁中。用于：①各种类型的失眠:催眠作用强,口服后 20～60 分钟可入睡,维持 5～8 小时。②焦虑、紧张、恐惧及癫痫强直阵挛发作、失神发作。③术前镇静、创伤性和神经性疼痛。

(三)短效类

如奥沙西泮,又称舒宁,去甲羟基安定,羟苯二氮草,氯羟氧二氮草。本品为地西泮、氯氮草的主要活性代谢产物,属短、中效的 BDZ 类药,作用与地西泮相似,但较弱,嗜睡、共济失调等不良反应较少。对焦虑、紧张、失眠、头晕以及部分神经症均有效。对控制癫痫强直阵挛发作、失神发作也有一定作用。口服吸收后 2～3 小时血药浓度达峰值,$t_{1/2}$ 为 4～15 小时。能透过胎盘屏障,并能从乳汁中分泌。用于焦虑障碍、伴有焦虑的失眠,并能缓解急性乙醇戒断症状。

(四)超短效类

如咪达唑仑,又称速眠安,咪唑安定,咪唑二氮草具有典型的苯二氮草类药理活性,可产生抗焦虑、镇静、催眠、抗惊厥及肌肉松弛作用。肌内注射或静脉注射后可产生短暂的顺行性记忆缺失,使患者不能回忆起在药物高峰期间所发生的事情。本品作用特点为起效迅速,而持续时间短。可缩短入睡时间(一般只需 20 分钟),延长总睡眠时间,而对快波睡眠(REM)无影响,次晨醒后患者可感到精力充沛、轻松愉快。无耐受性和戒断症状或反跳。毒性小,安全范围大。本品口服与肌内注射均吸收迅速而完全,血浆蛋白结合率为 97%,消除半衰期为 1.5～2.5 小时(充血性心力衰竭患者 $t_{1/2}$ 可延长 2～3 倍)。长期用药无蓄积作用。用于:①治疗失眠症。②外科手术或器械性诊断检查(如心血管造影、心律转复、支气管镜检查、消化道内镜检查等)时作诱导睡眠用。③全麻或局部麻醉时辅助用药。

二、巴比妥类

(一)长效类

如苯巴比妥,又称鲁米那,为长效巴比妥类,随着剂量的增加,其中枢抑制的程度和范围逐渐加深和扩大,可依次出现镇静、催眠、抗惊厥和抗癫痫、麻醉等作用。大剂量对心血管系统也有抑制作用,10倍的催眠量可引起呼吸中枢麻痹而致死。由于安全性差,易发生依赖性,其应用已日渐减少。本品还能增强解热镇痛药的作用,并能诱导肝脏微粒体葡萄糖醛酸转移酶活性,促进胆红素与葡萄糖醛酸结合,降低血浆胆红素浓度,治疗新生儿高胆红素血症(核黄疸)。因具有肝药酶诱导作用,不仅加速自身的代谢,还可加速其他多种药物的代谢。用于以下情况。①镇静:如焦虑不安、烦躁、甲状腺功能亢进、高血压、功能性恶心、小儿幽门痉挛等症。②催眠:偶用于顽固性失眠症,但醒后往往有疲倦、嗜睡等后遗效应。③抗惊厥:能对抗中枢兴奋药中毒或高热、破伤风、脑炎、脑出血等疾病引起的惊厥。④抗癫痫:对癫痫强直阵挛发作、简单部分发作(出现作用快)及癫痫持续状态有良效;对癫痫失神发作疗效差;而对复杂部分发作则往往无效,且单用本品治疗时还可能使发作加重。⑤麻醉前给药。⑥与解热镇痛药配伍,以增强其作用。⑦治疗新生儿高胆红素血症。⑧鲁米托品片用于自主神经功能失调所致的头痛、呕吐、颤抖、胃肠道紊乱性腹痛等。

(二)中效类

如异戊巴比妥,作用与苯巴比妥相似,但起效快(15～30分钟),且持续时间较短(3～6小时)。对中枢神经系统的抑制作用因剂量不同而表现为镇静、催眠、抗惊厥等。主要用于镇静、催眠(适用于难入睡者)、抗惊厥(如小儿高热、破伤风惊厥、子痫、癫痫持续状态等)以及麻醉前给药。

(三)短效类

如司可巴比妥钠,又称速可眠,为短效巴比妥类,因剂量不同而表现为镇静、催眠、抗惊厥作用。其催眠作用与异戊巴比妥相同,作用快(15～20分钟起效),持续时间短(约3小时)。主要用于入睡困难的失眠患者;也可用于镇静、抗惊厥(小儿高热惊厥、破伤风惊厥、子痫、癫痫持续状态)及麻醉前给药。

(四)超短效类

如硫喷妥钠,为超短时间作用的巴比妥类药物,脂溶性高。静脉注射后迅速通过血-脑屏障,对中枢神经系统产生抑制作用,起效迅速,持续时间短,主要具有全身麻醉作用。可用于静脉麻醉、诱导麻醉、基础麻醉和抗惊厥。

三、其他镇静催眠药

如水合氯醛、唑吡坦、佐匹克隆等。

第二节 镇 痛 药

一、吗啡

(一)别名

美菲康,美施康定,路泰,锐力通,史尼康。

(二)作用与应用

本品为阿片受体激动药。主要作用于中枢神经系统、胃肠道、胆道平滑肌、心血管系统及免疫系统。用于以下情况。

(1)镇痛,吗啡对多种原因引起的疼痛均有效,可缓解或消除严重创伤、烧伤、手术等引起的剧痛及晚期癌症疼痛;对内脏平滑肌痉挛引起的绞痛,如胆绞痛、肾绞痛加用解痉药(如阿托品)可有效缓解;对心肌梗死引起的剧痛,除能缓解疼痛和减轻焦虑外,其扩血管作用可减轻患者心脏负担;但对神经压迫性疼痛疗效较差。吗啡镇痛效果与个体对药物的敏感性以及疼痛程度有关,应根据不同患者对药物的反应性来调整用量。久用易成瘾,除癌症剧痛外,一般仅短期应用于其他镇痛药无效时。诊断未明前慎用,以免掩盖病情而延误诊断。

(2)心源性哮喘,对于左心衰竭突发急性肺水肿所致的呼吸困难(心源性哮喘),除应用强心苷、氨茶碱及吸入氧气外,静脉注射吗啡可迅速缓解患者的气促和窒息感,促进肺水肿液的吸收。其机制可能是由于吗啡扩张外周血管,降低外周阻力,减轻心脏前、后负荷,有利于肺水肿的消除;其镇静作用又有利于消除患者的焦虑、恐惧情绪。此外,吗啡降低呼吸中枢对二氧化碳的敏感性,减弱过度的反射性呼吸兴奋,使急促浅表的呼吸得以缓解,也有利于心源性哮喘的治疗。对其他原因(如尿毒症)引起的肺水肿也可应用。

(3)麻醉前给药,以保持患者安静并进入嗜睡状态。与麻醉药合用增强麻醉药的麻醉效果。

(4)偶用于恐惧性失眠、镇咳、止泻(适用于减轻急、慢性消耗性腹泻症状,可选用阿片酊或复方樟脑酊;如伴有细菌感染,应同时服用抗生素)。

(三)用法与用量

1.口服

成人1次5～15 mg,1天15～60 mg;极量1次30 mg,1天100 mg;缓释片和控释片1次10～20 mg,每12小时整片吞服,视镇痛效果调整剂量。

2.皮下注射

成人1次5～15 mg,1天15～40 mg。极量1次20 mg,1天60 mg。儿童1次0.1～0.2 mg/kg。

3.静脉注射

成人1次5～10 mg。

4.硬脊膜外腔注射

成人手术后镇痛,自腰椎部位注入硬脊膜外间隙,1次极量5 mg,胸脊部位1次2～3 mg,按一定的间歇时间可重复给药多次。

5.静脉滴注

小儿较大手术后镇痛,1次0.02～0.25 mg/(kg·h)。

6.舌下给药

儿童扁桃体切除术后镇痛,0.1 mg/kg。

(四)注意事项

(1)对本品或其他阿片类药物过敏、颅内压增高或颅脑损伤、慢性阻塞性肺疾病、支气管哮喘、急性左心衰竭晚期伴呼吸衰竭、肺源性心脏病代偿失调、前列腺肥大、排尿困难等患者和孕妇、哺乳期妇女、新生儿、婴儿、诊断不明的疼痛及分娩止痛(吗啡对抗缩宫素对子宫的兴奋作用而延长产程,且能通过胎盘屏障或经乳汁分泌,抑制新生儿和婴儿呼吸)患者禁用。心律失常、胃肠道手术后肠蠕动未恢复时、惊厥或有惊厥史、精神失常有自杀倾向、肝肾功能不全患者、老年人及小儿慎用。

(2)治疗量可引起眩晕、恶心、呕吐、便秘、呼吸抑制、尿少、排尿困难(老年多见)、胆道压力升高甚至胆绞痛、直立性低血压(低血容量者易发生)和免疫抑制等。偶见烦躁不安等情绪改变。

(3)长期反复应用易产生耐受性和药物依赖性。后者表现为生理依赖性,一旦停药则产生难以忍受的戒断症状,如兴奋、失眠、流泪、流涕、出汗、呕吐、腹泻,甚至虚脱、意识丧失等。患者出现病态人格,有明显强迫性觅药行为,即出现成瘾性(因用药出现的欣快、心情舒畅、情绪高涨及飘飘欲仙等而产生瘾癖)。成瘾者有一种内在的渴求,驱使用药者不顾一切不断地寻觅和使用该药,以达到享受用药带来的欣快感和避免停药所致的戒断症状的目的。由此导致药物滥用,给社会带来极大的危害。

(4)按常规剂量连用2~3周即可产生耐受性,剂量越大,给药间隔越短,耐受发生越快越强,且与其他阿片类药物有交叉耐受性。

(5)本品为国家特殊管理的麻醉药品,必须严格按相关规定管理。

(6)硬脊膜外腔注射时,应监测呼吸(24小时)及循环(12小时)功能。

(7)过量可致急性中毒,主要表现为昏迷、深度呼吸抑制、瞳孔极度缩小(针尖样瞳孔),常伴有血压下降、严重缺氧及尿潴留。呼吸麻痹是致死的主要原因。抢救措施为人工呼吸、给氧及静脉或肌内注射阿片受体阻滞剂纳洛酮 0.4～0.8 mg,必要时 2～3 分钟后可重复 1 次;或将纳洛酮 2 mg 溶于 0.9%氯化钠注射液或 5%葡萄糖注射液 500 mL 内静脉滴注。

(8)控(缓)释片必须整片完整地吞服,切勿嚼碎或掰开服用。

(四)药物相互作用

(1)与吩噻嗪类、镇静催眠药、二环类抗抑郁药、抗组胺药、硫喷妥钠、哌替啶、可待因、美沙酮、芬太尼等合用,可加剧和延长本品的呼吸抑制作用。

(2)与抗高血压药(如胍乙啶、美卡拉明)、利尿药(如氢氯噻嗪)、左旋多巴、金刚烷胺、利多卡因、普鲁卡因胺等同用,可发生直立性低血压。

(3)与二甲双胍合用,增加乳酸性酸中毒的危险。

(4)与 M 胆碱受体阻滞剂(尤其阿托品)合用,便秘加重,增加麻痹性肠梗阻和尿潴留的危险性。

(5)与西咪替丁合用可引起呼吸暂停、精神错乱、肌肉抽搐等。

(6)与头孢菌素类、林可霉素、克林霉素、青霉素等合用可诱发假膜性肠炎,出现严重的水样腹泻。

(7)本品可增强氮芥、环磷酰胺的毒性。

(8)与纳曲酮、卡马西平合用出现阿片戒断症状。

(9)本品注射液禁与氯丙嗪、异丙嗪、氨茶碱、巴比妥类、苯妥英钠、碳酸氢钠、肝素钠、哌替啶、磺胺嘧啶等药物混合注射,以免发生浑浊和沉淀。

二、阿片受体部分激动药与激动-拮抗药

主要代表药物为布托啡诺。

(一)别名

环丁羟吗喃,环丁甲二羟吗喃,丁啡喃,诺扬。

(二)作用与应用

本品为阿片受体部分激动药,即激动 κ 受体,对 μ 受体有弱的竞争性拮抗作用。镇痛效力和呼吸抑制作用是吗啡的 3.5～7 倍,但

呼吸抑制程度不随剂量增加而加重。对胃肠道平滑肌的兴奋作用较吗啡弱。本品可增加外周血管阻力和肺血管阻力而增加心脏做功,故不能用于心肌梗死的疼痛。口服可吸收,首过消除明显,生物利用度低(<17%)。肌内注射吸收迅速而完全,10分钟起效,作用持续4~6小时。可透过胎盘和乳汁。主要经肝脏代谢,大部分代谢产物和少量原形(5%)随尿排出。用于:①缓解中、重度疼痛。如术后、创伤和癌症疼痛及平滑肌痉挛引起的疼痛(肾或胆绞痛)等,对急性疼痛的止痛效果好于慢性疼痛。②作麻醉前用药。③各种原因引起的干咳。

(三)用法与用量

1.口服

1次4~16 mg,每3~4小时1次。

2.肌内注射

一般1次1~4 mg,必要时间隔4~6小时重复1次。麻醉前用药,于手术前60~90分钟肌内注射2 mg。

3.静脉注射

1次0.5~2.0 mg。

4.经鼻喷药

一般初始剂量1 mg,若1.0~1.5小时未有较好的镇痛效果,可再喷1 mg。必要时,给予初始剂量后3~4小时可再次给药。用于剧痛,初始剂量可为2 mg。患者可在止痛后休息和保持睡意,这种情况下3~4小时内不要重复给药。

(四)注意事项

(1)对本品过敏者、对那可丁依赖(因本品具有阿片拮抗特性)及18岁以下的患者禁用。

(2)不良反应主要为嗜睡、头晕、恶心和/或呕吐、出汗。较少见头痛、眩晕、飘浮感、精神错乱。偶见幻觉、异常梦境、人格解体感、心悸、皮疹。

(3)用药期间应避免饮酒,不宜从事机械操作或驾驶。

(4)久用产生依赖性。

（5）对阿片类药物依赖的患者，本品可诱发戒断症状。

（6）纳洛酮可拮抗本品的呼吸抑制作用。

（五）药物相互作用

（1）与中枢神经系统抑制药（如乙醇、巴比妥类、安定药、抗组胺药）合用会导致抑制中枢神经系统的作用加强。

（2）与影响肝脏代谢的药物（如西咪替丁、红霉素、茶碱等）合用应减小起始剂量并延长给药间隔时间。

三、其他镇痛药

如布桂嗪，为速效镇痛药，镇痛作用约为吗啡的 1/3，但比解热镇痛药强。口服 10～30 分钟后或皮下注射 10 分钟后起效，持续3～6 小时。对皮肤、黏膜和运动器官的疼痛有明显的抑制作用，对内脏器官疼痛的镇痛效果较差。呼吸抑制和胃肠道作用较轻。此外，尚有中枢抑制、镇咳、降压、增加下肢及脑血流量、抗组胺、利胆和麻醉等作用。有成瘾性。用于偏头痛、三叉神经痛、炎症性及创伤性疼痛、关节痛、痛经及晚期癌症疼痛等。

曲马朵为非阿片类中枢性镇痛药、合成的可待因类似物，具有较弱的 μ 受体激动作用，与 μ 受体的亲和力为吗啡的 1/6 000，并能抑制去甲肾上腺素和 5-羟色胺再摄取。镇痛效力与喷他佐辛相当。有镇咳作用，镇咳效力为可待因的1/2。呼吸抑制作用弱，对胃肠道无影响，也无明显的心血管作用。因对呼吸和心血管系统影响较小，本品较适用于老年人和患有呼吸道疾病患者的镇痛。用于急性胰腺炎患者的镇痛较安全。长期应用也可成瘾。口服、注射吸收均好，口服后 10～20 分钟起效，25～30 分钟达峰值，作用维持 4～8 小时。用于中、重度急、慢性疼痛，如手术、创伤、分娩和晚期癌症疼痛，心脏病突发性痛，关节痛，神经痛，劳损性疼痛，骨折和肌肉骨骼疼痛，牙痛等；也可作为肾结石和胆结石体外电击波碎石术中的重要辅助用药。

第三节 抗癫痫药

一、苯妥英钠

(一)别名

苯妥英,大仑丁,二苯乙内酰脲,二苯乙内酰胺钠,奇非宁。

(二)作用与应用

本品为乙内酰脲类非镇静催眠性抗癫痫药,对大脑皮质运动区有高度选择性抑制作用,一般认为系通过稳定细胞膜的功能及增加脑内抑制性神经递质5-羟色胺(5-HT)和 γ-氨基丁酸(GABA)的作用,来防止异常放电的传播而具有抗癫痫作用。本品不能抑制癫痫病灶异常放电,但可阻止癫痫病灶异常放电向周围正常脑组织扩散,这可能与其抑制突触传递的强直后增强(PTP)有关。用于:①治疗癫痫复杂部分发作(颞叶癫痫即精神运动性发作)、简单部分发作(局限性发作)、全身强直阵挛发作(大发作)和癫痫持续状态。本品在脑组织中达到有效浓度较慢,因此疗效出现缓慢,需要连续多次服药才能有效。对失神发作(小发作)无效,有时甚至使病情恶化。②治疗三叉神经痛、坐骨神经痛、发作性舞蹈手足徐动症、发作性控制障碍(包括发怒、焦虑、失眠、兴奋过度等行为障碍疾病)、肌强直症及隐形营养不良性大疱性表皮松解症。③抗心律失常,对心房和心室的异位节律点有抑制作用,也可加速房室的传导,降低心肌自律性。用于治疗室上性或室性期前收缩、室性心动过速,尤适用于强心苷中毒时的室性心动过速,室上性心动过速也可用。

(三)用法与用量

1.口服

治疗癫痫,宜从小剂量开始,酌情增量,但需注意避免过量。1 次 50~100 mg,1 天 2~3 次(1 天 100~300 mg)。极量 1 次 300 mg,1 天 500 mg。小儿 3~8 mg/(kg·d),分 2~3 次服。三叉神经痛等,成人1次100～200 mg,1天2～3次。

2.静脉注射或滴注

癫痫持续状态,剂量应足够大才能迅速提高脑内药物浓度,1次150～250 mg,溶于5%葡萄糖注射液20～40 mL内,在6～10分钟内缓慢注射,每分钟不超过50 mg,需要时30分钟后可再静脉注射100～150 mg,1天总量不超过500 mg,或(16.4±2.7) mg/kg静脉滴注。小儿1次5～10 mg/kg,1次或分2次注射。

(四)注意事项

(1)对乙内酰脲类药有过敏史者(与乙内酰脲类或同类药有交叉过敏现象)、阿-斯综合征、二至三度房室传导阻滞、窦房传导阻滞、窦性心动过缓、低血压者禁用。嗜酒、贫血、糖尿病、肝肾功能损害、心血管病(尤其是老年患者)、甲状腺功能异常者、孕妇及哺乳期妇女慎用。

(2)除对胃肠道刺激外,本品其他不良反应均与血药浓度相平行,亦与患者特异质反应有关。一般血药浓度为10 μg/mL时可有效地抑制强直阵挛发作,而20 μg/mL左右即可出现毒性反应。

(3)较常见的不良反应有行为改变、笨拙、步态不稳、思维混乱、发音不清、手抖、神经质或烦躁易怒(这些反应往往是可逆的,一旦停药就很快消失)。另外较常见的有齿龈肥厚、出血,面容粗糙、毛发增生。偶见颈部或腋部淋巴结肿大(IgA减少)、发热或皮疹(不能耐受或过敏)、白细胞减少、紫癜。罕见双眼中毒性白内障、闭经、小脑损害及萎缩。

二、苯巴比妥

(一)作用与应用

本品是1921年即用于抗癫痫的第一个有机化合物,至今仍以其起效快、疗效好、毒性小和价廉而广泛用于临床。本品既能抑制病灶的异常放电,又能抑制异常放电向周围正常脑组织的扩散。增强中枢抑制性递质GABA的功能,减弱谷氨酸为代表的兴奋性递质的释放。主要用于癫痫强直阵挛发作(大发作)及癫痫持续状态,对各种部分发作(简单部分发作及复杂部分发作)也有效,但对失神发作(小发作)和婴儿痉挛效果差。因其中枢抑制作用明显,故均不作为首选药。在控制癫痫持续状态时,临床更倾向于用戊巴比妥钠静脉注射。

(二)用法与用量

1.口服

抗癫痫,1 次 30 mg,1 天 3 次;或 90 mg 睡前顿服。极量 1 次 250 mg,1 天 500 mg。小儿 2~3 mg/(kg·d),分 2~3 次(渐加量,直至发作控制后继用原剂量)。

2.肌内注射

1 次 15~30 mg,1 天 2~3 次。小儿抗惊厥,1 次 6~10 mg/kg,必要时过4 小时可重复,1 次极量不超过 0.2 g。

3.静脉注射

癫痫持续状态,1 次 200~250 mg,必要时每 6 小时重复 1 次,注射应缓慢。

(三)注意事项

(1)用药初期易出现嗜睡、精神萎靡等不良反应,长期使用因耐受性而自行消失。

(2)停药阶段应逐渐减量,以免导致癫痫发作,甚至出现癫痫持续状态。

(3)其他参见本章第一节镇静催眠药苯巴比妥。

第四节 抗帕金森病药

一、拟多巴胺类药

(一)多巴胺前药

最典型的为左旋多巴。

1.别名

左多巴,思利巴,L-DOPA。

2.作用与应用

本品是多巴胺(DA)的前药,本身无药理活性,通过血-脑屏障进入中枢,经多巴脱羧酶作用转化成多巴胺,补充纹状体中多巴胺的不足,协调多巴胺能神经和胆碱能神经的平衡而产生抗帕金森病作用。可治疗各种类型的帕金森病(PD)患者,不论年龄、性别差异和病程长短均适用,但对吩噻嗪类等抗精神病药所引起的帕金森综合征无效。用于:①帕金森病(原发性震颤麻痹)、脑炎后或合并有脑动脉硬化及中枢神经系统一氧化碳与锰中毒后的症状性帕金森综合征(非药源性震颤麻痹综合征),用药早期可使80%的帕金森病患者症状明显改善,其中20%的患者可恢复到正常的运动状态。服用后先改善肌肉强直和运动迟缓,后改善肌肉震颤;其他运动功能如姿态步态联合动作、面部表情、言语、书写、吞咽、呼吸均可改善。也可使情绪好转,对周围事物反应增加,但对痴呆症状效果不明显。随着用药时间的延长,本品的疗效逐渐下降,3～5年后疗效已不显著。同时服用COMT抑制药恩他卡朋对此有一定的预防作用。据统计,服用本品的帕金森病患者的寿命比未服药者明显延长,生活质量明显提高。②肝性脑病,可使患者清醒,症状改善,但不能改善肝脏损害与肝功能。③神经痛,早期服用可缓解神经痛。④高催乳素血症,可抑制下丘脑的促甲状腺素释放激素,兴奋催乳素释放抑制因子,因而减少催乳素的分泌,用于治疗高催乳素血症,对乳溢症有一定疗效。⑤脱毛症,其机制可能是增加血液到组织的儿茶酚胺浓度,促进毛发生长。⑥促进小儿生长发育,可通过促进生长激素的分泌加速小儿骨骼的生长发育。治疗垂体功能低下患儿。

3.用法与用量

口服:抗帕金森病,开始1天250～500 mg,分2～3次服。以后视患者的耐受情况,每隔2～4天增加125～500 mg,直至达到最佳疗效。维持量1天3～6 g,分4～6次服。在剂量递增过程中如出现恶心等,应停止增量,待症状消失后再增量。脑炎后帕金森综合征及老年患者对本品更敏感,应酌减剂量。

4.注意事项

(1)高血压、精神病、糖尿病、心律失常、闭角型青光眼患者及孕妇、哺乳期妇女禁用。支气管哮喘、肺气肿、严重心血管疾病、肝肾功能障碍等患者慎用。

(2)不良反应:①胃肠反应,治疗初期约80%的患者出现恶心、呕吐、食欲缺乏,餐后服药或剂量递增,速度减慢,可减轻上述反应。②心血管反应,治疗初期30%的患者出现直立性低血压;还有些患者出现心律失常,可用β受体阻滞剂治疗。③不自主的异常动作,如咬牙、吐舌、点头、怪相及舞蹈样动作等,应注意调整剂量,必要时停药。④"开-关现象"(患者突然多动不安是为"开",而后又出现肌强直运动不能是为"关"),见于年龄较小的患者,在用药一年以上的部分患者出现,可采用减少剂量或静脉注射左旋多巴翻转或控制这一现象。⑤日内波动现象,当服本品后多巴胺浓度达高峰时出现运动障碍,当多巴胺浓度降低时反转为无动状态,产生一天内运动症状的显著波动,为减轻症状波动可用左旋多巴-卡比多巴缓释剂或用多巴胺受体激动药,或加用单胺氧化酶抑制药如司来吉兰等,也可适当调整服用时间与方法,小剂量分多次服,可减轻日内波动现象。⑥精神症状,10%~15%的患者用药3个月后可出现不安、失眠、幻觉、逼真的梦幻、幻想、幻视等,也有抑郁症等精神病症状,用非经典安定药氯氮平治疗有效,它不引起或加重帕金森病患者锥体外系运动功能失调或迟发性运动失调。⑦排尿困难,老年人更易发生。

(3)长期用药对肝脏有损害,可发生黄疸、氨基转移酶升高。

(4)长期用药可引起嗅、味觉改变或消失,唾液、尿液及阴道分泌物变棕色。

(5)可增强患者的性功能。青春期应用可使第二性征发育过度,增强性功能。

(6)治疗帕金森病时需与外周多巴脱羧酶抑制药同用,不仅左旋多巴用量可大大缩减,并可减少不良反应。

(7)过量中毒应立即洗胃并用一般支持疗法,必要时需用抗心律失常药。维生素 B_6 并不能逆转左旋多巴的急性过量。

5.药物相互作用

(1)与维生素 B_6 合用,则增加本品在外周脱羧变成多巴胺,使疗效降低,不良反应增加。

(2)吩噻嗪类、丁酰苯类抗精神病药及利血平均能引起锥体外系运动失调,出现药源性帕金森病,对抗本品疗效。

(3)抗抑郁药可引起直立性低血压,加强左旋多巴的不良反应,宜在睡觉期间服用。

(4)与单胺氧化酶抑制药、利血平及拟肾上腺素药等合用,可增加心血管不良反应。

(二)左旋多巴增效药

1.氨基酸脱羧酶(AADC)抑制药及其复方制剂

常见的为卡比多巴。与左旋多巴合用时既可降低左旋多巴的外周性心血管系统的不良反应,又可减少左旋多巴的用量,是治疗帕金森病的辅助药。此外,左旋多巴联合卡比多巴可改善视锥、视杆细胞的光活动,完善光感受器的横向抑制功能,唤醒视觉塑形的敏感期。本品可通过胎盘,可从乳汁中分泌。本品主要与左旋多巴合用治疗各种原因引起的帕金森病,可获较好的临床治疗效果,但晚期重型患者的疗效较差。本品与左旋多巴联合应用,治疗单眼弱视疗效好,尤其是对屈光参差性单眼弱视、弱视性质为中心注视的弱视。

复方卡比多巴也多见,是由卡比多巴与左旋多巴按 1:10 或 1:4 的比例组成的复方制剂。两者合用增强了左旋多巴的抗帕金森病作用,且胃肠道及心血管不良反应较单用左旋多巴少,对改善帕金森病的强直、运动迟缓、平衡障碍及震颤有效,对强直和运动迟缓的疗效尤为显著;对流涎、吞咽困难、姿势异常等也有效,其疗效优于苯海索、金刚烷胺。用于治疗帕金森病和帕金森综合征,控释剂型可以维持更加稳定的血药浓度,减轻左旋多巴的"开-关反应"及其他症状波动。

2.单胺氧化酶 B

如司来吉兰,选择性地抑制中枢神经系统单胺氧化酶 B,迅速通过血-脑屏障,阻断多巴胺的代谢,抑制多巴胺的降解;也可抑制突触处多巴胺的再摄取,而使脑内多巴胺浓度增加,有效时间延长,增强中枢多巴胺能神经的作用。与左旋多巴合用可增强左旋多巴的作用,并可减轻左旋多巴引起的运动障碍("开-关反应")。在帕金森病早期应用可起到神经细胞保护作用,延缓帕金森病的发展,延缓患者必须使用左旋多巴的时间;在疾病发展后与左旋多巴合用,可预防或改善久用左旋多巴所引起的终末运动不能及药效消失等。神经科临床将本品与维生素 E 合用,以抗氧化的作用来治疗早期帕金森病,称为 DATATOP 方案。总之本品有成为早期帕金森病首选药的趋势。此外,本品有抗抑郁作用,对阿尔茨海默病的智能状态亦有改善的报道。用于:①原发性帕金森病、帕金森综合征。常作为左旋多巴、多巴丝肼、卡比多巴-左旋多巴(信尼麦)的辅助用药。②阿尔茨海默病和血管性痴呆。③抑郁症。

3.儿茶酚胺氧位甲基转移酶抑制药

如托卡朋,为儿茶酚氧位甲基转移酶(COMT)抑制药,能延长左旋多巴的半衰期,稳定血药浓度,明显增加左旋多巴进入脑内的量,进而增加疗效。本品能同时抑制外周和中枢 COMT 活性。与左旋多巴合用于帕金森病的治疗,对左旋多巴治疗帕金森病时出现的"剂末药效减退"和"开-关反应"有效。因有明显的肝脏毒性,一般不常规应用,尤其是肝功能障碍者更需慎重考虑。仅适用于其他抗帕金森病药无效时。

(三)多巴胺受体激动药

代表药物为溴隐亭。

1.别名

溴麦角隐亭,溴麦亭,溴麦角环肽,麦角溴胺,保乳调,抑乳停。

2.作用与应用

本品是多肽类麦角生物碱,选择性地激动多巴胺受体。小剂量溴隐亭首先激动结节-漏斗通路 D_2 受体,抑制催乳素和生长激素分泌,用于治疗乳溢-闭经综合征和肢端肥大症;增大剂量可激动黑质-纹状体多巴胺通路的 D_2 受体,发挥抗帕金森病作用,显效快,持续时间长。用于：①帕金森病或帕金森综合征，以及不宁腿综合征。其抗帕金森病疗效优于金刚烷胺和苯海索，对僵直、少动效果好，对左旋多巴或其复方制剂无效或不能耐受的帕金森病重症病例常可有效。本品也可与左旋多巴复方制剂同用，以减少其用量，减少症状波动。②治疗慢性精神分裂症和躁狂症，尤其是以阴性症状为主的精神病病理基础是多巴胺功能降低所致，本品能增加多巴胺受体的活性；治疗抑郁症，通过增强多巴胺能神经元的活性而对抑郁症有效；治疗抗精神病药恶性综合征。③闭经或乳溢，包括各种原因所致的催乳素过高引起的闭经或乳溢。对于垂体瘤诱发者，可作为手术或放射治疗（以下简称放疗）的辅助治疗。④抑制生理性泌乳。⑤催乳素过高引起的经前期综合征，对周期性乳房痛和乳房结节，可使症状改善，但对非周期性乳房痛和月经正常者几乎无效。⑥治疗肢端肥大症、无功能性垂体肿瘤、垂体性甲状腺功能亢进、库欣综合征。⑦女性不育症。⑧男性性功能减退，对男性乳腺发育、阳痿、精液不足等有一定的疗效。⑨治疗可卡因戒断综合征，可有效减轻可卡因的瘾欲和戒断的焦虑症状。⑩治疗亨廷顿舞蹈症。

3.用法与用量

口服：帕金森病，开始 1 天 0.625 mg，1 周后每周 1 天增加 0.625～1.250 mg，分次服。1 天治疗量为 7.5～15.0 mg，1 天不超过 25 mg。不宁腿综合征，1.25～2.50 mg，睡前 2 小时服。

4.注意事项

(1)对本品及其他麦角生物碱过敏、心脏病、周围血管性疾病、心肌梗死、有严重精神病史者、孕妇及哺乳期妇女禁用。肝功能损害、精神病、有室性心律失常的心肌梗死、消化性溃疡患者慎用。

(2)不良反应主要有口干、恶心、呕吐、食欲丧失、便秘、腹泻、腹痛、头痛、眩晕、疲倦、精神抑郁、雷诺现象、夜间小腿痉挛等。也可出现低血压、多动症、运动障碍及精神症状。不良反应发生率约68%，连续用药后可减轻，与食物同服也可减轻。约有 3% 的患者需终止用药。

(3)用于治疗闭经或乳溢可产生短期疗效，但不宜久用。

(4)治疗期间可以妊娠,如需计划生育,应使用不含雌激素的避孕药或其他措施。

(5)用药期间不宜驾驶或从事有危险性的工作。

5.药物相互作用

(1)与吩噻嗪类药、抗高血压药、H_2受体阻滞剂合用,增强合用药的心血管效应。

(2)与左旋多巴合用治疗帕金森病可提高疗效,但需酌情减量(应用本品10 mg,须减少左旋多巴用量12.5%)。

(3)口服激素类避孕药可致闭经或乳溢,干扰本品的作用,不宜同时应用。

(4)与其他麦角生物碱合用时,可使本品偶尔引起的高血压加重,但较为罕见,两者应避免合用。

(四)促多巴胺释放药

如金刚烷胺,原为抗病毒药,也有多巴胺受体激动药的作用,可促进左旋多巴进入脑循环,增加多巴胺的合成和释放,减少多巴胺的重摄取及具较弱的抗胆碱作用等。抗帕金森病的疗效优于抗胆碱药,略逊于左旋多巴,对缓解震颤、肌肉强直、运动障碍效果好。用药后显效快,作用持续时间短,应用数天即可获得最大疗效,但连用6～8周后疗效逐渐减弱。用于不能耐受左旋多巴治疗的帕金森病患者;脑梗死所致的自发性意识低下;本品还可用于亚洲甲型流行性感冒的预防和早期治疗。

二、抗胆碱药

苯海索是一种常见的抗胆碱药。

(一)别名

安坦,三己芬迪。

(二)作用与应用

本品系中枢性抗胆碱药,通过阻断胆碱受体而减弱大脑黑质-纹状体通路中乙酰胆碱的作用,协调胆碱能神经与多巴胺能神经的平衡。抗震颤效果好,对改善流涎有效,而缓解僵直、运动迟缓疗效较差,抗帕金森病的总疗效不及左旋多巴、金刚烷胺。外周抗胆碱作用较弱,为阿托品的 $1/10 \sim 1/3$,因此不良反应轻。对平滑肌有直接抗痉挛作用,小量时可有抑制中枢神经系统的作用,大量时则引起脑兴奋。口服胃肠道吸收快而完全,1 小时起效,持续 $6 \sim 12$ 小时。药物可分泌入乳汁中。用于:①抗帕金森病、脑炎后或动脉硬化引起的帕金森综合征:主要用于轻症及不能耐受左旋多巴的患者,常与左旋多巴合用。②药物(利血平和吩噻嗪类)引起的锥体外系反应(迟发性运动失调除外)。③肝豆状核变性。④畸形性肌张力障碍、癫痫、慢性精神分裂症、抗精神病药所致的静坐不能。

(三)用法与用量

口服:帕金森病,开始 1 天 $1 \sim 2$ mg,逐日递增至 1 天 $5 \sim 10$ mg,分次服用。药物引起的锥体外系反应,第 1 天 1 mg,以后逐渐增加至 1 天 $5 \sim 10$ mg,1 天最多不超过 10 mg。老年患者对本品更敏感,注意控制剂量。小儿>5 岁,1 次 $1 \sim 2$ mg,1 天 3 次。

(四)注意事项

(1)青光眼、尿潴留、前列腺肥大患者禁用。心血管功能不全、迟发性运动障碍、肾功能障碍、高血压、肠梗阻或有此病史、重症肌无力、有锥体外系反应的精神病患者、孕妇及哺乳期妇女、高龄老年患者慎用。4 岁以下儿童不用或慎用。

(2)常见不良反应有心动过速、口干、便秘、尿潴留、视物模糊等抗胆碱反应。大剂量可有中枢神经系统症状,如幻觉、谵妄、精神病样表现等。老年患者可产生不可逆的脑功能衰竭。

(3)与食物同服或餐后服用可避免胃部刺激。

(4)用药期间不宜从事驾驶等工作,不宜暴露于炎热的环境下。

(5)停用时剂量应逐渐递减,以防症状突然加重。

(6)过量表现为步态不稳或蹒跚,严重口渴、呼吸短促或困难、心率加快、皮肤异常红润干燥,也可出现惊厥、幻觉、睡眠障碍或严重嗜睡,应催吐或洗胃;对心血管与中枢神经系统的毒性反应,可肌内注射或缓慢静脉滴注毒扁豆碱 $1 \sim 2$ mg,按需每隔 2 小时可重复;控制兴奋或激动可用小量的短效巴比妥类药;必要时可进行辅助呼吸和对症支持治疗。

(五)药物相互作用

(1)与中枢抑制药及乙醇同用,可加强其镇静作用。

(2)与吩噻嗪类药物(氯丙嗪、奋乃静等)合用,可减少它们的锥体外系症状,同时本品的不良反应增加。

(3)与金刚烷胺、抗胆碱药、单胺氧化酶抑制药同用,抗胆碱作用增强,并可发生麻痹性肠梗阻。

(4)与抗酸药或吸附性止泻药同用,本品疗效减弱。

第五节 抗精神失常药

精神失常是由多种原因引起的精神活动障碍的一类疾病,包括精神分裂症、躁狂症、抑郁症和焦虑症。治疗这些疾病的药物统称为抗精神失常药。

一、抗精神病药

抗精神病药是用于治疗精神分裂症、器质性精神病及双相精神障碍(躁狂抑郁症)的躁狂期的药物。这类药物的特点是对精神活动具有较大的选择性抑制,能治疗各种精神病和多种精神症状,在通常的治疗剂量并不影响患者的智力和意识,却能有效地控制患者的精神运动兴奋、烦躁、焦虑、幻觉、妄想、敌对情绪、思维障碍和儿童行为异常等,达到安定的作用。精神分裂症是一组以思维、情感、行为之间不协调,精神活动与现实脱离为主要特征的最常见的一类精神病。根据临床症状,将精神分裂症分为 I 型和 II 型,前者以阳性症状(幻觉和妄想)为主,后者则以阴性症状(情感淡漠、主动性缺乏等)为主。本节述及的药物大多对 I 型治疗效果好,对 II 型则效果较差甚至无效。这类药物大多是强效多巴胺受体阻滞剂,在发挥治疗作用的同时,大多药物可引起情绪冷漠、精神运动迟缓和运动障碍等不良反应。

(一)吩噻嗪类

1.氯丙嗪

(1)别名:冬眠灵,氯普马嗪,可乐静,可平静,氯硫二苯胺,阿米那金。

(2)作用与应用。本品系吩噻嗪类的代表药,为中枢多巴胺受体的阻断药,具有多种药理活性。①抗精神病作用:主要是由于阻断了与情绪思维有关的中脑-边缘系统、中脑-皮质系统的多巴胺(D_2)受体所致。而阻断网状结构上行激活系统的 α 受体,则与镇静安定有关。精神分裂症患者服用后则显现良好的抗精神病作用,能迅速控制兴奋躁动状态,大剂量连续用药能消除患者的幻觉和妄想等症状,减轻思维障碍,使患者恢复理智,情绪安定,生活自理。对抑郁无效,其至可使之加剧。长期应用,锥体外系反应的发生率较高。②镇吐作用:小剂量可抑制延髓催吐化学感受区的多巴胺受体,大剂量时可直接抑制呕吐中枢,产生强大的镇吐作用。但对刺激前庭所致的呕吐无效。对顽固性呃逆有效。③降温作用:抑制体温调节中枢,使体温降低,体温可随外环境变化而变化。用较大剂量时,置患者于冷环境中(如冰袋或用冰水浴)可出现"人工冬眠"状态。④增强催眠药、麻醉药、镇静药的作用。⑤对心血管系统的作用:可阻断外周 α 受体,直接扩张血管,引起血压下降,大剂量时可引起直立性低血压,应注意。还可解除小动脉、小静脉痉挛,改善微循环而有抗休克作用。同时由于扩张大静脉的作用大于动脉系统,可降低心脏前负荷而改善心脏功能(尤其是左心衰竭)。⑥对内分泌系统有一定影响,如使催乳素释放抑制因子释放减少,出现乳房肿大、乳溢。抑制促性腺激素释放、促肾上腺皮质激素及生长激素分泌,延迟排卵。⑦阻断 M 受体作用较弱,引起口干、便秘、视物模糊。口服易吸收,但吸收不规则,个体差异甚大。胃内容物或与抗胆碱药(如苯海索)同服时可影响其吸收。

主要用于:①治疗精神病。主要对控制精神分裂症或其他精神病的兴奋躁动、紧张不安、幻觉和妄想等症状有显著疗效。②镇吐。

几乎对各种原因(如尿毒症、胃肠炎、恶性肿瘤、妊娠及药物)引起的呕吐均有效,也可治疗顽固性呃逆。但对晕动病呕吐无效。③低温麻醉及人工冬眠。配合物理降温,应用氯丙嗪于低温麻醉时可防止休克发生;人工冬眠时,与哌替啶、异丙嗪组成冬眠合剂用于创伤性休克、中毒性休克、烧伤、高热及甲状腺危象的辅助治疗。④与镇痛药合用,缓解晚期癌症患者的剧痛。⑤治疗心力衰竭。⑥试用于治疗巨人症。

(3)用法与用量。①口服:治疗精神病,1天50～600 mg。开始1天25～50 mg,分2～3次服,渐增至1天300～450 mg,症状减轻后减至维持量1天100～150 mg。极量1次150 mg,1天600 mg。镇吐和顽固性呃逆,1次12.5～25.0 mg,1天2～3次。②肌内注射或静脉注射:治疗精神病,1次25～50 mg,用氯化钠注射液稀释至1 mg/mL,然后以每分钟不超过1 mg的速度缓慢注入。一般采用静脉滴注而避免静脉注射,以防意外。极量1次100 mg,1天400 mg。待患者合作后改为口服。呕吐,1次25～50 mg。治疗心力衰竭,1次5～10 mg,1天1～2次。也可静脉滴注,速度为每分钟0.5 mg。③静脉滴注:从小剂量开始,25～50 mg稀释于500 mL葡萄糖氯化钠注射液中缓慢滴注,1天1次,每隔1～2天缓慢增加25～50 mg,治疗剂量1天100～200 mg。④小儿口服、肌内注射、静脉注射:1次0.5～1.0 mg/kg。

(4)注意事项:①对吩噻嗪类药物过敏、骨髓抑制、肝功能严重减退、青光眼、有癫痫或惊厥病史(能降低惊厥阈,诱发癫痫)及昏迷(特别是用中枢神经抑制药后)患者禁用。肝功能不全、尿毒症、高血压、冠心病患者慎用。6月龄以下婴儿不推荐使用。②常见的不良反应有中枢抑制症状(如嗜睡、淡漠、无力等)、α受体阻断症状(鼻塞、血压下降、直立性低血压及反射性心动过速等)、M受体阻断症状(口干、视物模糊、无汗、便秘、眼压升高等)。③本品局部刺激性较强,肌内注射局部疼痛较重,可加1%普鲁卡因溶液进行深部肌内注射。静脉注射可致血栓性静脉炎,应以0.9%氯化钠注射液或葡萄糖注射液稀释后缓慢注射。④注射或口服大剂量时可引起直立性低血压,注射给药后立即卧床休息1～2小时缓慢起立。血压过低时可静脉滴注去甲肾上腺素或麻黄碱升压,但不可用肾上腺素,以防血压降得更低。⑤长期大量服药可出现锥体外系反应,如帕金森综合征、静坐不能、急性肌张力障碍,可通过减少药量、停药来减轻或消除,也可用抗胆碱药缓解。⑥部分患者长期服用后可引起迟发性运动障碍,表现为不自主的刻板运动,停药后不消失,用抗胆碱药反使症状加重,抗多巴胺药可使此反应减轻。⑦本品有时可引起抑郁状态,用药时应注意。⑧老年人对本类药物的耐受性降低,且易产生低血压、过度镇静及不易消除的迟发性运动障碍。⑨可发生变态反应,常见有皮疹、接触性皮炎、剥脱性皮炎、粒细胞减少(此反应少见,一旦发生应立即停药)、哮喘、紫癜等。⑩长期用药还会引起内分泌系统紊乱,如乳腺增大、泌乳、肥胖、闭经、抑制儿童生长等。

(5)药物相互作用:①与单胺氧化酶抑制药、三环类抗抑郁药合用时,两者的抗胆碱作用增强,不良反应加重。②可增强其他中枢抑制药的作用,如乙醇、镇静催眠药、抗组胺药、镇痛药等,联合应用时注意调整剂量。特别是与吗啡、哌替啶等合用时,应注意呼吸抑制和血压降低。③肝药酶诱导剂苯巴比妥、苯妥英钠、卡马西平等可加速本品的代谢,使药效降低,减弱其抗精神病作用。④与抗高血压药合用易致直立性低血压。⑤与舒托必利合用有发生室性心律失常的危险。⑥抗酸药及苯海索可影响本品的吸收。⑦本品可逆转肾上腺素的升压作用而引起严重低血压。⑧与阿托品类药物合用,抗胆碱作用增强,不良反应增加。⑨与碳酸锂合用,可引起血锂浓度增高,导致运动障碍、锥体外系反应加重、脑病及脑损伤等。

2.奋乃静

(1)别名:羟哌氯丙嗪,得乐方,氯吩嗪。

(2)作用与应用:本品为吩噻嗪类的哌嗪衍生物。作用与氯丙嗪相似,但其抗精神病作用、镇吐作用较强,而镇静作用较弱。毒性较低。对幻觉、妄想、焦虑、紧张、激动等症状有效。对多巴胺受体的作用与氯丙嗪相同,其锥体外系不良反应较明显;对去甲肾上腺素受体影响较小,故对血压影响不大。肌内注射本品治疗急性精神病时 10 分钟起效,1~2 小时达最大效应,作用可持续 6 小时。口服吸收慢而不规则,生物利用度为 20%,达峰时间为 4~8 小时。主要在肝脏代谢,在肝脏中有明显的首过效应并存在肝肠循环。用于:①治疗偏执型精神病、反应性精神病、症状性精神病、单纯型及慢性精神分裂症。②治疗恶心、呕吐、呃逆等症。③神经症具有焦虑紧张症状者亦可用小剂量配合其他药物治疗。

(3)用法与用量。①口服:用于精神病,从小剂量开始,1 次 2~4 mg,1 天 6~12 mg,每隔 1~2 天增加 6 mg,渐增至 1 天 30~60 mg,分 3 次服。成人住院患者治疗量,1 天 20~50 mg,分 2~4 次服,或根据需要和耐受情况调整用量。门诊患者可缓慢加量,逐渐增至需要量。用于呕吐和焦虑,1 次 2~4 mg,1 天 2~3 次。②肌内注射:用于精神病,1 次 5~10 mg,隔 6 小时 1 次或酌情调整;用于呕吐,1 次 5 mg。

(4)注意事项:①对吩噻嗪类药物过敏、肝功能不全、有血液病、骨髓抑制、青光眼、帕金森病及帕金森综合征患者禁用。孕妇及哺乳期妇女慎用。②锥体外系症状较多见,一般服用苯海索可解除。长期服用也可以发生迟发性运动障碍。过量可引起木僵或昏迷。③少数患者有心悸、心动过速、口干、恶心、呕吐、便秘、尿频、食欲改变和体重增加等症状。有时可产生直立性虚脱。偶见皮疹、过敏性皮炎、阻塞性黄疸、心电图 ST-T 波变化。④服药大约 2 周后才能充分显效。突然停药会导致恶心、呕吐、胃部刺激、头痛、心率加快、失眠或病情恶化,故应逐渐减量。⑤可与食物、水和牛奶同服以减少对胃的刺激。⑥本品可使尿液变成粉红色、红色或红棕色。⑦应选用去甲肾上腺素或去氧肾上腺素治疗低血压,禁用肾上腺素。

(5)药物相互作用:①与镇静催眠药、镇痛药合用可增强中枢抑制作用。②与锂制剂合用可导致衰弱无力、运动障碍、锥体外系反应加重、脑病及脑损伤。③与曲马朵合用可引发癫痫。④可降低苯丙胺、胍乙啶、抗惊厥药和左旋多巴等的药效。⑤与氟西汀、帕罗西汀、舍曲林合用可出现严重的帕金森综合征。⑥本品可逆转肾上腺素的升压作用而引起严重的低血压。⑦可增强单胺氧化酶抑制药、三环类抗抑郁药、普萘洛尔和苯妥英钠的不良反应。

(二)硫杂蒽类

1.氯普噻吨

(1)别名:氯丙硫蒽,泰尔登,泰来静,氯丙噻吨,氯丙硫新。

(2)作用与应用:本品药理作用与氯丙嗪相似。可通过阻断脑内神经突触后 D_1 和 D_2 受体而改善精神症状,抗精神病作用不及氯丙嗪。也可抑制脑干网状结构上行激活系统,镇静作用比氯丙嗪强。还可抑制延髓化学感受区而发挥止吐作用。并有较弱的抗抑郁、抗焦虑作用,故调整情绪、控制焦虑和抑郁的作用较氯丙嗪强,但抗幻觉、妄想的作用不如氯丙嗪。由于其抗肾上腺素与抗胆碱作用较弱,故不良反应较轻,锥体外系症状也较少。口服后吸收快,1～3小时血药浓度可达峰值。肌内注射后作用时间可达 12 小时以上。用于伴有焦虑或抑郁症的精神分裂症、更年期抑郁症;亦用于改善焦虑、紧张、睡眠障碍。

(3)用法与用量:①口服:治疗精神病,从小剂量开始,1天75～200 mg,分2～3次服。必要时可用至每天 400～600 mg。老年患者起始剂量应减半,加量要缓慢,随后的剂量增加也应减慢。治疗儿童精神分裂症,6～12 岁,1 次 10～25 mg,1 天 3～4 次。治疗神经症,1 次 12.5～25.0 mg,1 天 3 次。治疗儿童精神分裂症,6～12 岁1 次10～25 mg,1 天 3～4 次。治疗神经症,1 次 12.5～25.0 mg,1 天3次。②肌内注射:对于精神病的兴奋躁动、不合作者,开始可肌内注射,1 天90～150 mg,分次给予;好转后改为口服。

(4)注意事项:①对本品过敏、帕金森病及帕金森综合征、基底神经节病变、昏迷、骨髓抑制、青光眼、尿潴留患者、6 岁以下儿童禁用。肝功能受损、癫痫、心血管疾病、前列腺增生、溃疡病患者及孕妇慎用。哺乳期妇女用药期间应停止哺乳。②不良反应与氯丙嗪相似,也可引起直立性低血压,锥体外系反应较少见。长期大剂量用药也可产生迟发性运动障碍。大剂量时可引起癫痫强直阵挛发作。注射局部可见红肿、疼痛、硬结。③可引起血浆中催乳素浓度增加,可能有关的症状为乳溢、男子女性化乳房、月经失调、闭经。

(5)药物相互作用:①与三环类或单胺氧化酶抑制药合用时,镇静和抗胆碱作用增强。②与抗胆碱药合用,可使两者的作用均增强。③与锂剂合用可导致虚弱、运动障碍、锥体外系反应加重及脑损伤等。④与曲马朵、佐替平合用发生惊厥的危险性增加。⑤与抗胃酸药或泻药合用时可减少本品的吸收。⑥本品与肾上腺素合用可导致血压下降。⑦可掩盖氨基糖苷类抗生素的耳毒性。

2.氯哌噻吨

(1)别名:氯噻吨,氨噻吨。

(2)作用与应用。本品通过对 D_1 和 D_2 受体的阻断而起作用,其抗精神病作用与氯丙嗪相似,有较强的镇静作用。长期应用不会引起耐受性增加和多巴胺受体过敏。阻断 α 受体作用比较强。口服一般在 2～7 天出现疗效。速效针剂肌内注射后 4 小时起效。长效针剂在肌内注射后第 1 周出现疗效。用于:①精神分裂症。长期用药可预防复发,对慢性患者可改善症状。对幻觉、妄想、思维障碍、行为紊乱、兴奋躁动等有较好疗效。②对智力障碍伴精神运动性兴奋状态、儿童严重攻击性行为障碍、老年动脉硬化性痴呆疗效较好。

(3)用法与用量。①口服:开始剂量 1 天 10 mg,1 天 1 次。以后可逐渐增至 1 天 80 mg(首剂后每 2～3 天增加 5～10 mg),分 2～3 次服。维持量 1 天 10～40 mg。②深部肌内注射:速效针剂,1 次 50～100 mg,一般每 72 小时 1 次,总量不超过 400 mg;老年人 1 次不宜超过 100 mg。长效制剂,一般 1 次 200 mg,每 2～4 周 1 次,根据情况调整。

(4)注意事项:①对硫杂蒽类及吩噻嗪类药物过敏(本品与其他硫杂蒽类及吩噻嗪类药物有交叉过敏性),有惊厥病史,严重心、肝、肾功能不全患者,孕妇及哺乳期妇女禁用。不宜用于兴奋、躁动患者。②主要不良反应为锥体外系反应,使用苯海索可减轻,大剂量可出现头昏、乏力、嗜睡、口干、心动过速、直立性低血压等。多见于治疗开始的 2 周内,坚持治疗或减量可逐渐减轻或消失。③儿童不宜使用速效针剂。④注意剂量个体化,应从小剂量开始,根据疗效逐步调整至最适合剂量。⑤服药期间应避免饮酒。

(5)药物相互作用:①与催眠药、镇痛药或镇静药合用可相互增效。②与哌嗪合用可增加锥体外系反应的发生率。③不宜与其他抗精神病药合用。

(三)丁酰苯类

如氟哌啶醇又称氟哌丁苯、氟哌醇、卤吡醇,作用与氯丙嗪相似,有较强的多巴胺受体阻断作用,属于强效低剂量的抗精神病药。其抗焦虑症、抗精神病作用强而持久,对精神分裂症及其他精神病的躁狂症状均有效。镇吐作用较强,但镇静作用弱,降温作用不明显。抗胆碱及抗去甲肾上腺素的作用较弱,心血管系统不良反应较少。口服吸收快,3~6小时血药浓度达高峰。主要用于:①各型急、慢性精神分裂症,尤其适合急性青春型和伴有敌对情绪及攻击行为的偏执型精神分裂症,亦可用于对吩噻嗪类药物治疗无效的其他类型或慢性精神分裂症。②焦虑性神经症。③儿童抽动秽语综合征。又称 Tourette 综合征(TS)。小剂量本品治疗有效,能消除不自主的运动,又能减轻和消除伴存的精神症状。④呕吐及顽固性呃逆。

(四)苯甲酰胺类

如舒必利,又称止吐灵,属苯甲酰胺类化合物,为非典型抗精神病药(锥体外系不良反应不明显)。在下丘脑、脑桥和延髓能阻断 D_1、D_2 受体,对 D_3、D_4 受体也有一定的阻断作用。具有激活情感作用。其抗木僵、退缩、幻觉、妄想及精神错乱的作用较强,并有一定的抗抑郁作用,对情绪低落、抑郁等症状也有治疗作用。有很强的中枢性止吐作用。抗胆碱作用较弱,无镇静催眠作用和抗兴奋躁动作用。本品自胃肠道吸收,2小时可达血药浓度峰值。可透过胎盘屏障及从母乳中排出。用于:①精神分裂症,适用于单纯型、偏执型、紧张型及慢性精神分裂症的孤僻、退缩、淡漠症状。对抑郁症状有一定疗效。②治疗呕吐、乙醇中毒性精神病、智力发育不全伴有人格障碍。③胃及十二指肠溃疡、眩晕、偏头痛等。

(五)新型结构抗精神病药

1.二苯丁酰哌啶类

如五氟利多,为口服长效抗精神分裂症药。阻断 D_2 受体,具有较强的抗精神病作用、镇吐作用和阻断 α 受体的作用。有效剂量时不会诱发癫痫,对心血管系统的不良反应小,镇静作用较弱,是一类口服作用维持时间较长、又较安全的抗精神病药,一次用药疗效可维持 1 周(吸收后能贮存在脂肪组织中并缓慢释放)。抗精神病作用与氟哌啶醇相似。对精神分裂症的各型、各病程均有疗效,控制幻觉、妄想、淡漠、退缩等症状疗效较好。主要用于慢性精神分裂症,尤其适用于病情缓解者的维持治疗,对急性患者也有效。

2.二苯二氮䓬类

如氯氮平,为一广谱抗精神病药,对精神分裂症的疗效与氯丙嗪相当,但起效迅速,多在 1 周内见效。作用于中脑-边缘系统的多巴胺受体,抑制多巴胺与 D_1、D_2 受体结合,对黑质-纹状体的多巴胺受体影响较少,故有较强的抗精神病作用而锥体外系不良反应少见,也不引起僵直反应。并具有阻断 $5-HT_2$ 受体的作用。能直接抑制中脑网状结构上行激活系统,具有强大的镇静催眠作用。此外,尚有抗胆碱作用、抗 α 肾上腺素能作用、肌松作用和抗组胺作用。口服吸收迅速、完全,食物对其吸收速率和程度无影响。可通过血-脑屏障,蛋白结合率高达 95%,有肝脏首过效应。女性患者的血药浓度明显高于男性患者。吸烟可加速本品的代谢。对精神分裂症的阳性或阴性症状有较好的疗效,适用于急性和慢性精神分裂症的各个亚型,对偏执型、青春型效果好;也可以减轻与精神分裂症有关的情感症状(如抑郁、负罪感、焦虑)。本品也用于治疗躁狂症或其他精神病性障碍的兴奋躁动和幻觉、妄想,适用于难治性精神分裂症。因可引起粒细胞减少症,一般不宜作为治疗精神分裂症的首选药物,而用于患者经历了其他两种抗精神病药充分治疗无效或不能耐受其他药物治疗时。

3.苯丙异噁唑类

如利培酮,是新一代非典型抗精神病药。与 $5-HT_2$ 受体和多巴

胺 D_2 受体有很高的亲和力。本品是强有力的 D_2 受体阻滞剂,可以改善精神分裂症的阳性症状,但它引起的运动功能抑制以及强直性昏厥都要比经典的抗精神病药少。对中枢神经系统的 5-HT 和多巴胺阻断作用的平衡可以减少发生锥体外系不良反应的可能,并将其治疗作用扩展到精神分裂症的阴性症状和情感症状。口服吸收迅速、完全,其吸收不受食物影响。老年患者和肾功能不全患者清除速度减慢。用于治疗急性和慢性精神分裂症,特别是对阳性及阴性症状及其伴发的情感症状(如焦虑、抑郁等)有较好的疗效;也可减轻与精神分裂症有关的情感障碍。对于急性期治疗有效的患者,在维持期治疗中本品可继续发挥其临床疗效。

4.吲哚类

如舍吲哚,为苯吲哚衍生物,对多巴胺 D_2 受体、5-HT$_{2A}$、5-HT$_2$C受体、α_1 受体均有较强的亲和力。控制精神分裂症阳性症状与氟哌啶醇相似,并有较强的改善阴性症状的作用。极少见锥体外系症状。口服后达峰时间长,约 10 小时,老年人及肾功能损害的患者对本品的药动学无影响。用于治疗精神分裂症阳性和阴性症状。

5.其他

阿立哌唑、曲美托嗪等药。

二、心境稳定药(抗躁狂症药)

心境稳定药即抗躁狂症药,主要用于治疗躁狂症。躁狂症是指以心境显著而持久的高涨为基本临床表现,并伴有相应思维和行为异常的一类精神疾病,是躁狂抑郁症的一种发作形式。以情感高涨、思维奔逸,以及言语动作增多为典型症状。通常有反复发作的倾向。虽然躁狂可以单纯急性发作,但是通常情况下躁狂发作后紧随抑郁。所以躁狂一般见于双相情感障碍(又称为躁狂抑郁症)的患者。抗躁狂药不是简单的抗躁狂,而有调整情绪稳定的作用,防止双相情感障碍的复发,是对躁狂症具有较好的治疗和预防发作的药物,专属性强,对精神分裂症往往无效。目前所指的抗躁狂症药,实际上只有锂盐一类,最常用的是碳酸锂。卡马西平和丙戊酸盐治疗躁狂症也有比较确切的疗效,而且长期服用对双相情感性精神障碍的反复发作具有预防作用,但是药物分类上它们属于抗癫痫药。此外,某些抗精神病药(如氯丙嗪、氟奋乃静、氟哌啶醇、氯氮平等)也具有抗躁狂作用,可治疗双相情感性精神障碍的躁狂相。

(一)碳酸锂

碳酸锂具有显著的抗躁狂症作用,特别是对急性躁狂和轻度躁狂疗效显著,有效率为80%,还可改善精神分裂症的情感障碍。主要抗躁狂,有时对抑郁症也有效,故有情绪稳定药之称。治疗量时对正常人的精神行为无明显影响。尽管研究发现锂离子在细胞水平具有多个方面的作用,但其情绪安定作用的确切机制目前仍不清楚。其抗躁狂发作的机制主要在于:①在治疗浓度抑制除极化和Ca^{2+}依赖的去甲肾上腺素(NA)和多巴胺从神经末梢释放,而不影响或促进5-羟色胺的释放。②摄取突触间隙中儿茶酚胺,并增加其灭活。③抑制腺苷酸环化酶和磷脂酶 C 所介导的反应。④影响Na^+、Ca^{2+}、Mg^{2+} 的分布,影响葡萄糖的代谢。口服易吸收,$0.5\sim2.0$ 小时可达血药浓度高峰,按常规给药 $6\sim7$ 天达稳态血药浓度。分布于全身各组织中,脑脊液和脑组织中的药物浓度约为血浆中的50%。主要经肾脏排泄,其速度因人而异,特别是与血浆内的钠离子有关,钠多则锂盐浓度低,反之则升高。多摄入氯化钠可促进锂盐排出。血浆半衰期为$20\sim24$ 小时,老年人为 $36\sim48$ 小时。主要用于治疗躁狂症,对躁狂和抑郁交替发作的双相情感性精神障碍有很好的治疗和预防复发的作用,对反复发作的抑郁症也有预防发作的作用。一般于用药后 $6\sim7$ 天症状开始好转。因锂盐无镇静作用,一般主张对严重急性躁狂患者先与氯丙嗪或氟哌啶醇合用,急性症状控制后再单用碳酸锂维持。还可用于治疗分裂情感性精神病、粒细胞减少、再生障碍性贫血、月经过多症、急性细菌性痢疾。

(二)卡马西平

本品具有抗癫痫、抗神经性疼痛、抗躁狂抑郁症、改善某些精神疾病的症状、抗中枢性尿崩症的作用。可用于急性躁狂发作、抑郁发作以及双相情感性精神障碍的维持治疗。锂盐治疗无效或不能耐受时可考虑选用本品代替。

(三)丙戊酸钠

丙戊酸是 GABA 氨基转移酶的抑制药。通过抑制该酶的活性，阻断 GABA 的降解过程，从而增加脑内抑制性氨基酸 GABA 的浓度。具有抗癫痫、抗躁狂抑郁症作用。可用于急性躁狂发作的治疗，长期服用对双相情感性精神障碍的反复发作具有预防作用。

三、抗抑郁药

抑郁症属于情感性障碍，是一种常见的精神疾病。主要表现为情绪低落，兴趣减低，悲观，思维迟缓，缺乏主动性，自责自罪，饮食、睡眠差，担心自己患有各种疾病，感到全身多处不适，严重者可出现自杀念头和行为，常伴有某些躯体或生物学症状。一般分为反应性抑郁、内源性抑郁和双相情感障碍抑郁相。目前抑郁症的病因、病理生理学机制等尚不明确。但长期研究表明，其生理学基础可能是脑内单胺类递质 5-羟色胺和 NA 的缺乏。解剖学基础是上述神经递质环路所在的影响情绪、心境的脑内结构，包括海马、边缘系统(基底神经节、杏仁核、伏隔核等)及大脑皮质的某些特定脑区。抗抑郁药对上述抑郁症的临床症状具有明显的治疗作用，可使 70％左右的抑郁症患者病情显著改善，长期治疗可使反复发作的抑郁减少复发；对焦虑性障碍、惊恐发作、强迫性障碍及恐惧症也有效。丙米嗪和选择性 5-羟色胺再摄取抑制药对非情感性障碍如遗尿症、贪食症等也有效。抗抑郁药主要分为以下各类。

(一)三环类抗抑郁药

三环类抗抑郁药(TCAs)可以抑制突触前膜对去 NA 和 5-羟色胺的再摄取，增加突触间隙中有效的 NA 和/或 5-羟色胺的水平，延长 NA 和 5-羟色胺作用于相应受体的时间，发挥抗抑郁作用。此外，三环类抗抑郁药可阻断 M 胆碱受体，引起阿托品样不良反应，还可不同程度地阻断 α 受体和组胺受体。

1.丙米嗪

(1)别名:米帕明,丙帕明,依米帕明,托弗尼尔。

(2)作用与应用。本品具有较强的抗抑郁作用,但兴奋作用不明显,镇静作用和抗胆碱作用均属中等。因对中枢突触前膜5-羟色胺与NA再摄取的拮抗作用,增加突触间隙NA和5-羟色胺的含量而起到抗抑郁作用。抑郁症患者连续服药后出现精神振奋现象,连续2~3周后疗效才显著,使情绪高涨,症状减轻。此外,本品还能够阻断M胆碱受体,导致阿托品样作用的出现。本品亦可阻断肾上腺素α受体,与其M受体的阻断作用一起,对心脏产生直接的抑制作用。口服后吸收迅速而完全,主要在肝内代谢,活性代谢产物为地昔帕明。主要随尿液排出,还可随乳汁泌出。用于:①各种类型的抑郁症治疗。对内源性抑郁症、反应性抑郁症及更年期抑郁症均有效,但疗效出现慢(多在1周后才出现效果)。对精神分裂症伴发的抑郁状态则几乎无效或疗效差。②惊恐发作的治疗。其疗效与单胺氧化酶抑制药相当。③小儿遗尿症。

(3)用法与用量。口服:治疗抑郁症、惊恐发作,成人1次12.5~25.0 mg,1天3次。年老体弱者1次量从12.5 mg开始,逐渐增加剂量,须根据耐受情况而调整用量。极量1天200~300 mg。小儿遗尿症,6岁以上1次12.5~25.0 mg,每晚1次(睡前1小时服),如在1周内未获满意效果,12岁以下每天可增至50 mg,12岁以上每天可增至75 mg。

(4)注意事项:①对三环类抗抑郁药过敏、高血压、严重心脏病、肝肾功能不全、青光眼、甲状腺功能亢进、尿潴留患者及孕妇禁用。有癫痫发作倾向、各种原因导致的排尿困难(如前列腺炎、膀胱炎)、心血管疾病、严重抑郁症患者及6岁以下儿童慎用。哺乳期妇女使用本品应停止哺乳。②较常见的不良反应有口干、心动过速、出汗、视物模糊、眩晕、便秘、尿潴留、失眠、精神错乱、皮疹、震颤、心肌损害。大剂量可引起癫痫样发作。偶见粒细胞减少。③长期、大剂量应用时应定期检查血常规和肝功能。④突然停药可产生停药症状(头痛、恶心等),宜缓慢撤药(在1~2个月内逐渐减少用量至停药)。⑤使用三环类抗抑郁药时须根据个体情况调整剂量。宜在餐后服药,以减少胃部刺激。⑥过量可致惊厥、严重嗜睡、呼吸困难、过度疲乏或虚弱、呕吐、瞳孔散大及发热,应给予对症处理和支持疗法。⑦老年人代谢、排泄功能下降,对本类药的敏感性增强,服药后产生不良反应(如头晕、排尿困难等)的危险更大,使用中应格外注意防止直立性低血压。

(5)药物相互作用:①本品禁止与单胺氧化酶抑制药(如吗氯贝胺、司来吉兰等)合用,因易发生致死性 5-羟色胺综合征(表现为高血压、心动过速、高热、肌阵挛、精神状态兴奋性改变等)。②与肝药酶 CYP2D6 抑制药(如奎尼丁、西咪替丁、帕罗西汀、舍曲林、氟西汀等)合用会增加本品的血药浓度,延长清除半衰期。③与肝药酶诱导剂(如苯妥英、巴比妥类药物、卡马西平等)合用会使本品的血药浓度降低,清除速率加快。④与抗胆碱类药物或抗组胺药物合用会产生阿托品样作用(如口干、散瞳、肠蠕动降低等)。⑤与香豆素类药物(如华法林)合用会使抗凝血药的代谢减少,出血风险增加。⑥与奈福泮、曲马朵、碘海醇合用会增加痫性发作发生的风险。⑦与甲状腺素制剂合用易相互增强作用,引起心律失常、甚至产生毒性反应。⑧与拟肾上腺素类药物合用,合用药物的升压作用被增强。

2.阿米替林

(1)别名:氨三环庚素,依拉维。

(2)作用与应用。本品为临床常用的三环类抗抑郁药,抗抑郁作用与丙米嗪极为相似,与后者相比,本品对 5-羟色胺再摄取的抑制作用强于对 NA 再摄取的抑制;其镇静及抗胆碱作用也较明显。可使抑郁症患者情绪提高,对思考缓慢、行动迟缓及食欲缺乏等症状能有所改善。本品还可通过作用于中枢阿片受体,缓解慢性疼痛。一般用药后 7～10 天可产生明显疗效。口服吸收完全,8～12 小时达血药峰浓度。经肝脏代谢,代谢产物去甲替林仍有活性。可透过胎盘屏障,从乳汁排泄,最终代谢产物自肾脏排出体外。排泄较慢,停药 3 周仍可在尿中检出。用于:①治疗各型抑郁症和抑郁状态。对内源性抑郁症和更年期抑郁症疗效较好,对反应性抑郁症及神经症的抑郁状态亦有效。对兼有焦虑和抑郁症状的患者,疗效优于丙米嗪。与电休克联合使用于重症抑郁症,可减少电休克次数。②缓解慢性疼痛。③治疗小儿遗尿症、儿童多动症。

(3)用法与用量:①口服:治疗抑郁症、慢性疼痛,1 次 25 mg, 1 天 2~4 次,以后递增至 1 天 150~300 mg,分次服。维持量 1 天 50~200 mg。老年患者和青少年 1 天 50 mg,分次或夜间 1 次服。治疗遗尿症,睡前 1 次口服 10~25 mg。儿童多动症,7 岁以上儿童 1 次 10~25 mg,1 天 2~3 次。②静脉注射或肌内注射:重症抑郁症、严重的抑郁状态,1 次 20~30 mg,1 天 3~4 次。患者能配合治疗后改为口服给药。

(4)注意事项:①严重心脏病、青光眼、前列腺增生伴有排尿困难、麻痹性肠梗阻、重症肌无力、甲状腺功能亢进、有癫痫病史、使用单胺氧化酶抑制药者禁用。严重肝肾功能不全、支气管哮喘患者慎用。②不良反应比丙米嗪少且轻。常见口干、嗜睡、便秘、视物模糊、排尿困难、心悸。偶见心律失常、眩晕、运动失调、癫痫样发作、直立性低血压、肝损伤及迟发性运动障碍。有报道偶有加重糖尿病症状。③对易发生头昏、萎靡等不良反应者,可在晚间 1 次顿服,以免影响日常工作。④可导致光敏感性增加,应避免长时间暴露于阳光或日光灯下。⑤其他参见丙米嗪。

(5)药物相互作用:①与单胺氧化酶抑制药合用增强本品的不良反应。②与中枢神经系统抑制药合用,合用药的作用被增强。③与肾上腺素受体激动药合用,可引起严重的高血压与高热。④与胍乙啶合用,拮抗胍乙啶的降压作用。⑤与甲状腺素、吩噻嗪类药物合用,本品的作用被增强。⑥氯氮䓬、奥芬那君可增强本品的抗胆碱作用。

(二)NA 再摄取抑制药

该类药物选择性地抑制 NA 的再摄取,用于以脑内 NA 缺乏为主的抑郁症,尤其适用于尿检 MH-PG(NA 的代谢物)显著减少的患者。这类药物的特点是奏效快,而镇静作用、抗胆碱作用和降压作用均比三环类抗抑郁药弱。

1.马普替林

(1)别名:麦普替林,路滴美,路地米尔,甲胺丙内乙蒽,吗丙啶,马普智林。。

(2)作用与应用:本品为非典型抗抑郁药,选择性地抑制中枢神经元突触前膜对去甲肾上腺素(NA)的再摄取,但不能阻断对 5-羟色胺的再摄取。其抗抑郁效果与丙米嗪、阿米替林相似,且起效较快,不良反应较少。患者用药后,精神症状、对环境的适应能力及自制力均有改善。镇静作用与三环类抗抑郁药相当。对睡眠的影响与丙米嗪不同,延长 REMS 睡眠时间。口服、注射均可迅速吸收。静脉注射后 2 小时,海马中的药物浓度最高,其次为大脑、小脑皮质、丘脑和中脑。主要经肝脏代谢,活性代谢物为去甲马普替林。主要用于治疗内源性抑郁症、迟发性抑郁症(更年期性抑郁症)、精神性抑郁症、反应性和神经性抑郁症、耗竭性抑郁症;亦可用于疾病或精神因素引起的抑郁状态(如产后抑郁、脑动脉硬化伴发抑郁、精神分裂症伴有抑郁)。可用于伴有抑郁、激越行为障碍的儿童及夜尿者。

(3)用法与用量。①口服:治疗期间,应将患者置于医疗监督下,确定剂量时应个体化,并根据患者的情况和反应进行调整,以尽可能小的剂量达到治疗效果,并缓慢地增加剂量。每天用药量不宜超过 150 mg。轻至中度抑郁症,特别是用于治疗可以自行就诊的患者,1 次 25 mg,1 天 3 次;或 1 次 75 mg,1 天 1 次(黄昏顿服),应根据患者病情严重程度和反应而定,均用药至少 2 周。严重抑郁症,特别是住院患者,1 次 25 mg,1 天 3 次,或 75 mg,1 天 1 次,必要时根据患者反应,将每天剂量逐渐增至 150 mg,分数次或 1 次服用。儿童和青少年患者应逐渐增加剂量,开始用 25 mg,1 天 1 次。必要时根据患者的反应将每天剂量逐渐增至 25 mg,1 天 3 次;或 75 mg,1 天 1 次。对青少年,可按具体情况将剂量增至接近成人的水平。老年患者逐渐增加剂量,开始用 25 mg,1 天 1 次;必要时根据患者的反应将每天剂量逐渐增至 25 mg,1 天 3 次;或 75 mg,1 天 1 次。②静脉滴注:对急性严重抑郁症或口服抗抑郁药疗效不佳者可静脉给药,静脉滴注时将 25～50 mg 稀释于 0.9％氯化钠注射液或 5％葡萄糖注射液 250 mL 中,于 2～3 小时滴完,见效后改为口服;静脉注射时,25～50 mg 稀释于 0.9％氯化钠注射液 10～20 mL 中缓慢注射,1 天剂量不得超过 150 mg。

(4)注意事项:①对本品过敏、癫痫、伴有排尿困难的前列腺肥大、闭角型青光眼患者禁用。心、肝、肾功能严重不全者,18 岁以下青少年及儿童,孕妇,哺乳期妇女慎用。②不良反应与三环类相似,但少而轻。以胆碱能拮抗症状最为常见,如口干、便秘、视物模糊等,尚可见嗜睡。偶可诱发躁狂症、癫痫强直阵挛发作。对心脏的影响为延长 Q-T 间期,增加心率。③用于双相抑郁症时,应注意诱发躁狂症出现。④应遵循剂量个体化原则,由小剂量开始,再根据症状和耐受情况调整。⑤可与食物同服,以减轻胃部刺激。⑥老年人维持治疗时不宜在晚间睡前单次服药,仍以分次服用为宜。⑦用药期间应避免驾驶车辆或操纵机器。⑧出现严重不良反应时应停药。停药后本品的作用可持续 7 天,仍应继续观察服药期间的所有不良反应。无特异解毒药,可采取支持和对症治疗。

(5)药物相互作用:①与单胺氧化酶抑制药合用可增强本品的不良反应。②其他参见丙米嗪。

2.瑞波西汀

(1)别名:叶洛抒。

(2)作用与应用:本品是一种选择性 NA 再摄取抑制药,通过选择性地抑制突触前膜对 NA 再摄取,增强中枢去甲肾上腺素能神经的功能,从而发挥抗抑郁作用。对 5-羟色胺的再摄取抑制作用微弱,对 α_1 受体和 M 受体几乎无亲和力,主要用于治疗抑郁症、焦虑症。

(3)用法与用量。口服:开始 1 天 8 mg,分 2 次给药。用药 3～4 周后视需要可增至 1 天 12 mg,分 3 次服。1 天剂量不得超过 12 mg。服用本品后不会立即减轻症状,通常症状的改善会在服用后几周内出现。因此,即使服药后没有立即出现病情好转也不应停药,直到服药几个月后医师建议停药为止。

(4)注意事项:①对本品过敏、肝肾功能不全、有惊厥史(如癫痫患者）、闭角型青光眼、前列腺增生、低血压、心脏病（如近期发生心血管意外事件）患者、孕妇及哺乳期妇女禁用。儿童及老年患者不宜使用。②可出现口干、便秘、多汗、排尿困难、静坐不能、眩晕或直立性低血压等。

（5）药物相互作用：①不应与单胺氧化酶抑制药同用。②本品主要经 CYP3A4 代谢，同时服用能抑制 CYP3A4 活性的药物（包括红霉素等大环内酯类抗生素、咪唑类和三环类抗真菌药，如酮康唑、氟康唑等）可能增加本品的血药浓度。

（三）选择性 5-羟色胺再摄取抑制药

本类药物（SSRIs）的化学结构完全不同于三环类抗抑郁药，并且不具有 TCAs 的抗胆碱、抗组胺以及阻断 α 受体的不良反应。SSRIs 可以选择性地抑制 5-羟色胺转运体，拮抗突触前膜对 5-羟色胺的再摄取。

1.氟西汀

（1）别名：氟苯氧丙胺，百忧解，优克，艾旭，奥麦伦，开克，金开克，奥贝汀，氟苯氧苯胺，氟烷苯胺丙醚。

（2）作用与应用。本品是一种临床广泛应用的 SSRIs，可选择性地抑制 5-羟色胺转运体，阻断突触前膜对 5-羟色胺的再摄取，延长和增加突触间隙 5-羟色胺的作用，从而产生抗抑郁作用，疗效与三环类药物相似。对肾上腺素能、组胺能、胆碱能受体的亲和力低，作用较弱，因而镇静、抗胆碱及心血管不良反应比三环类药小，耐受性与安全性优于三环类药。口服后吸收良好，易通过血-脑屏障，另有少量可分泌入乳汁中。在肝脏经 CYP2D6 代谢生成的活性代谢物去甲氟西汀也有抗抑郁作用。用于：①治疗伴有焦虑的各种抑郁症，尤宜用于老年抑郁症。②治疗惊恐状态，对广泛性焦虑障碍也有一定疗效。③治疗强迫障碍，但药物剂量应相应加大。④社交恐怖症、进食障碍（神经性贪食）。

（3）用法与用量。口服：①治疗抑郁症，最初治疗建议 1 天 20 mg，早餐后服用为宜，一般 4 周后才能显效。若未能控制症状，可考虑增加剂量，每天可增加 20 mg，最大推荐剂量 1 天 80 mg。维持治疗可以 1 天 20 mg。②强迫症,建议初始剂量为每天晨 20 mg,维持治疗可以 1 天 20～60 mg。③神经性贪食,建议 1 天 60 mg。④惊恐障碍,初始剂量为 1 天 10 mg,1 周后可逐渐增加至 1 天 20 mg,如果症状没有有效控制,可适当增加剂量至 1 天 60 mg。老年人开始1 天10 mg,加药速度应放慢。

(4)注意事项:①对本品过敏者禁用。有癫痫病史、双相情感障碍病史、急性心脏病、自杀倾向、出血倾向者,儿童,孕妇及哺乳期妇女慎用。②不良反应较轻,大剂量时耐受性较好。常见的不良反应有失眠、恶心、易激动、头痛、运动性焦虑、精神紧张、震颤等,多发生于用药初期。有时出现皮疹(3%),大剂量用药(1 天 40～80 mg)时可出现精神症状,约 1% 的患者发生狂躁或轻躁狂。长期用药常发生食欲缺乏或性功能下降。③本品及其活性代谢产物的半衰期较长,原则上停药时无需逐渐减量,但应考虑药物的蓄积作用。目前已经有关于本品撤药后出现停药反应的病例报道,所以停药仍应慎重,逐渐减量,忌突然停药(参见氟伏沙明)。④服药期间不宜驾驶车辆或操作机器。⑤肝、肾功能损害患者的剂量应适当减少。⑥应注意密切观察在药物使用过程中特别是初期和剂量变动期时,患者的行为异常和精神情绪异常,及时发现并制止恶性事件发生。

(5)药物相互作用:①本类药物禁止与单胺氧化酶抑制药合用。在停用本类或单胺氧化酶抑制类药 14 天内禁止使用另一种药物,否则可能引起 5-羟色胺综合征(临床表现为高热、肌肉强直、肌阵挛、精神症状,甚至会出现生命体征的改变)。②与其他 5-羟色胺活性药物(锂盐、色氨酸、曲马朵、圣·约翰草,或其他SSRIs、SNRIs 和三环类抗抑郁药)合用,可能会增加并导致 5-羟色胺能神经的活性亢进,而出现 5-羟色胺综合征。③与西沙必利、硫利达嗪、匹莫齐特、特非那定合用会引起心脏毒性,导致 Q-T 间期延长、心脏停搏等。应禁止合用。④与肝微粒体酶 CYP2D6 或者其他 CYP 同工酶的抑制药或作用底物(如西咪替丁、阿米替林、奋乃静、马普替林、丙米嗪、利托那韦、丁螺环酮、阿普唑仑等)合用,可使本品的血药浓度升高。⑤与 CYP 诱导剂(如卡马西平、苯巴比妥、苯妥英等)合用,会降低本品的血药浓度与药效。⑥与降血糖药合用可降低血糖,甚至导致低血糖症发生。停用本品时血糖升高。故在使用本品和停药后一段时间应监测血糖水平,及时采取干预措施。⑦SSRIs、5-羟色胺及 SNRIs 均有能增加出血的风险,特别是在与阿司匹林、华法林和其他抗凝血药合用时。⑧与地高辛合用可能会增加其血药浓度,增加发生洋地黄中毒的风险。

2.帕罗西汀

(1)别名:赛乐特,氟苯哌苯醚,帕罗克赛,乐友。

(2)作用与应用:本品为 SSRIs,可选择性地抑制 5-羟色胺转运体,阻断突触前膜对 5-羟色胺的再摄取,通过增高突触间隙 5-羟色胺浓度而产生抗抑郁作用。常用剂量时,除微弱地抑制 NA 和多巴胺的再摄取外,对其他递质无明显影响。抗抑郁疗效与三环类抗抑郁药相似,作用比三环类抗抑郁药快,远期疗效比丙米嗪好,而抗胆碱作用、体重增加、对心脏影响及镇静等不良反应均较三环类抗抑郁药轻。口服可完全吸收,生物利用度为 50%。有首过效应。血浆半衰期为 24 小时,老年人半衰期会延长。用于治疗抑郁症,适合治疗伴发焦虑症状的抑郁症患者;亦可用于强迫症、惊恐障碍与社交恐怖症的治疗。

(3)用法与用量。口服:通常 1 天剂量范围在 20～50 mg,一般从 20 mg 开始,1 天 1 次,早餐时顿服,连续用药 3 周。以后根据临床反应增减剂量,每次增减 10 mg,间隔不得少于 1 周。最大推荐剂量为 1 天 50 mg(治疗强迫症可 60 mg)。老年人或肝、肾功能不全者可从 1 天 10 mg 开始,1 天最高用量不超过 40 mg。对于肌酐清除率<30 mL/min 的患者,推荐剂量为 1 天 20 mg。

(4)注意事项:①对本品过敏者禁用。孕妇和哺乳期妇女不宜使用。有癫痫或躁狂病史、闭角型青光眼、有出血倾向、有自杀倾向者或严重抑郁状态病史者慎用。肝、肾功能不全者仍可安全使用,但应降低剂量。②不良反应轻微而短暂,常见的有轻度口干、恶心、畏食、便秘、头痛、震颤、乏力、失眠和性功能障碍。偶见神经性水肿、荨麻疹、直立性低血压。罕见锥体外系反应的报道。③服用本品前后 2 周内不能使用单胺氧化酶抑制类药。④一次性给药后可出现轻微的心率减慢、血压波动,一般无临床意义,但对有心血管疾病或新发现有心肌梗死者应注意其反应。⑤本品服用 1～3 周后方可显效,用药时间足够长才可巩固疗效。抑郁症、强迫症、惊恐障碍的维持治疗期均较长。⑥有报道迅速停药可引起停药综合征,表现为睡眠障碍、激惹或焦虑、恶心、出汗、意识模糊。为避免停药反应,推荐撤药方案如下:根据患者耐受情况,如果能够耐受,以每周10 mg的速度减量,至 1 天 20 mg的剂量应维持口服 1 周再停药;如果不能耐受可降低所减剂量,如患者反应强烈,则可考虑恢复原剂量。停药后,药物的作用还可持续 5 周,故仍需继续监测服药期间的所有反应。⑦与食物、水同服可避免胃部刺激。患者由抑郁症转为躁狂症时应中断用药,必要时给予镇静药。⑧用药期间不宜驾驶车辆或从事机械操作、高空作业。⑨用药前后及用药时应当检查或监测肝肾功能、血压、脉搏、血常规、心电图。⑩过量时可出现恶心、呕吐、震颤、瞳孔散大、口干、烦躁、出汗和嗜睡。无特殊解救药,可按其他抗抑郁药过量中毒的解救方法处理。

(5)药物相互作用:参见氟西汀。

(四)非典型抗抑郁药

非典型抗抑郁药包括一、二、三、四环结构的化合物,有的(如阿莫沙平)虽属三环结构,但中央杂环结构与三环类抗抑郁药有明显的不同。非典型抗抑郁药的作用机制比较复杂,大部分也是通过影响单胺神经递质的再摄取或代谢过程发挥抗抑郁作用。

(五)新型抗抑郁药

如阿戈美拉汀,是一种褪黑素受体激动剂和 5-羟色胺$_{2c}$受体拮抗剂。动物研究结果显示,本品能校正昼夜节律紊乱动物模型的昼夜节律,使节律得以重建,在多种抑郁症动物模型中显示出抗抑郁作用;能特异性地增加前额皮质去甲肾上腺素和多巴胺的释放,细胞外 5-羟色胺水平未见明显影响。对单胺再摄取无明显影响,对 α、β 受体、组胺受体、胆碱能受体、多巴胺受体以及苯二氮䓬类受体无明显亲和力;人体研究中,本品对睡眠具有正向的时相调整作用,诱导睡眠时相提前,降低体温,引发类褪黑素作用。口服1～2小时达血药峰浓度,高剂量时,首过效应达到饱和。进食(标准饮食或高脂饮食)不影响生物利用度或吸收率。主要经细胞色素 P450 1A2 (CYPIA2)(90％)和 CYP2C9/19(10％)代谢,与这些酶有相互作用的药物可能会降低或提高本品的生物利用度。用于治疗成人抑郁症。对老年(≥65 岁)患者的疗效尚未得到明确证实。

四、抗焦虑药

焦虑症又称为焦虑性神经症,其病因及发病机制目前尚不明确。在研究参与焦虑形成和发展的机制中发现,边缘系统中的下丘脑、杏仁核、海马是主要的焦虑、恐惧产生的解剖部位。与上述部位有纤维联系的蓝斑核、额叶皮质等功能结构的改变,会引起焦虑及恐惧的产生。脑内兴奋性和抑制性神经递质的失衡也是疾病发生的可能机制之一。目前临床治疗焦虑症的药物主要包括以下。

(一)苯二氮䓬类

苯二氮䓬(BDZ)类药在临床治疗焦虑症属于一线主要药物,它们对海马和杏仁核具有高度的选择作用,针对上述部位的 BDZ 受体,加强 GABA 能神经传递所起的抑制作用,从而增强杏仁核、下丘脑腹中部核皮质运动区引起的海马神经元抑制性放电活动,达到抗焦虑的作用。常用的 BDZ 类药物一般均有效,但以强效-中效类为佳,比如阿普唑仑、地西泮、劳拉西泮、艾司唑仑、氯硝西泮、奥沙西泮、氟西泮、溴西泮等。但是,现有的 BDZ 类抗焦虑药还是有严重缺点的,可导致困倦、易激、头晕,最为突出的是发生依赖性和耐受性,尤其在长期大剂量使用及突然停药时都会产生不良反应。

(二)其他抗焦虑药

丁螺环酮等药。

五、精神兴奋药

(一)哌甲酯

哌甲酯为精神兴奋药,通过拮抗中枢神经系统内多巴胺转运体,起到抑制多巴胺再摄取的作用。能提高精神活动,促使思路敏捷、精神振作,可对抗抑郁症。作用比苯丙胺弱,不良反应亦较少。并可制止小儿好动,使小儿安静、注意力集中。呼吸兴奋作用及拟交感神经作用弱。长期用药可产生依赖性。口服易吸收,存在首过效应,1 次服药作用可维持 4 小时左右,控释剂能使达峰时间延迟至 6~8 小时。用于:①消除催眠药引起的嗜睡、倦怠及呼吸抑制。②治疗儿童多动综合征、脑功能失调。③治疗抑郁症、痴呆、创伤性脑损伤等(国外报道)。

对本品过敏、青光眼、严重焦虑、激动或过度兴奋禁用。癫痫、高血压、有药物或乙醇滥用史和成瘾史及精神病患者(处于兴奋性症状期间)慎用。

(二)苯丙胺

作用与麻黄碱相似,但对中枢的兴奋作用较强。主要作用于大脑皮质和网状激活系统,使之保持机灵警觉状态。亦可作用于外周,能使支气管平滑肌松弛,通过刺激化学感受器反射性地兴奋呼吸,同时使血压微升。本品可以增加神经元兴奋性,降低痫性发作阈值。口服易为胃肠道吸收,经肝代谢,随酸性尿排出,而碱性尿排出较缓慢。$t_{1/2}$ 为 10~12 小时。由于本品成瘾性强,长期使用产生依赖性、耐受性,我国按一类精神药品管理。主要用于:①各种精神抑制状态、发作性睡病、老年性沉思抑郁、三环类抗抑郁药不适用时,以及中枢神经抑制药中毒等。②雾化吸入可缓解鼻炎的阻塞症状。

第四章

循环系统常用药物

第一节 抗高血压药

高血压是危害人类健康的常见病。一般认为,在安静休息时,成年人血压持续高于18.7/12.0 kPa(140/90 mmHg)者即为高血压。绝大部分高血压病因不明,称为原发性高血压或高血压病;少数高血压有因可查,称为继发性高血压或症状性高血压。无论原发性高血压或继发性高血压,其共同的病理基础是小动脉痉挛性收缩,周围血管阻力增加,从而使血压升高。应用抗高血压药来降低血压虽不能解决高血压的病因治疗问题,但及时而恰当地进行降压,确能减轻因高血压引起的头痛、头晕、心悸、失眠等症状,并可减少由于持续性的高血压所引起的心、脑、肾等重要生命器官的功能障碍和器质性病变。因此,合理应用抗高血压药仍然是目前治疗高血压的重要措施之一。

一、常用抗高血压药

(一)利尿药

1.氢氯噻嗪

(1)降压作用与应用:以本品为代表的噻嗪类利尿药是利尿降压药中最常用的一类。大规模临床试验表明,本类药可降低高血压并发症如脑卒中和心力衰竭的发病率和病死率。利尿药降低血管阻力最可能的作用机制是持续地降低体内 Na^+ 浓度及降低细胞外液容量。平滑肌细胞内 Na^+ 浓度降低可能导致细胞内 Ca^{2+} 浓度降低，从而使血管平滑肌对缩血管物质的反应性减弱。单独应用噻嗪类利尿药作降压治疗时，剂量应尽可能小，超过 25 mg 时降压作用并不一定增强，反而可能使不良反应发生率增加。长期大量使用除引起电解质紊乱外，尚对脂质代谢、糖代谢产生不良影响。本类药物是治疗高血压的基础药物之一，可单独应用治疗轻度高血压，但多与其他抗高血压药合用治疗中、重度高血压，以减少其他抗高血压药的剂量，减少不良反应。单用噻嗪类抗高血压药治疗，尤其是长期使用时，应合并使用留钾利尿药或合用血管紧张素转换酶抑制药，以减少 K^+ 的排出。

（2）用法与用量。口服：1 天 25～100 mg，分早、晚 2 次分服，见效后酌减，维持量 1 天 25～50 mg。单独使用噻嗪类作降压治疗时，剂量应尽量小，使用<12.5 mg 的剂量即有降压作用，不宜超过 25 mg。

2.螺内酯

螺内酯、氨苯蝶啶均为留钾利尿药，它们的降压作用强度与噻嗪类相似，优点是降压时不引起低钾血症、高血糖症与高尿酸血症，也不影响血脂水平，但有可能致高钾血症，故肾功能受损者不宜应用。可作为治疗高血压的辅助药物或对抗其他利尿药的失钾作用及发挥协同利尿作用。

（二）Ca^{2+} 通道（简称钙通道）阻滞剂

硝苯地平为其代表药物，可通过抑制 Ca^{2+} 内流，使细胞内 Ca^{2+} 浓度降低，导致小动脉扩张，总外周血管阻力下降而降低血压。由于周围血管扩张，可引起交感神经活性反射性增强而引起心率加快。用于轻、中、重度高血压，亦适用于合并有心绞痛、肾脏疾病、糖尿病、哮喘、高脂血症及恶性高血压的患者。目前多推荐使用缓释片剂，以减轻迅速降压造成的反射性交感活性增加。

临床用于抗高血压药的钙通道阻滞药还有非洛地平、复方非洛地平、左旋氨氯地平、尼索地平、乐卡地平、西尼地平、巴尼地平、贝尼地平、伊拉地平、尼伐地平、尼卡地平、马尼地平、苄普地尔、维拉帕米、地尔硫䓬等。

(三)肾上腺素受体阻滞剂

1.β受体阻滞剂

普萘洛尔为常见β受体阻滞剂。普萘洛尔为非选择性β受体阻滞剂,对$β_1$受体和$β_2$受体具有相同的亲和力,缺乏内在拟交感活性。通过多种机制产生降压作用,即减少心排血量,抑制肾素释放,在不同水平抑制交感神经系统活性(中枢部位、压力感受性反射及外周神经水平)和增加前列环素的合成等。用于各种程度的原发性高血压,可作为抗高血压药的首选药单独应用,也可与其他抗高血压药合用。对心排血量及肾素活性偏高者疗效较好,高血压伴有心绞痛、偏头痛、焦虑症等选用本类药较为合适。

临床用于抗高血压的β受体阻滞剂还有阿替洛尔、美托洛尔等。

2.α、β受体阻滞剂

卡维地洛为常见α、β受体阻滞剂,阻断β受体的同时具有舒张血管作用。口服首过消除显著,生物利用度约30%,药效维持可达24小时。不良反应与普萘洛尔相似,但不影响血脂代谢。用于治疗轻、中度高血压或伴有肾功能不全、糖尿病的高血压患者。

(四)血管紧张素转化酶抑制药

血管紧张素转化酶(ACE)抑制药的应用是抗高血压药物治疗学上的一大进步。该类药能抑制 ACE 活性,使血管紧张素Ⅱ(AngⅡ)的生成减少以及缓激肽的降解减少,扩张血管,降低血压。该类药不仅具有良好的降压效果,对高血压患者的并发症及一些伴发疾病亦具有良好影响。该类药物亦作为伴有糖尿病、左心室肥厚、左心功能障碍及急性心肌梗死的高血压患者的首选药物。因阻断醛固酮,可以增强利尿药的作用。有轻度潴留 K^+ 的作用,这对有高钾血症倾向的患者尤应注意。血管神经性水肿是该类药少见而严重的不良反应。服药后患者发生顽固性咳嗽往往是停药的原因之一。

常见的血管紧张素转化酶抑制药为卡托普利。是第一个用于临床口服有效的含巯基(—SH)血管紧张素转化酶(ACE)抑制药,直接抑制 ACE,具有轻至中等强度的降压作用,可增加肾血流量,不伴反射性心率加快。可用于:①各型高血压,特别是常规疗法无效的严重高血压。60%～70%的患者单用本品能使血压控制在理想水平,加用利尿药则 95%的患者有效。本品尤其适用于合并有糖尿病及胰岛素抵抗、左心室肥厚、心力衰竭、急性心肌梗死的高血压患者,可明显改善生活质量且无耐受性,连续用药一年以上疗效不会下降,而且停药不反跳。本品与利尿药及 β 受体阻滞剂合用于重型或顽固性高血压疗效较好。②顽固性慢性心力衰竭。③高血压急症(注射剂)。④诊断肾血管性高血压试验用药。

注意事项:①对本品或其他血管紧张素转化酶(ACE)抑制药过敏者,孤立肾、移植肾、双侧肾动脉狭窄、严重肾功能减退者,孕妇及哺乳期妇女禁用。自身免疫性疾病(如严重系统性红斑狼疮,此时白细胞或粒细胞减少的机会增多)、骨髓抑制、脑动脉或冠状动脉供血不足、血钾过高、肾功能障碍、主动脉瓣狭窄、严格饮食限制钠盐或进行透析者慎用。②不良反应常见有皮疹、瘙痒、味觉障碍。个别有蛋白尿、白细胞和中性粒细胞减少,但减量或停药后可消失或避免。约 20%的患者发生持续性干咳。③用本品期间随访检查白细胞计数及分类计数,最初 3 个月内每 2 周 1 次,此后定期检查,有感染迹象时随即检查;尿蛋白检查,每月 1 次。④给药剂量须遵循个体化原则,按疗效予以调整。开始用本品前建议停用其他抗高血压药 1 周。⑤对恶性或重度高血压,在停用其他药物后,立即给予本品最小剂量,在密切观察下每 24 小时递增剂量,直至疗效充分或达最大剂量。⑥肾功能差者应采用小剂量或减少给药次数,缓慢递增。若需合用利尿药,建议用呋塞米而不用噻嗪类。血尿素氮和肌酐增高时,本品应减量,同时应停用利尿药。⑦用本品时若蛋白尿渐增多,应暂停药或减少用量。⑧在手术或麻醉时用本品如发生低血压,可用扩容纠正。⑨一旦出现血管神经性水肿,应立即停药,并迅速皮下注射 1:1 000 的肾上腺素注射液 0.3～0.5 mL。⑩食物能影响其吸收,因此宜在餐前 1 小时服。增加剂量可延长作用时间,但不增加降压效应。⑪老年人对降压作用较敏感,应用本品须酌减剂量,特别是首次服用。

　　此类药物与利尿药及其他扩血管药合用可致低血压,如合用,应从小剂量开始;与留钾利尿药或补钾药合用可引起血钾过高;与内源性前列腺素合成抑制药如阿司匹林等非甾体抗炎药合用,可使本品降压疗效减低。

　　其他常见的血管紧张素转化酶抑制药有复方卡托普利、依那普利、贝那普利等。

(五)血管紧张素Ⅱ受体(AT₁)拮抗药

　　现已知血管紧张素Ⅱ(AngⅡ)的作用是由 AT 介导的,AT 有两种亚型(AT₁ 和 AT₂),而 AngⅡ 的作用是由 AT₁ 所介导。AT₁ 在体内分布广泛,主要分布于心脏、血管、肾上腺皮质、肾脏以及心血管运动中枢、口渴中枢、垂体等,因而 AngⅡ 在维持心脏、血管、肾脏等功能方面具有重要的作用。AT₁ 拮抗药在受体水平阻断肾素-血管紧张素系统(RAS),与血管紧张素转化酶(ACE)抑制药比较,具有作用专一的特点。AT₁ 被阻断后,AngⅡ 收缩血管与刺激肾上腺释放醛固酮的作用受到抑制,导致血压降低,具有与 ACE 抑制药相似的抗高血压作用,并能通过减轻心脏的后负荷,治疗充血性心力衰竭,其阻止 AngⅡ 的促心血管细胞增殖肥大作用能防治心血管的重构。AT₁ 被阻断后,反馈性地增加血浆肾素 2～3 倍,导致血浆 AngⅡ 浓度升高。但由于 AT₁ 已被阻断,这些反馈性作用难以表现。但是血浆中升高的 AngⅡ 通过激活 AT₂,可激活缓激肽-NO 途径,产生舒张血管、降低血压、抑制心血管重构等作用,有利于高血压与心力衰竭的治疗。AT₁ 被阻断后,醛固酮产生减少,水钠潴留随之减轻,但对血钾影响甚微。

　　代表药物为氯沙坦,为新型的非肽类 AT₁ 的拮抗药。具有口服有效、高亲和力(AT₁ 的亲和力)、高选择性(只拮抗 AT₁)、高专一性(只影响 AT)、无激动活性的特点。EXP3174 是本品在体内的活性代谢物,它们可降低血压;能改善心力衰竭,防治高血压并发的血管壁增厚和心肌肥厚;具有肾脏保护作用,增加肾血流量和肾小球滤过率,增加尿液和尿钠、尿酸的排出;可减少肾上腺醛固酮和肾上腺

素的分泌,但也可引起血浆肾素活性增加为其不良反应。用于:
①治疗高血压,可单独应用或与其他抗高血压药如利尿药合用。
②治疗心力衰竭,可单独应用或与强心苷、利尿药合用。③预防高
血压伴左心室肥厚患者发生脑卒中。④减慢伴有肾病和高血压的
2 型糖尿病患者的肾病进程。

(六)肾素抑制药

如阿利吉仑,为口服有效的非肽类肾素抑制药,通过抑制肾素
防止血管紧张素原转换成血管紧张素 Ⅰ,进而抑制血管紧张素 Ⅱ 和
醛固酮的生成。与 ACE 抑制药及 AT 拮抗药不同,本品不引起血
浆肾素活性代偿性升高。口服吸收差,生物利用度为 2.5%,口服
1~3 小时达血浆峰浓度。高脂肪食物会降低本品的吸收。血浆蛋
白结合率为 50%。几乎不被代谢,主要经粪便和尿液以原形药排
泄。消除半衰期为 24~40 小时。用于治疗高血压。

二、其他经典抗高血压药

(一)中枢性降压药

如可乐定,本品的降压作用中等偏强,并可抑制胃肠分泌及运
动,对中枢神经系统有明显的抑制作用。其降压机制主要是激动延
髓腹外侧核吻侧端的咪唑啉受体,使交感神经张力下降,外周血管阻
力降低,从而产生降压作用。其降压作用多在服药后 0.5~1.0 小时出
现,2~3 小时达最高峰,可持续 4~6 小时。在降压明显时不出现直
立性低血压。过大剂量的可乐定也可兴奋外周血管平滑肌上的 α_2
受体,使血管收缩,降压作用减弱。用于:①高血压,对多数高血压
有效,对原发性高血压疗效较好。与利尿药(如氢氯噻嗪)或其他抗
高血压药(如利血平)合用,比单服本品疗效有明显提高。②口服预
防偏头痛、绝经期潮热、痛经以及作为吗啡类镇痛药成瘾者的戒毒
药。③滴眼治疗开角型青光眼,尤其适用于不能耐受缩瞳药的青光
眼患者。

(二)血管平滑肌扩张药

本类药物通过直接扩张血管而产生降压作用,由于不良反应较

多,一般不单独用于治疗高血压,仅在利尿药、β受体阻滞剂或其他抗高血压药无效时才加用该类药物。

如硝普钠,为强有力的速效血管扩张药,可直接松弛小动脉和静脉平滑肌,通过扩张周围血管,使血压下降,作用强而迅速,给药后5分钟即见效,停药后作用能维持2~15分钟。很少影响局部血流分布,一般不降低冠状动脉血流、肾血流及肾小球滤过率。其扩张血管作用能降低心脏的前、后负荷,以及减轻瓣膜关闭不全时主动脉和左心室的阻抗而减少血液反流,缓解心力衰竭症状。用于:①高血压急症,如高血压危象、高血压脑病、恶性高血压,嗜铬细胞瘤手术前后阵发性高血压等的紧急降压,手术麻醉时的控制性降压。其疗效可靠,作用持续时间较短,易于掌握。②急性心力衰竭,包括急性肺水肿;亦用于瓣膜(二尖瓣或主动脉瓣)关闭不全时的急性心力衰竭,能使衰竭的左心室排血量增加,心力衰竭症状得以缓解。

(三)神经节阻断药

本类药物由于不良反应较多,降压作用过强、过快,现仅限用于一些特殊情况,如高血压危象、主动脉夹层动脉瘤、外科手术中的控制性低血压等。例如,环轮宁。

1.别名

溴化二甲基轮环藤宁。

2.作用与应用

本品为神经节阻断药,具有明显的降压作用,并伴有心率减慢。其降压机制与阻断交感神经节、释放组胺和降低总外周阻力等作用有关,使血管扩张,血压明显下降。此外,还具有非除极化型肌松作用,这也有利于降压效应。静脉注射后1~4分钟血压开始下降,有效降压时间为8~20分钟。停药后约5分钟血压自行回升,8~20分钟恢复至原水平。其降压效应的可控性和可逆性均较好,且对心、肾、肝功能均无影响,是一种较好的控制性抗高血压药。用于心血管和脑外科、颌面外科及一般外科手术,做手术麻醉期间控制血压之用,其效果满意。此时应用神经节阻断药,不仅能降压,而且能有效地防止因手术剥离而撕拉组织所造成的交感神经反射,使患者血压不致明显升高。

3.用法与用量

静脉给药:在全麻期间根据指征以不同方法用药。①单次静脉注射,成人0.4～1.2 mg/kg,小儿0.8～1.2 mg/kg。如果静脉注射后血压下降不理想或降压作用消失,则可重复静脉注射,用量为开始时的1/2～2/3。②连续静脉滴注0.05％～0.20％等渗液,开始时一般为30滴/分,逐渐加快至100滴/分,最快为150滴/分。③单次静脉注射0.5 mg/kg,继以0.05％～0.10％注射液连续静脉滴注维持;也可在连续静脉滴注的基础上,酌量补充单次静脉注射。

4.注意事项

静脉注射常可引起呼吸抑制(多数患者于手术完毕时自发呼吸即已恢复),应用新斯的明可加速呼吸抑制的恢复。也可引起心率减慢、颜面潮红、瞳孔扩大,在停药后4～6小时可恢复,一般不影响视力。

(四)α_1 受体阻滞剂

用于抗高血压治疗的 α 受体阻滞剂主要为具有 α_1 受体阻断作用而不影响 α_2 受体的药物。

哌唑嗪为常见的 α_1 受体阻滞剂,可扩张小动脉及静脉血管,从而发挥降压作用。它不影响 α_2 受体,不会引起明显的反射性心动过速,也不增加肾素的分泌。口服吸收良好,半小时起效,t_{max} 为 1～2 小时,$t_{1/2}$ 为 2～3 小时,作用可持续 6～10 小时。用于治疗轻、中度高血压,常与 β 受体阻滞剂及利尿药合用,降压效果更好。可以谨慎地用于妊娠、肾功能不良、合并糖尿病及前列腺增生的高血压患者。

(五)去甲肾上腺素能神经末梢阻滞药

以利血平为代表的去甲肾上腺素能神经末梢阻滞药主要通过影响儿茶酚胺的贮存及释放产生降压作用。本品降压作用较弱,并兼有安定作用,能降低血压,减慢心率,对精神躁狂症状有安定之效。其降压作用的特点为缓慢、温和而持久。服药后2～3天至1周血压缓慢下降,数周后达到最低点。停药后血压在2～6周内回升。

用于轻至中度早期高血压,疗效显著(伴有精神紧张的高血压患者疗效尤好)。长期应用小量可将多数患者的血压稳定于正常范围内,但对严重和晚期病例单用本品疗效较差,常与肼屈嗪、氢氯噻嗪等合用,以增加疗效。亦可用于高血压危象。当前不推荐为第一线用抗高血压药。

(六)K$^+$通道(简称钾通道)开放药(钾外流促进药)

钾通道开放,K$^+$外流增加,细胞膜超极化,膜兴奋性降低,Ca^{2+}内流减少,从而使血管平滑肌舒张,血压下降。这类药物在降压时常伴有反射性心动过速和心排血量增加。血管扩张作用具有选择性,见于冠状动脉、胃肠道血管和脑血管,但不扩张肾和皮肤血管。若与利尿药和/或β受体阻滞剂合用,则可纠正其水钠潴留和/或反射性心动过速的不良反应。

以米诺地尔为例,它主要作用于血管平滑肌,开放 ATP 敏感性钾通道而降低血压,起效快,作用持久,1 次用药可维持作用 24 小时以上。其降压作用比肼屈嗪强。不引起直立性低血压,长期用药未见药效降低。此外,本品外用溶液还有刺激毛发生长作用,局部长期使用时可刺激男性秃发和斑秃患者的毛发生长。用于:①高血压,可作为二、三线抗高血压药,治疗顽固性高血压及肾性高血压。②外用治疗男性秃发和斑秃。

注意事项:①嗜铬细胞瘤患者禁用。肺源性心脏病、脑血管疾病、冠心病、心绞痛、心肌梗死、心包积液、非高血压所致心力衰竭、严重肝功能不全、肾功能障碍患者、老年人及孕妇慎用。②可引起心悸、心动过速、下肢水肿、毛发增生等不良反应。用药后出现心包积液应停药。③肾功能不全者需加用利尿药。④突然停用本品可致血压反跳,故宜逐渐撤药。

(七)5-羟色胺受体阻滞剂

酮色林为常见 5-羟色胺受体阻滞剂,本品对 5-羟色胺(5-HT$_{2A}$)受体有选择性阻断作用,亦有较弱的 α$_1$ 和 H$_1$ 受体阻断作用,降低高血压者的外周阻力,肾血管阻力的下降更明显。对有阻塞性血管病变者可改善下肢血液供应。对雷诺病患者可改善组织的血流灌注,使皮肤血流增加。静脉注射后可降低右房压、肺动脉压及肺毛细血管楔压。口服吸收迅速完全,食物不影响其吸收。t_{max} 为 0.5～2.0 小时。血浆蛋白结合率为 95%。生物利用度约 50%。在肝内代谢。$t_{1/2}$ 约 15 小时。用于各型高血压、充血性心力衰竭、雷诺病及间歇性跛行。

但不宜与排钾利尿药合用。

第二节 抗心律失常药

心律失常即心动节律和频率异常。心律失常时心脏泵血功能发生障碍,影响全身器官的供血。某些类型的心律失常如心室颤动可危及生命,必须及时纠正。药物治疗在抗心律失常方面发挥了重要作用,但抗心律失常药又存在致心律失常的毒不良反应,应用时需根据各药的作用特点及心律失常的原因选用相应的药物。一般情况下,在心动过速时需应用抑制心脏自律性的药物(如奎尼丁、普鲁卡因胺等);心房颤动时需应用抑制房室间传导的药物(如奎尼丁、普萘洛尔等);房室传导阻滞时则需应用能改善传导的药物(如苯妥英钠、阿托品等);对于自律性过低所引起的心动过缓型心律失常则应采用肾上腺素或阿托品类药物。

一、Ⅰ类——Na$^+$通道(简称钠通道)阻滞药(膜稳定药)

能拮抗钠通道,抑制 0 相除极化速率,并延缓复极过程。

(一)Ⅰa类(适度阻滞钠通道药)

Ⅰa类药物是对 0 相除极化与复极过程抑制均强的药物,常见药物以奎尼丁为例,为金鸡纳树皮所含生物碱,是奎宁的异构体,属Ⅰa类抗心律失常药,可延长心肌的不应期,降低自律性、传导性和心肌收缩力,减少异位节律点冲动的形成。适用于:①心房颤动、心房扑动、室上性和室性心动过速的转复和预防;对心房颤动、心房扑动目前虽采用电转复律法,但奎尼丁可用于转复后维持窦性心律。②频发室上性和室性期前收缩的治疗。

(二)Ⅰb类(轻度阻滞钠通道药)

Ⅰb类药物是对0相除极及复极的抑制作用均弱的药物。以利多卡因为代表的Ⅰb类主要作用于浦肯野纤维和心室肌。本品适用于心肌梗死、洋地黄中毒、锑剂中毒、外科手术(如心脏手术、心导管术)等所致的室性心律失常,包括室性期前收缩、室性心动过速和心室颤动。对急性心肌梗死,虽可降低心室颤动的发生,但总病死率并不降低,故不推荐常规预防性使用。不宜用于无器质性心脏病的单纯室性期前收缩。对室上性心律失常通常无效。

苯妥英钠也是常见的Ⅰb类药物。

(三)Ⅰc类(明显阻滞钠通道药)

明显抑制0相除极化,对复极的抑制作用较弱的药物。

以普罗帕酮为代表的Ⅰc类明显阻滞钠通道,显著降低动作电位0相上升速率和幅度,减慢传导性的作用最为明显。本品为具有局麻作用的Ⅰc类抗心律失常药,有膜稳定性。其电生理效应是抑制钠离子内流,减慢0相除极速度,能减慢心房、心室和浦肯野纤维的传导,轻度延长动作电位时间(APD)和有效不应期(ERP),心电图可表现为 P-R 间期和 QRS 波延长。对房室旁路的前向及逆向传导速度也有延长作用。可提高心肌细胞阈电位,降低自律性,抑制触发激动。此外,尚具有弱的 β 受体阻断作用,常规剂量对钙离子通道阻滞作用较弱。轻至中度抑制心肌收缩力,程度与剂量相关。可使动脉压下降,心率减慢,还可增加冠状动脉流量。口服吸收良好,2～3 小时作用达高峰,作用可持续8 小时以上,$t_{1/2}$ 为3.5～4.0 小时。用于预防或治疗室性或室上性异位搏动、室性或室上性心动过速、预激综合征、电转复律后心室颤动发作等。对冠心病、高血压引起的心律失常有较好疗效。

二、Ⅱ类——β受体阻滞剂

普萘洛尔为常见的 β 受体阻滞剂。β 受体阻断作用和直接细胞膜作用是本类药物抗心律失常的基本机制。本品能降低窦房结、心房和浦肯野纤维自律性,在运动及情绪激动时作用明显。能减少儿茶酚胺所致的滞后除极发生,减慢房室结传导,延长房室结有效不应期。用于治疗多种原因所致的心律失常,如房性及室性期前收缩(效果较好)、窦性及室上性心动过速、心房颤动等,但室性心动过速宜慎用。锑剂中毒引起的心律失常,当其他药物无效时也可试用。对于交感神经兴奋性过高、甲状腺功能亢进及嗜铬细胞瘤等引起的效果良好。与强心苷或地尔硫䓬合用,控制心房颤动、心房扑动及阵发性心动过速时的室性频率过快效果较好。心肌梗死患者应用本品可减少心律失常的发生,缩小心肌梗死范围,降低病死率。对由运动、情绪变动所引发的室性心律失常、肥厚型心肌病所致的心律失常也有效。

三、Ⅲ类——延长动作电位时程药

胺碘酮为常见的延长动作电位时程药。本品原为抗心绞痛药,具有选择性冠状动脉扩张作用,能增加冠状动脉血流量,降低心肌耗氧量。本品为广谱抗心律失常药,用于:①房性心律失常(心房扑动和心房颤动转律和转律后窦性心律的维持)、结性心律失常、室性心律失常(治疗危及生命的室性期前收缩、室性心动过速以及心室颤动的预防)、伴预激综合征(WPW综合征)的心律失常。②伴有充血性心力衰竭和急性心肌梗死的心律失常患者。③其他抗心律失常药(如丙吡胺、维拉帕米、奎尼丁、β受体阻滞剂)治疗无效的顽固性阵发性心动过速,常能奏效。④慢性冠状动脉功能不全和心绞痛。⑤注射剂用于治疗严重心律失常,尤其适用于:急诊控制房性心律失常(心房颤动、心房扑动)伴快速心室率;预激综合征的心动过速;严重的室性心律失常;体外电除颤无效的心室颤动相关心脏停搏的心肺复苏。

四、Ⅳ类——钙通道阻滞药

维拉帕米为常见的钙通道阻滞药。对激活状态和失活态的L-型钙通道均有抑制作用,对 I_{kr} 钾通道亦有抑制作用。表现为:

①降低窦房结自律性,降低缺血时心房、心室和浦肯野纤维的异常自律性,减少或取消后除极所引发的触发活动。②减慢房室结传导性,此作用除可终止房室结折返,尚能防止心房扑动、心房颤动引起的心室率加快。③延长窦房结、房室结的有效不应期(ERP),大剂量延长浦肯野纤维的 APD(动作电位时程)和 ERP。用于治疗室上性和房室结折返引起的心律失常效果好,对急性心肌梗死、心肌缺血和洋地黄中毒引起的室性期前收缩有效。为阵发性室上性心动过速首选药。

临床用于抗心律失常的钙通道阻滞药还有地尔硫䓬、苄普地尔等。

五、其他抗心律失常药

常见的有腺苷、三磷酸腺苷二钠。

第三节　抗心力衰竭药

心力衰竭(heart failure,HF)是各种心脏疾病导致心力衰竭的一种综合征,绝大多数情况下是指心肌收缩力下降使心排血量不能满足机体代谢的需要,器官、组织血液灌流不足,同时出现体循环和/或肺循环淤血的表现。少数情况下心肌收缩力尚可维持正常心排血量,但由于异常增高的左心室充盈压,导致肺静脉回流受阻,肺循环淤血,称舒张性心力衰竭,常见于冠心病和高血压心脏病心力衰竭的早期或原发性肥厚型心肌病。心力衰竭时通常伴有体循环和/或肺循环的被动性充血,故又称充血性心力衰竭(congestive heart failure,CHF)。目前临床上"心功能不全"常用以表示心脏收缩或舒张功能已不正常,但尚未出现临床症状的状态。

一、肾素-血管紧张素-醛固酮系统抑制药

血管紧张素转化酶（ACE）抑制药和血管紧张素Ⅱ受体（AT_1）拮抗药用于心力衰竭的治疗是抗心力衰竭治疗的最重要的进展之一。大规模、多中心临床研究表明，ACE 抑制药不仅能缓解心力衰竭的症状，提高生活质量，而且显著降低心力衰竭患者的病死率，改善预后。基础研究证实 ACE 抑制药能防止和逆转心室的重构，提高心脏和血管的顺应性等，故这类药物作为心力衰竭治疗的一线用药广泛用于临床。

（一）血管紧张素转化酶抑制药

临床常用于治疗 CHF 的 ACE 抑制药有卡托普利、依那普利、西拉普利、贝那普利、培哚普利、福辛普利、雷米普利、赖诺普利等，它们的作用基本相似。

治疗 CHF 的作用与应用。本类药物治疗 CHF 的作用机制是通过降低血管紧张素Ⅱ（AngⅡ）和醛固酮水平而使心脏前、后负荷减轻，改善充血性心力衰竭患者的心脏功能。①降低外周血管阻力降低心脏后负荷：ACE 抑制药可抑制体循环及局部组织中的血管紧张素Ⅰ（AngⅠ）向 AngⅡ转化，使血液及组织中的 AngⅡ含量降低，从而减弱了 AngⅡ的收缩血管作用；它们还能抑制缓激肽的降解，使血中缓激肽含量增加，缓激肽可促进 NO 和 PGI2 生成，发挥扩血管、降低心脏后负荷的作用。②减少醛固酮生成：减轻水钠潴留，降低心脏前负荷。③抑制心肌及血管重构：AngⅡ及醛固酮是促进细胞增殖、胶原含量增加、心肌间质纤维化，导致心肌及血管重构的主要因素。用不影响血压的小量 ACE 抑制药即可减少 AngⅡ及醛固酮的形成，因此能防止心肌及血管重构，改善心功能。④对血流动力学的影响：ACE 抑制药降低全身血管阻力，增加心搏出量，并能降低左室充盈压、左室舒张末压，降低室壁张力，改善心脏的舒张功能，降低肾血管阻力，增加肾血流量，用药后症状缓解，运动耐力增加。⑤降低交感神经活性：ACE 抑制药亦可通过其抗交感神经作用进一步改善心功能，它们能恢复下调的 β 受体的数量，并增强腺苷酸

环化酶活性,直接或间接降低血中儿茶酚胺和精氨酸加压素含量,提高副交感神经张力。本类药物对各阶段的心力衰竭者均有有益作用,既能消除或缓解 CHF 症状,提高运动耐力,改进生活质量,防止和逆转心肌肥厚,降低病死率,还可延缓尚未出现症状的早期心功能不全者的进展,延缓心力衰竭的发生,故 ACE 抑制药现已与利尿药一起作为治疗心力衰竭的一线药物广泛用于临床,特别是对舒张性心力衰竭者的疗效明显优于传统药物地高辛。对强心苷、利尿药和血管扩张药无效的心力衰竭患者也有效。可单独应用或与强心苷、利尿药合用。

(二)AT$_1$ 拮抗药

本类药物可直接阻断 AngII 与其受体(AT$_1$)的结合,发挥拮抗作用。它们对 ACE 途径产生的血管紧张素 II(AngII)及对非 ACE 途径如糜酶途径产生的 AngII 都有拮抗作用;因拮抗 AngII 的促生长作用,也能预防及逆转心血管的重构。本类药物对 CHF 的作用与 ACE 抑制药相似,不良反应较少,不易引起咳嗽、血管神经性水肿等。常作为对 ACE 抑制药不耐受者的替代品。临床常用药物有氯沙坦、缬沙坦、坎地沙坦、厄贝沙坦、替米沙坦、奥美沙坦等,详见本章第一节抗高血压药。

(三)抗醛固酮药

CHF 时血中醛固酮的浓度可明显增高达 20 倍以上,大量的醛固酮除了保钠排钾外,尚有明显的促生长作用,特别是促进成纤维细胞的增殖,刺激蛋白质与胶原蛋白的合成,引起心房、心室、大血管的重构,加速心力衰竭恶化。此外,尚可阻止心肌摄取去甲肾上腺素(NA),使 NA 游离浓度增高而诱发冠状动脉痉挛和心律失常,增加心力衰竭时室性心律失常和猝死的可能性。

代表药物为螺内酯。临床研究证明,在常规治疗的基础上加用醛固酮拮抗药螺内酯,可明显降低 CHF 病死率,防止左室肥厚时心肌间质纤维化,改善血流动力学和临床症状。CHF 时单用本品仅发挥较弱的作用,但与 ACE 抑制药合用则可同时降低 AngII 及醛固酮水平,既能进一步减少患者的病死率,又能降低室性心律失常的发生率,效果更佳。

二、利尿药

利尿药在心力衰竭的治疗中起着重要的作用,目前仍作为一线药物广泛用于各种心力衰竭的治疗。

(一)治疗 CHF 的作用与应用

利尿药促进 Na^+、H_2O 的排泄,减少血容量,降低心脏前负荷,改善心功能;降低静脉压,消除或缓解静脉淤血及其所引发的肺水肿和外周水肿。对 CHF 伴有水肿或有明显淤血者尤为适用。①对轻度 CHF,单独应用噻嗪类利尿药多能收到良好疗效。②对中、重度 CHF 或单用噻嗪类疗效不佳者,可用襻利尿药或噻嗪类与留钾利尿药合用。③对严重 CHF、慢性 CHF 急性发作、急性肺水肿或全身水肿者,噻嗪类药物常无效,宜静脉注射襻利尿药呋塞米。④留钾利尿药作用较弱,多与其他利尿药如襻利尿药等合用,能有效拮抗肾素-血管紧张素-醛固酮系统(RAAS)激活所致的醛固酮水平升高,增强利尿效果及防止失钾,还可抑制胶原增生和防止纤维化。

(二)用法与用量

目前推荐的利尿药使用方法为小剂量给药,同时合用小剂量地高辛、ACE 抑制药及 β 受体阻滞剂。

(三)注意事项

(1)大剂量利尿药可减少有效循环血流量,进而降低心排血量,故大量利尿常可加重心力衰竭。

(2)大剂量利尿药尚可因减少血容量而导致反射性交感神经兴奋,减少肾血流量,加重组织器官灌流不足,加重肝、肾功能障碍,导致心力衰竭恶化。

(3)利尿药引起的电解质平衡紊乱,尤其是排钾利尿药引起的低钾血症,是 CHF 时诱发心律失常的常见原因之一,特别是与强心苷类合用时更易发生。应注意补充钾盐或与留钾利尿药合用。

(4)长期大量应用噻嗪类利尿药可致糖代谢紊乱、高脂血症。

（5）其他参见第十章泌尿系统药第一节利尿药。

常用药物有噻嗪类：氢氯噻嗪；襻利尿药：呋塞米、依他尼酸、布美他尼；留钾利尿药：氨苯蝶啶、螺内酯。

三、β受体阻滞剂

心力衰竭时应用β受体阻滞剂虽有抑制心肌收缩力、加重心功能障碍的可能，但自 20 世纪 70 年代中期应用β受体阻滞剂治疗CHF 有效后，对卡维地洛、比索洛尔、美托洛尔的临床试验证明，长期应用可以改善 CHF 的症状，提高射血分数，改善患者的生活质量，降低病死率。目前已被推荐作为治疗慢性心力衰竭的常规用药。β受体阻滞剂与 ACE 抑制药合用能进一步增加疗效。在各种β受体阻断药中，目前临床上常用的是卡维地洛、美托洛尔、比索洛尔。

（一）治疗 CHF 的作用与应用

1.拮抗交感活性

交感神经系统与 RAAS 的激活是 CHF 时最重要的神经-体液变化。β受体阻滞剂通过阻断心脏β受体，拮抗过量儿茶酚胺对心脏的毒性作用，防止过量儿茶酚胺所致的大量 Ca^{2+} 内流，并减轻由此导致的大量能量消耗与线粒体损伤，避免心肌细胞坏死；改善心肌重构；减少肾素释放，抑制 RAAS，防止高浓度血管紧张素Ⅱ（AngⅡ）对心脏的损害；上调心肌β受体的数量，恢复其信号转导能力；改善β受体对儿茶酚胺的敏感性。此外，卡维地洛兼有阻断 α_1 受体、抗氧化等作用，表现出较全面的抗交感神经作用。

2.抗心律失常与抗心肌缺血作用

前者也是其降低 CHF 病死率和猝死的重要机制。β受体阻滞剂主要用于扩张型心肌病。对扩张型心肌病及缺血性 CHF，长期应用可阻止临床症状恶化，改善心功能，降低猝死及心律失常的发生率。初期应用β受体阻滞剂可使血压下降，心率减慢，充盈压上升，心排血量下降，心功能恶化。故应注意选择适应证，应用时宜从小剂量开始，并与强心苷合并应用，以消除其负性肌力作用。

(二)注意事项

应用 β 受体阻滞剂治疗 CHF 时,应注意下列情况。

(1)正确选择适应证,以扩张型心肌病 CHF 的疗效最好。

(2)长期应用,一般心功能改善的平均奏效时间为 3 个月,心功能改善与治疗时间呈正相关。

(3)应从小剂量开始,逐渐增加至患者既能耐受又不加重病情的剂量。如开始时剂量偏大必然导致病情的加重。

(4)应合并使用其他抗 CHF 药,临床经验表明,CHF 时应合并应用利尿药、ACE 抑制药和地高辛,以此作为基础治疗措施。如应用 β 受体阻滞剂时撤除原有的治疗用药或它们的治疗力度不够,均可导致 β 受体阻滞剂的治疗失败。

(5)严重心动过缓、严重左室功能减退、明显房室传导阻滞、低血压及支气管哮喘患者慎用或禁用。

四、洋地黄类药(强心苷类)

强心苷是一类具有强心作用的苷类化合物。可供使用的制剂有地高辛、洋地黄毒苷、毛花苷 C 和毒毛花苷 K。

临床常用的为地高辛,为由毛花洋地黄中提纯制得的中效强心苷。用于:①各种急性和慢性收缩性心功能不全。在过去几十年对心力衰竭的治疗中,强心苷加利尿药几乎用于每一位心力衰竭的患者,但随着对心力衰竭病理生理认识的不断加深及对 ACE 抑制药、β 受体阻滞剂临床疗效的肯定,强心苷现多用于以收缩功能障碍为主,对利尿药、ACE 抑制药、β 受体阻滞剂疗效欠佳者。不同原因所致的心力衰竭因病情不同,其疗效有一定的差异:对有心房颤动伴心室率快的心力衰竭疗效最佳;对瓣膜病、风湿性心脏病(高度二尖瓣狭窄的病例除外)、冠心病和高血压性心脏病所引起的心功能不全疗效较好;对肺源性心脏病、活动性心肌炎(如风湿活动期)或严重心肌损伤所引起的心力衰竭疗效较差,且容易发生中毒;对扩张型心肌病、心肌肥厚、舒张性心力衰竭者不应选用强心苷,而应首选 β 受体阻滞剂、ACE 抑制药。②治疗某些心律失常。如心房颤动、心房扑动及室上性心动过速,可有效控制心房颤动、心房扑动患者的心室率,使心脏泵血功能得以保护,并促使心房扑动转为窦性心律。

五、扩血管药

扩血管药物因迅速降低心脏的前、后负荷可改善急性心力衰竭症状,一些长期的临床观察资料提示肼屈嗪、硝酸异山梨酯还可减轻心肌的病理重构。常用药物有硝酸酯类、肼屈嗪、硝普钠、哌唑嗪。

(一)治疗 CHF 作用机制

扩血管药治疗心力衰竭的机制为扩张静脉,使静脉回心血量减少,降低心脏的前负荷,进而降低肺毛细血管楔压、左室舒张末压(LVEDP)等,缓解肺部淤血症状;扩张小动脉,降低外周阻力,降低心脏的后负荷,增加心排血量,增加动脉供血,缓解组织缺血症状,并可弥补或抵消因小动脉扩张而可能发生的血压下降和冠状动脉供血不足等不利影响。

(二)硝酸酯类

硝酸甘油和硝酸异山梨酯的主要作用是扩张静脉,使静脉容量增加、右房压力降低,减轻淤血及呼吸困难;并能选择性地舒张心外膜的冠状血管,在缺血性心肌病时增加冠状动脉血流而提高其心室的收缩和舒张功能,解除心力衰竭症状,提高患者的运动耐力。

(三)肼屈嗪

肼屈嗪能扩张小动脉,降低心脏后负荷,增加每搏量,也较明显地增加肾血流量。因能反射性激活交感神经及 RAAS,故长期单独应用疗效难以持续。主要用于肾功能不全或对 ACE 抑制药不能耐受的 CHF 患者。

(四)硝普钠

硝普钠能扩张小静脉和小动脉,降低心脏前、后负荷。作用快,静脉滴注后 2~5 分钟见效,故可快速控制危急的 CHF。适用于需迅速降低血压和肺毛细血管楔压的急性肺水肿、高血压危象等危重病例。

六、非苷类正性肌力药

(一)儿茶酚胺类

β受体参与维持正常心脏功能。但是，CHF时交感神经处于激活状态，内源性儿茶酚胺的长期影响使β受体尤其是β_1受体向下调节，β受体与Gs蛋白脱耦联；心肌细胞中Gs与Gi蛋白平衡失调，对儿茶酚胺及β受体激动药的敏感性下降。在后期更是病情恶化的主要因素之一，而且易引起心率加快和心律失常。因此，本类药物主要用于强心苷反应不佳或禁忌者，更适用于伴有心率减慢或传导阻滞的患者。

如多巴胺，本品小剂量时激动多巴胺受体，扩张肾、肠系膜血管及冠状血管，增加肾血流量和肾小球滤过率，促进排钠；稍大剂量激动β受体，并促使去甲肾上腺素释放，抑制其摄取，故能增加外周血管阻力、加强心肌收缩性、增加心排血量；大剂量时激动α受体，致血管收缩，心脏后负荷增加。多用于急性心力衰竭，常做静脉滴注，应用时应注意用量。

(二)磷酸二酯酶抑制药

磷酸二酯酶抑制药(PDEI)通过抑制磷酸二酯酶Ⅲ而明显提高心肌细胞内cAMP含量，增加细胞内钙浓度，发挥正性肌力和血管舒张双重作用，缓解心力衰竭症状，属正性肌力扩血管药。但这类药物是否能降低心力衰竭患者的病死率和延长其寿命，目前尚有争论。主要用于心力衰竭时做短时间的支持疗法，尤其是对强心苷、利尿药及血管扩张药反应不佳的患者。

如氨力农，是一种新型的非苷、非儿茶酚胺类强心药，为磷酸二酯酶抑制药。口服和静脉注射均有效，兼有正性肌力作用和血管舒张作用，能增加心肌收缩力，增加心排血量，降低心脏前、后负荷，降低左心室充盈压，改善左心室功能，增加心脏指数，但对平均动脉压和心率无明显影响，一般不引起心律失常。尚可使房室结传导功能增强,故对伴有房室传导阻滞的患者较为安全。应用期间不增加洋地黄的毒性,不增加心肌耗氧量,未见对缺血性心脏病增加心肌缺血的征象,故不必停用洋地黄、利尿药及血管扩张药。本品口服后1小时起效,1～3小时达最大效应,作用维持4～6小时。静脉注射2分钟内生效,10分钟作用达高峰,作用持续1.0～1.5小时。口服量的10%～40%在24小时内以原形从尿中排泄。用于对强心苷、利尿药及血管扩张药治疗无效或效果欠佳的各种原因引起的急、慢性顽固性充血性心力衰竭的短期治疗。

七、钙通道阻滞剂

钙通道阻滞剂有确切的扩张动脉作用,从理论上讲,应有益于心力衰竭患者的治疗,然而对第一代钙通道阻滞剂维拉帕米、地尔硫䓬、硝苯地平和第二代钙通道阻滞剂非洛地平、氨氯地平的临床研究资料表明,钙通道阻滞剂对收缩期心室功能障碍者并不降低病死率。目前,不主张将钙通道阻滞剂作为心力衰竭治疗的一线药物,主要用于舒张期功能障碍的心力衰竭。本类药物非洛地平、氨氯地平等详见本章第一节钙通道阻滞剂。

八、其他

如辅酶 Q_{10},可在人体内呼吸链中起质子移位及电子传递作用,不仅可作为细胞代谢和细胞呼吸激活剂,还可作为重要的抗氧化剂和非特异性免疫增强剂,促进氧化磷酸化反应,保护生物膜结构完整性。具有抗冠心病、抗心力衰竭、抗心律失常、降压、抗多柔比星的心脏毒性及保肝等作用。可用于以下方面:①充血性心力衰竭、冠心病、高血压、心律失常、病毒性心肌炎的辅助治疗。②也试用于原发性和继发性醛固酮增多症、颈部外伤后遗症、脑血管障碍、出血性休克及肝炎(如病毒性肝炎、亚急性重型肝炎、慢性活动性肝炎)等。③癌症的综合治疗:能减轻放疗、化疗等引起的某些不良反应。

第四节 调血脂及抗动脉粥样硬化药

一、概述

动脉粥样硬化的发生和发展是一个复杂的动态过程,其始动步骤可能与动脉内皮功能障碍有关,涉及因素有血脂异常、高血压、吸烟及糖尿病等。其中,血脂异常最为重要。流行病学调查研究表明,不同国家或地区人群中的总胆固醇(TC)水平与冠心病的发病率和死亡率呈正相关。如芬兰 TC 水平最高,则冠心病发病率也最高;而日本 TC 水平最低,则冠心病发病率也最低。大系列临床研究和长时间随访观察表明,高胆固醇血症在动脉粥样硬化发生和发展过程中,所起的危害性作用,明显大于高血压和糖尿病,如果高胆固醇血症合并高血压和/或糖尿病,则其危害性增加数倍。动脉内皮功能障碍导致其分泌一氧化氮、选择性通透、抗白细胞黏附、抑制平滑肌细胞增殖以及抗凝与纤溶等功能受损,致使血浆中脂质与单核细胞积聚于内皮下间隙,低密度脂蛋白胆固醇氧化为 OX-LDL,单核细胞变为巨细胞,经清道夫受体成为泡沫细胞,形成脂质核心,而血管平滑肌细胞迁移到内膜而增殖形成纤维帽。脂质核心有很强的致血栓作用,纤维帽含致密的细胞外基质,它能使质核与循环血液分隔,从而保持斑块的稳定。

粥样斑块可分为两类:一类为稳定斑块,其特点是纤维帽厚、血管平滑肌细胞含量多,脂质核心小,炎症细胞少,不易破裂;另一类为脂质含量多(占斑块总体积的 40% 以上)、纤维薄、胶原与血管平滑肌细胞少,炎症细胞多,故易于破裂。1995 年公布的 Falk 等 4 项研究分析表明,急性冠状动脉综合征(包括心肌梗死、不稳定性心绞痛)的主要原因是粥样斑块破裂或糜烂引起血栓形成,并最终导致冠脉血流阻断所致。在急性冠脉综合征的患者中。其血管病变狭窄<50% 者占 68%,而狭窄>70% 者仅占 14%,这说明,稳定斑块可以减少心血管病事件。此外,多项临床试验证明,调脂治疗可使一部分冠状动脉粥样斑块进展减慢或回缩。因此,调脂治疗是防治动脉粥样硬化的最重要措施之一。

血脂是指血浆或血清中的中性脂肪或类脂。中性脂肪主要是甘油三酯,而类脂主要是磷脂、非酯化胆固醇、胆固醇酯及酯化脂肪酸。

脂质必须与蛋白质结合成脂蛋白才能在血液循环中运转,脂蛋白是由蛋白质、胆固醇、甘油三酯和磷脂组成的复合体。脂蛋白中的球蛋白称为载脂蛋白(Apo)。正常血浆利用超速离心法可分出4种主要脂蛋白,即乳糜微粒(CM)、极低密度脂蛋白(VLDL),低密度脂蛋白(LDL)和高密度脂蛋白(HDL),载脂蛋白的组成分为ApoA、B、C、D、E。每一型又可分若干亚型,如 ApoA 可分 A I、A II、A VI;ApoB 可分 B48、B100;ApoC 可分 C I、C II、C III;ApoE 可分 E I、E III 等。用区带电泳法可将脂蛋白分为 CM、前 β(pre-β)、β 及 α 脂蛋白 4 种。

脂蛋白代谢需要酶的参与,主要的酶有脂蛋白脂酶(LPL)和卵磷脂胆固醇转酰酶(LCAT)。如果这些酶缺乏,就会产生脂代谢紊乱。血脂过高是由于血浆脂蛋白移除障碍或内源性产生过多,或两者同时存在而引起。

血脂异常一般是指血中 TC、LDL-C、甘油三酯(TG)超过正常范围和/或 HDL-C 降低,也常称高脂血症,主要是指 TC 和/或LDL-C和/或 TG 增高以及 HDL-C 降低。

血脂异常是脂蛋白代谢异常的结果。研究表明,高胆固醇血症、低密度脂蛋白血症、ApoB 水平增高和高密度脂蛋白水平降低TG 升高是冠心病的重要危险因素。血脂水平长期异常,冠心病事件的发生率增加。长期控制血脂于合适的水平,可以预防动脉粥样硬化,而控制血脂水平可以减轻动脉粥样硬化斑块,减少心血管病事件。北欧辛伐他汀生存研究(4S)表明,心肌梗死后和心绞痛患者,接受为期 6 年的辛伐他汀治疗,与安慰组相比较,治疗组主要冠状动脉性事件发作的危险性降低 34%,死亡危险性降低 30%,使需要接受冠脉搭桥手术的患者减少 37%。Hebert 等分析他汀类使 LDL-C 下降 30%,非致死性和致死性冠心病下降 33%,脑卒中下降 29%,心血管疾病死亡率下降 28%,总死亡率下降 22%。最近 Goud 等汇总分析出现 TC 下降 10%,冠心病死亡危险性下降 15%,各种原因死亡危险下降 11%。

近年来,对高甘油三酯(TG)血症在动脉粥样硬化中的意义的认识正在加深,目前认为,单纯高甘油三酯血症也是心血管病的独立危险因素,降低血甘油三酯水平,可降低心血管病临床事件及死亡率。但当高甘油三酯血症伴有高胆固醇血症或低高密度脂蛋白血症时,则冠心病事件和死亡率显著增加。研究发现富含 TG 的脂蛋白(TRL)与富含胆固醇的脂蛋白(CRL)之间通过脂质交换机制取得平衡,每一种脂蛋白都有很大的变异。LDL-C 为致动脉粥样硬化最强的脂蛋白,但其危害性因其颗粒大小而不同。LDL-C 可分为 3 个亚型,LDL-C_3 即为小而密 LDL(SLDL),对 LDL 受体亲和力低于大而松的 LDL-C_1 和 LDL-C_2,在血浆中停留时间长,不易从血液中清除,半衰期较其他亚型长,且易进入动脉内膜,易被氧化,被巨噬细胞吞噬形成泡沫细胞,成为动脉粥样硬化的脂肪,有高度的致动脉粥样硬化作用。而通过脂质交换机制,LDL-C 大小及分型比例受 TG 水平的控制。当 TG 增高时,LDL-C 亚型分布有变化,SLDL 增加而 HDL-C 减少,形成高 TG、HDL-C 低及 SLDL 升高三联症。这种三联症有极强的致动脉粥样硬化作用。目前已普遍认为甘油三酯水平升高是独立的心血管疾病危险因素。人们在以往使用他汀类或贝特类调血脂药物治疗血脂异常以及冠心病一、二级预防中所获得的益处,很可能也是得益于这些药物在降低 TC 的同时,也降低了 TG。

我们已经认识到 HDL-C 是种"好的胆固醇",这是因为 HDL-C 具有逆转运胆固醇的作用,它可以将动脉壁中多余的胆固醇直接或间接地转运给肝脏,经相应受体途径进行分解代谢。因此升高 HDL-C 水平不仅有降低 TC 水平的作用,而且还具有防治动脉粥样硬化的作用。VAHIT 试验表明,吉非贝齐可使 HDL-C 上升,TG

水平下降,使冠心病死亡率及心肌梗死下降22%。

二、血脂异常的分型

血脂异常可分为原发性和继发性两大类。

继发性血脂异常的基础疾病:主要有甲状腺功能过低、糖尿病、慢性肾病和肾病综合征、阻塞性肝胆疾病、肝糖原贮存疾病、胰腺炎、酒精中毒、特发性高血钙、退行球蛋白血症(多发性骨髓瘤、巨球蛋白血症及红斑狼疮)、神经性厌食症等。另外,还有一些药物如噻嗪类利尿剂、含女性激素的口服避孕药、甲状腺素、促进合成代谢的类固醇激素、黄体内分泌素及某些β受体阻滞剂等,也能引起继发性脂质代谢异常。妊娠血脂代谢的变化属生理性。

(一)世界卫生组织(WHO)分型

将高脂血症分为以下5型,各型的实验室检查,特点及其与临床的联系,见表4-1。

表4-1　高脂蛋白血症分型

表型	试管内血清4℃冰箱过夜	区带脂蛋白电泳谱	血脂
Ⅰ	血清透明,顶端有"奶油层"	CM↑	TC↑,TG↑
Ⅱa	血清透明,顶端无"奶油层"	LDL-C↑	TC↑↑
Ⅱb	血清透明,顶端无"奶油层"	LDL-C↑, VLDL-C↑	TC↑↑,TG↑
Ⅲ	血清透明,顶端有"奶油层"	介于LDL-C与VLDL-C 间的β-VLDL-C↑	TC↑↑,TG↑
Ⅳ	血清透明,顶端无"奶油层"	VLDL-C↑	TC↑,TG↑↑
Ⅴ	血清透明,顶端有"奶油层"	CM↑,VLDL-C↑	TC↑,TG↑↑

(二)血脂异常简易分型

惯用的高脂蛋白血症分型并不是病因学诊断,它常可因膳食、药物或其他环境因素的改变而变化。同时,它所需检测的项目繁多,个别类型的确诊,还需复杂的技术和昂贵的设备。因此,除少数特别难治性顽固性血脂异常患者外,为一般性临床治疗,可不必进行高脂蛋白血症的分型,也无须烦琐地进行其他分类,仅做血脂异常简易分型即可。实际上,血脂异常简易分型已包括了常见的与冠心病发病关系较大的高脂蛋白血症类型。血脂异常简易分型的主要目的在于指导临床医师有针对性地选用各种血脂调节药物。

三、血脂异常的治疗

高脂血症的治疗包括非药物治疗和药物治疗。非药物治疗包括饮食和其他生活方式的调节,如保持合适的体重;减低脂肪,尤其是胆固醇和饱和脂肪酸的摄入量,适当增加蛋白质和碳水化合物的比例,控制总热量;减少饮酒和戒烈性酒,运动锻炼和戒烟;注意抗高血压药物对血脂的影响;此外,血液净化亦用于高脂血症治疗。

高脂血症的药物治疗包括一级预防和二级预防及已有动脉硬化疾病患者的血脂水平控制。

继发性血脂异常的治疗应以治疗基础疾病为主,当这些疾病被治愈或控制后,或停用某些有关药物后,血脂异常未改善或不满意时,应按原发性血脂异常行进一步处理。另外,当血脂异常继发于某种一时难以治愈或控制的疾病,可在治疗基础疾病的同时,进行调脂治疗。

(一)病因治疗

凡是能找到高脂血症病因的患者,均应积极对病因进行治疗。高血压病者、吸烟者由于血管内皮受损,致使 LDL-C 更容易进入血管壁内;而糖尿病患者由于 LDL-C 被糖化,故容易黏附于血管壁上而进入血管壁内;肥胖和缺乏体力活动也是高脂血症的重要促发因素。

(二)一般治疗

非药物治疗是所有血脂异常患者治疗的基础。不论是冠心病的一级预防或二级预防都需要非药物治疗。

1.饮食治疗

饮食治疗是治疗高脂血症的首选措施,目前是降低已升高的血清胆固醇,同时维持营养上的合理要求。饮食治疗的方案是:脂肪酸的热量小于总热量的 30%,饱和脂肪酸占总热量的 10% 以下,每天胆固醇<200 mg。应减少食谱中的全脂奶、奶油、动物脂肪、动物内脏、饱和植物油和棕榈油及椰子油,少吃或不吃蛋黄。限制食盐、减少饮酒和戒烈性酒。超重或肥胖病患者的饮食应按"肥胖病"的要求进行。

2.戒烟

吸烟可损伤血管内皮的天然屏障作用,降低血浆 HDL-C 水平,降低其自然抗氧化能力。

3.增加体力活动

体力活动可增加能量物质的消耗,促使血浆 LDL-C 及甘油三酯水平降低,同时升高 HDL-C 水平。每周步行 13 公里,大可提高HDL-C 水平 10%。

4.减轻体重

对于体重超过标准的患者,应减轻体重。减轻体重可降低LDL-C 水平和提高 HDL-C 水平,降低高血压、糖尿病和冠心病的发病率。

(三)药物治疗

调血脂和抗动脉硬化药物可分为五大类,分别是胆酸螯合剂、贝特类、他汀类、烟酸类及其他。

药物治疗适用于不能进行饮食调节及非药物治疗后疗效不满意的患者。对于冠心病二级预防尤其是急性冠脉综合征的患者,应以他汀类调脂药物治疗,应越早开始治疗越好。原发性血脂异常常常与遗传因素及环境因素有关,治疗应该是长期的,尤其是冠心病二级预防,应根据患者的经济情况选择用药种类、剂量及时间,首要目标要达到靶目标。达到靶目标后,有条件者减量长期服用,无条件者应监测血脂水平,血脂水平异常后重新开始治疗。

2 种或 3 种调血脂药物联合应用,较单一药物疗效更佳,而且由于联合用药时剂量减少而使不良反应减轻。故目前主张,对于较为明显的血脂异常,应尽早联合用药。下列联合用药方式可供参考。

(1)胆酸螯合剂与烟酸类合用:适用于 LDL-C 增高伴或不伴有

TG 增高者。

(2)贝特类与胆酸螯合剂合用:适用于 LDL-C 增高、HDL-C 降低伴或不伴有 TG 增高者。

(3)胆酸螯合剂与他汀类合用:适用于 LDL-C 增高者。

(4)胆酸螯合剂、烟酸类、他汀类联合应用:适用严重家族性高胆固醇血症,可使 LDL-C 水平降低,HDL-C 水平显著升高。

(5)诺衡与美调脂合用:有增加发生肌炎的危险,故应慎用。

某些抗高血压药物可使血脂成分发生异常改变,故使用抗高血压药物过程中应注意其对脂代谢的不良影响。

四、调血脂药的临床应用

(一)胆酸螯合剂

该类药物包括考来烯胺、考来替泊和地维烯胺。

1.作用机制

该类药物为胆汁酸结合树脂,通过阻断胆酸肝肠循环,干扰胆汁重吸收,降低胆汁酸重返肝脏,刺激肝细胞内的胆固醇降解合成新的胆汁酸,从而降低肝细胞中胆固醇浓度。而肠道内的胆酸与药物结合后由大便排出,使血中胆酸量减少,促使肝细胞表面 LDL 受体从血液中摄取胆固醇以合成胆酸,因而降低血浆 LDL 水平,平均下降 15%～30%,同时升高 HDL-C 水平(升高 5%)。

2.临床应用

该类药物主要用于治疗单独 LDL-C 水平升高者(Ⅱa 型),以 LDL-C 轻、中度升高疗效较好;严重升高者需与其他类调血脂药物合用。该类药物还可与其他类调血脂药物合用治疗混合型高脂血症。

3.不良反应及注意事项

不良反应可有异味、恶心、腹胀、食欲缺乏及便秘。多进食纤维素可缓解便秘。罕见的不良反应有腹泻、脂肪泻、严重腹痛及肠梗阻、高氯性酸中毒等。还有升高甘油三酯的作用,严重高甘油三酯血症禁用此类药物,因此时有诱发急性胰腺炎的可能。

4.药物相互作用

(1)可减少地高辛、噻嗪类利尿剂、四环素、甲状腺素、普萘洛尔及华法林的吸收。上述药物应在服用胆酸螯合剂前1～4小时或服用胆酸螯合剂后4小时服用。

(2)可干扰普罗布考、贝特类调血脂药物的吸收,两类药物同服应有4小时间隔。

(3)影响叶酸的吸收,故处于生长期的患者服用该类药物时,每天应补充叶酸5 mg。孕妇及哺乳期妇女需补充更多一些;应于服药前1～2小时服叶酸。

(4)减少脂溶性维生素的吸收,长期服用该类药物者,应适当补充维生素 A、维生素 D、维生素 K 及钙剂。

(二)他汀类调血脂药物

该类药物包括洛伐他汀、辛伐他汀、普伐他汀、氟伐他汀、阿伐他汀、西伐他汀等。

1.作用机制

通过对胆固醇生物合成早期限速酶 HMG-CoA(β-羟 β-甲基戊二酰辅酶 A)还原酶的抑制作用而起作用,在 HMG-CoA 还原酶的作用下,HMG-CoA 转变为甲基二羟戊酸,此为胆固醇生物合成的重要中间环节,从而减少了内源性胆固醇合成,使血浆总胆固醇下降,刺激 LDL 的肝摄取,降低 LDL-C 及 VLDL 的浓度。一般可降低 LDL 30%～40%,是目前已知最强的降低胆固醇药物;还可轻度升高 HDL-C 2%～10%。此外,某些他汀类药物显示抑制巨噬细胞中胆固醇的积聚。现已明确,他汀类药物有多向性效应。他汀类药物的非调脂作用主要包括改善血管内皮功能和细胞功能(平滑肌细胞的迁移、增生、分化),抗氧化过程,加强斑块纤维帽,缩小富含脂质的核心,减轻炎症反应、抑制促凝活性、抑制血小板功能;从而防止斑块破裂、出血及血栓形成,终使斑块稳定,减少冠状动脉事件和减少心血管病死亡率。

2.临床应用

用于治疗严重的原发性高胆固醇血症、有冠心病或其他心血管病危险因素的中等度高胆固醇血症者。还可有胃胀气、胃灼热感、便秘、腹泻、眩晕、头痛、视物模糊、肾衰竭。禁用于活动性肝病、妊娠及哺乳期妇女、对本药过敏者。

3.不良反应及注意事项

主要为肝脏损害和横纹肌溶解,后者随拜尔公司宣布在全球范围内暂停销售西立伐他汀钠(拜斯停),再度引起人们重视。近年来已多有报道指出他汀类药物(β-羟基-β-甲基戊二酰辅酶 A 还原酶,简称 HMG-CoA 还原酶抑制剂)中的洛伐他汀、辛伐他汀、普伐他汀及西立伐他汀单用或与烟酸、贝特类降脂药(如吉非贝齐)大环内酯类抗生素(如红霉素、克拉霉素)、环孢素 A、左甲状腺素、米贝地尔等合用时均引起危及生命的横纹肌溶解症。尤其是他汀类药物与贝特类药物联用,可使横纹肌溶解的危险性增加已是公认的事实,故在美国已禁止这两类药物合用。据报道,全球有 600 万人服用过拜斯停,其中有 34 人怀疑因剂量过大或与吉非贝齐合用导致横纹肌溶解而死亡。一旦疑及由他汀类药物引起的横纹肌溶解症应立即停药,停药后肌痛等症状多在 3 天至 3 个月后消失,CK 多在短期内恢复正常。肌无力可持续至 1 年后消失。有人给 CoQ_{10} 每天 250 mg 口服,可较快减缓症状。国内有西立伐他汀引起肝功能损害的报道,但未见引起横纹肌溶解症的报道,可能与国内上市晚、使用例数少,剂量小有关。影响细胞存活的潜在试验表明,同等剂量的他汀类药物中,普伐他汀毒性最小,其次为辛伐他汀,而洛伐他汀肌毒性最大。当使用此类药物时,应尽量不与其他药物合用,并嘱患者注意乏力、肌无力、肌痛等症状,并应定期监测血清 CK,一旦有横纹肌溶解症状或血清 CK 明显升高(横纹肌溶解症,血清 CK 可升高至正常值 10 倍以上),应即停药,预后多较好。

4.药物相互作用

(1)与免疫抑制剂(如环孢素)、吉非贝齐、烟酸合用,可引起肌病。

(2)与红霉素合用可致肾损害。

(3)可中度提高香豆素类药物的抗凝效果,故两药合用时应适当减低香豆素类药物的用量。

(三)贝特类调血脂药物

该类药物包括氯贝丁酯、苯扎贝特、益多酯、非诺贝特、吉非贝齐等。

1.作用机制

(1)增强肌肉、脂肪、肝脏的 LPL 活性,加速 VLDL 中 TG 的分解代谢,使 VLDL 形成减少,降低血浆 TG 浓度。

(2)降低脂肪组织释放游离脂肪酸数量,并抑制 HMG-CoA 还原酶,减少细胞内胆固醇合成。

(3)增加肝细胞膜上 LDL 受体数量,加速 LDL 由血液中转移到肝细胞内,从而促进血液中胆固醇的清除。

(4)改善葡萄糖耐量。

(5)诱导 HDL-C 产生,使胆固醇进入 HDL-C。

(6)降低血浆纤维蛋白原含量和血小板黏附性。

临床试验表明,诺衡能明显降低血浆甘油三酯(降低 40%～50%)、总胆固醇及 LDL-C,并可升高 HDL-C(升高 20%)水平,使冠心病发病率减少 34%,死亡率减少 26%,对癌症的发生没有影响。力平脂口服吸收良好,若与胆酸螯合剂合用,对降低总胆固醇及 LDL-C 比他汀类的辛伐他汀强,降低 VLDL 和甘油三酯更突出。

2.临床应用

降低 TG 作用较降低 TC 作用强。临床上主要用于降低 TG,如严重高甘油三酯血症(如Ⅲ、Ⅳ、Ⅴ型高脂血症)以及复合性高脂血症患者。此外,本品还能减少血小板聚积,抑制血小板源生长因子,预防和延缓动脉粥样硬化进程。

3.不良反应及注意事项

可有恶心、呕吐、食欲缺乏、一过性肝功能异常、肌炎、阳痿、中性粒细胞减少、皮疹等。可使胆石症的发病率增加。可通过胎盘,故孕妇禁用。有报道指出,氯贝丁酯可使非冠心病的各种疾病的死亡率明显增加,故氯贝丁酯已不适用于临床应用,一些国家已禁用此药。目前主要应用诺衡和力平脂。

4.药物相互作用

有降低凝血作用,与抗凝剂合用时要调整后者的剂量。与他汀类合用可发生横纹肌溶解,甚至死亡,美国禁止两类药合用。

(四)烟酸类调血脂药物

该类药物包括烟酸、烟酸肌醇和阿昔莫司(乐脂平)。

1.作用机制

其主要作用是增加脂肪细胞磷酸二酯酶活性,使 cAMP 减少,脂酶活性减低,脂肪分解减少,血浆游离脂肪酸浓度下降,肝脏合成及释放 VLDL 随之减少。同时,抑制肝脏酶活性,减少 HDL 异化作用,提高血 HDL 浓度。本品对 VLDL、IDL 及 LDL 过高的患者均有效。此外,烟酸还有较强的外周血管扩张作用。乐脂平调脂作用平缓,还有抑制血小板聚集及改善葡萄糖代谢等功能,故适用于糖尿病性血脂异常。常用剂量的烟酸类药物可使 LDL 降低 15%～30%,TG 下降 20%,HDL-C 升高 30%。

2.临床应用

该类药物可用于大多数类型的血脂异常,如Ⅱa、Ⅱb、Ⅲ、Ⅳ、Ⅴ型高脂血症,既可降低LDL-C及 TG,又能升高 HDL-C。与其他调脂药物合用,效果更明显。

3.不良反应及注意事项

该类药物中以烟酸的不良反应较多见。

(1)皮肤潮红、皮疹、瘙痒及胃肠道反应,如呕吐、腹泻及消化不良。

(2)心悸、肝功能减退、视觉异常。

(3)可能刺激溃疡病发作,溃疡病患者禁用。

(4)可升高血糖及引起糖耐量异常,肝病、糖尿病及痛风患者慎用。

(5)长期治疗可出现色素过度沉着,黑色棘皮症及皮肤干燥。

(6)可能加强降压药引起的血管扩张作用,有可能引起直立性低血压。

(7)肾功能不全者慎用阿昔莫司。

第五节　抗心绞痛药

心绞痛是冠状动脉粥样硬化性心脏病（冠心病）的一个重要临床症状。其发生原因一般认为是由于冠状动脉粥样硬化，引起管腔狭窄，心肌血液供应不足，造成心肌需氧与供氧之间的平衡失调。目前应用的抗心绞痛药，其作用或者是减轻心脏的工作负荷，以降低心肌的需氧量；或者是扩张冠状动脉，促进侧支循环的形成，以增加心肌的供氧量，从而缓解心绞痛。冠状动脉粥样硬化斑块变化、血小板聚集和血栓形成是诱发不稳定型心绞痛的重要因素，临床应用抗血小板药、抗血栓药也有助于心绞痛的防治。

一、硝酸酯类

常见药物为硝酸甘油，基本作用是松弛平滑肌，但对不同组织器官的选择性有差别，以对血管平滑肌的作用最显著。在对血管平滑肌的作用上，其对静脉的扩张作用超过对小动脉的扩张。硝酸甘油的血管扩张作用是通过一氧化氮（NO）的释放，后者刺激血管平滑肌细胞的鸟苷酸环化酶，导致环鸟苷酸（cGMP）增加，继而降低细胞液中的游离钙浓度而松弛平滑肌细胞。

由于扩张了体循环血管及冠状血管，因而具有以下作用：①降低心肌耗氧量，最小有效量的硝酸甘油即可明显扩张静脉血管，特别是较大的静脉血管，从而减少回心血量，降低心脏的前负荷，使心腔容积缩小，心室内压减小，室壁张力降低，射血时间缩短，心肌耗氧量减少；稍大剂量也可显著舒张动脉血管，特别是较大的动脉血管，动脉血管的舒张降低了心脏的射血阻力，从而降低左室内压和心室壁张力，降低心肌耗氧量。②扩张冠状动脉，增加缺血区血液灌注。③降低左室充盈压，增加心内膜供血，改善左室顺应性。④保护缺血的心肌细胞，减轻缺血损伤。硝酸甘油释放NO，促进内

源性的 PGI_2、降钙素基因相关肽（CGRP）等物质生成与释放，这些物质对心肌细胞均具有直接保护作用。硝酸甘油不仅保护心肌，减轻缺血损伤，缩小心肌梗死范围，改善左室重构，还能增强缺血心肌的电稳定性，提高心室颤动阈，消除折返，改善房室传导等，减少心肌缺血并发症。此外，硝酸甘油通过产生 NO 而抑制血小板聚集、黏附，也有利于冠心病的治疗。

本品口服因受首过消除等的影响，生物利用度仅为 8%，故不作为口服用药。舌下含服极易通过口腔黏膜吸收，含服后 2～3 分钟即可起效，5 分钟达最大效应，作用持续 10～30 分钟。也可经皮肤吸收，用其软膏或贴膜剂涂抹在前臂或贴在胸部皮肤，有效浓度可持续较长时间。用于：①防治心绞痛，舌下含服硝酸甘油能迅速缓解各种类型的心绞痛，在预计可能发作前用药也可预防发作。②急性心肌梗死，多采用静脉给药，可缩小梗死范围。反复连续使用要限制用量，以免血压过度降低引起心、脑等重要器官灌注压过低，反而加重缺血。③心力衰竭，由于可降低心脏前、后负荷，故也可治疗心力衰竭。④急性呼吸衰竭及肺动脉高压，可舒张肺血管，降低肺血管阻力，改善肺通气。⑤外科手术中诱导低血压和控制高血压。

二、β 受体阻滞剂

β 受体阻滞剂可使心绞痛患者心绞痛发作次数减少，改善缺血性心电图，增加患者运动耐量，减少心肌耗氧量，改善缺血区代谢，缩小心肌梗死范围。现已作为一线防治心绞痛的药物。

普萘洛尔为常见的 β 受体阻滞剂。具有降低心肌耗氧量、改善心肌缺血区供血、抑制脂肪分解酶活性等作用。长期使用 β 受体阻滞剂能缩短仅有缺血心电图改变而无症状的心绞痛患者的缺血时间，还能降低近期有心肌梗死者心绞痛的发病率和病死率；也用于心肌梗死，能缩小梗死区范围，但因抑制心肌收缩力，应慎用。易致冠状动脉收缩，故不宜用于冠状动脉痉挛引起的变异型心绞痛。

临床用于治疗心绞痛的 β 受体阻滞剂还有噻吗洛尔、吲哚洛尔、阿替洛尔、美托洛尔等。

三、钙通道阻滞剂

钙通道阻滞剂是临床用于预防和治疗心绞痛的常用药物,特别是对变异型心绞痛疗效较好。心肌缺血伴高血压或心律失常者可选其中某些药物。

抗心绞痛作用与应用。钙通道阻滞剂通过阻滞钙通道,抑制 Ca^{2+} 内流而产生以下作用:①降低心肌耗氧量。钙通道阻滞剂能使心肌收缩力减弱,心率减慢,血管平滑肌松弛,血压下降,心脏负荷减轻,从而使心肌耗氧量减少。②舒张冠状血管。本类药物对冠状动脉中较大的输送血管及小阻力血管有扩张作用,特别是对处于痉挛状态的血管有显著的解除痉挛作用,从而增加缺血区的血液灌注。此外还可增加侧支循环,改善缺血区的供血和供氧。③保护缺血心肌细胞。钙通道阻滞剂通过抑制外钙内流,减轻缺血心肌细胞的 Ca^{2+} 超负荷而保护心肌细胞,对急性心肌梗死者能缩小梗死范围。④抑制血小板聚集。不稳定型心绞痛与血小板黏附和聚集、冠状动脉血流减少有关,大多数急性心肌梗死也是由动脉粥样硬化斑块破裂、局部形成血栓突然阻塞冠状动脉所致。钙通道阻滞剂阻滞 Ca^{2+} 内流,降低血小板内 Ca^{2+} 浓度,抑制血小板聚集。有报道,钙通道阻滞剂还有促进血管内皮细胞产生及释放内源性 NO 的作用。用于防治各型心绞痛均有不同程度的疗效,对冠状动脉痉挛所致的变异型心绞痛疗效较好;也可用于稳定型(劳累性)心绞痛及急性心肌梗死等;对伴有高血压的心绞痛患者尤为适用;因有松弛支气管平滑肌作用,也适用于伴有呼吸道阻塞疾病的心绞痛患者;对禁用 β 受体阻断药的心肌缺血伴外周血管痉挛性疾病患者,本类药物也适用。

硝苯地平为常见的钙通道阻滞剂。其扩张冠状动脉和外周小动脉的作用强,抑制血管痉挛效果显著,对变异型心绞痛最有效,对伴高血压患者尤为适用。对稳定型心绞痛也有效。对急性心肌梗死患者能促进侧支循环,缩小梗死区范围。普萘洛尔与硝酸酯类合用控制稳定型心绞痛有良好疗效,但有报道称患者可逐渐发展为不稳定型心绞痛或称梗死前心绞痛,即在动脉粥样硬化的基础上出现痉挛,运动休息时均可发作,此时增加上述药物的剂量很少收效,但如用硝苯地平常可获得显著疗效。本品与β受体阻滞剂合用对降低心肌耗氧量起协同作用,可增加疗效。但有报道称硝苯地平可增加发生心肌梗死的危险,应引起重视。

四、其他抗心绞痛药

如雷诺嗪、心肌肽、丹参、川芎嗪、葛根素、银杏叶提取物等。

第五章

呼吸系统常用药物

第一节 镇 咳 药

咳嗽动作是因各种刺激作用于不同的感受器,主要通过迷走神经及运动神经传入中枢神经系统,再经迷走神经及运动神经将信息传向至喉头肌及参与咳嗽动作的骨骼肌等,以完成咳嗽动作。一般把抑制咳嗽反射活动中枢环节的药物称为中枢性镇咳药,如咖啡因、福尔可定及右美沙芬;抑制中枢以外的其他环节者称为外周性镇咳药;有的药物兼有中枢和外周两种作用,如苯丙哌林、喷托维林及复方甘草合剂等。

一、应用原则与注意事项

(一)应用原则

(1)因过敏引起的咳嗽应选用抗过敏药物,如苯海拉明、氯雷他定、西替利嗪等。

(2)因普通感冒、咽喉炎引起的咳嗽,如果咳嗽较轻、干咳、痰量少,可选复方甘草合剂等;如咳嗽剧烈、频繁、夜间加重或已经影响睡眠,可选可待因、右美沙芬等。

(二)注意事项

(1)对轻度的咳嗽一般无须应用镇咳药。对于无痰而剧烈的干咳,或有痰且过于频繁的剧烈咳嗽,可适当地应用镇咳药,以缓解咳嗽。

(2)选用镇咳祛痰复方制剂进行治疗时,最好只选一种药物。

(3)含可待因或其他阿片类的镇咳制剂一般不宜给儿童应用,1岁以下的儿童更应完全不用。

(4)当肺癌出现异常痛苦的咳嗽时,可应用吗啡、美沙酮等吗啡受体激动药;但在其他原因所致的咳嗽因可引起痰液潴留、抑制呼吸以及成瘾性,则属禁忌。

(5)妊娠3个月内的妇女忌用右美沙芬,另外磷酸可待因可透过胎盘,使胎儿成瘾,应慎用;磷酸可待因还可自乳汁中排出,哺乳期妇女慎用。

(6)肝功能不全时因肝脏不能将铵离子转化为尿素而容易中毒,此时禁用氯化铵;肾功能不全时也禁用。

二、可待因

(一)别称

甲基吗啡,克斯林,新泰洛其,可非,奥亭。

(二)药理作用

本药具有镇咳、抑制支气管腺体的分泌、中枢性镇痛、镇静作用。

(三)药动学

本药口服后较易经胃肠道吸收,吸收后主要分布于肺、肝、肾和胰脏中,血浆蛋白结合率约为25%。易透过血-脑屏障,也能透过胎盘屏障。本药在体内经肝脏代谢,半衰期为2.5～4.0小时,其代谢产物主要经肾随尿液排出。

(四)适应证

(1)用于各种原因引起的剧烈干咳和刺激性咳嗽(尤其适合于伴有胸痛的剧烈干咳)。

(2)用于中度以上疼痛时镇痛。

(3)用于局麻或全麻时镇静。

(五)用法与用量

(1)成人:口服,一次15～30 mg,一天2～3次;极量为一次

100 mg,一天 250 mg。

（2）儿童：口服,镇痛时一次 0.5～1.0 mg/kg,一天 3 次;镇咳时用量为镇痛剂量的 1/3～1/2。

（3）肾功能不全患者：口服,肌酐清除率(Ccr)不低于 50 mL/min者不必调整剂量;Ccr 为10～50 mL/min 者给予常规剂量的 75％;Ccr 低于 10 mL/min 者给予常规剂量的 50％。

（4）肝功能不全患者：口服,本药的吗啡样作用时间延长,需要调整剂量,但目前尚无具体的剂量调整方案。

（六）不良反应

常见幻想,呼吸微弱、缓慢或不规则,心率或快或慢;少见惊厥、耳鸣,震颤或不能自控的肌肉运动,荨麻疹,瘙痒、皮疹或脸肿等变态反应;长期应用产生依赖性,常用量引起依赖性的倾向较其他吗啡类弱,典型症状为食欲减退、腹泻、牙痛、恶心、呕吐、流涕、寒战、打喷嚏、打呵欠、睡眠障碍、胃痉挛、多汗、衰弱无力、心率增速、情绪激动或原因不明的发热。

（七）禁忌证

对本药或其他阿片衍生物类药物过敏者、呼吸困难者、昏迷患者、痰多的患者禁用。

（八）药物相互作用

（1）与解热镇痛药合用有协同镇痛作用,可增强止痛效果。

（2）与抗胆碱药合用可加重便秘或尿潴留等不良反应。

（3）与美沙酮或其他吗啡类药合用可加重中枢性呼吸抑制作用。

（4）在服用本药的 14 天内若同时给予单胺氧化酶抑制药,可导致不可预见的、严重的不良反应。

（5）与西咪替丁合用能诱发精神错乱、定向力障碍和呼吸急促。

（九）注意事项

（1）本药属麻醉药,使用应严格遵守国家麻醉药品管理条例。

（2）本药不能静脉给药。口服给药宜与食物或牛奶同服,以避免胃肠道反应。

(3)由于本药能抑制呼吸道腺体分泌和纤毛运动,故对有少量痰液的剧烈咳嗽宜合用祛痰药。

(4)药物过量的处理:①对呼吸困难者应给予吸氧,对呼吸停止者应给予人工呼吸;②经诱导呕吐或洗胃使胃内药物排出;③给予阿片拮抗药(如纳洛酮单剂量 400 μg,静脉给药);④给予静脉补液和/或血管升压药。

(十)特殊人群用药

本药可透过胎盘,使胎儿成瘾,引起新生儿的戒断症状(如过度啼哭、打喷嚏、打呵欠、腹泻、呕吐等)。美国 FDA 对本药的妊娠安全性分级为 C 级,如果长时期或高剂量使用则为 D 级。本药可经乳汁分泌,有导致新生儿肌力减退和呼吸抑制的危险,哺乳期妇女应慎用。

三、福尔可定

(一)别称

奥斯灵,澳特斯,福必安,福可定,吗啉吗啡。

(二)药理作用

本药为中枢性镇咳药,可选择性地作用于延髓咳嗽中枢,并有镇静和镇痛作用。

(三)药动学

口服吸收良好,生物利用度约为 40%,血浆蛋白结合率约为 10%。代谢及消除缓慢,消除半衰期约为 37 小时。

(四)适应证

用于剧烈干咳和中等程度的疼痛。

(五)用法与用量

口服,成人每次 5~10 mg,每天 3 次。儿童 5 岁以上的儿童每次 2.5~5.0 mg,每天 3 次;1~5 岁的儿童每次 2.0~2.5 mg,每天 3 次。极量为每天 60 mg。

(六)不良反应

偶见恶心、嗜睡等;大剂量可引起烦躁不安及运动失调。

(七)禁忌证

对本药有耐受性者,痰多及患有严重的高血压、冠心病的患者禁用。

(八)药物相互作用

与单胺氧化酶抑制剂合用可致血压升高,故两药禁止合用。

(九)注意事项

(1)避免将本药与其他拟交感神经药(如食欲抑制药、苯丙胺、抗高血压药及其他抗组胺药)合用。

(2)长期使用可致依赖性。

(3)严重的肝、肾功能损害者需调整剂量。

(十)特殊人群用药

妊娠期间服用本药的安全性尚未确立,故孕妇慎用。

四、右美沙芬

(一)别称

洛顺,普西兰,瑞凯平,双红灵,可乐尔。

(二)药理作用

本药通过抑制延髓咳嗽中枢而发挥中枢性镇咳作用。无镇痛作用,长期应用未见耐受性和成瘾性。治疗剂量不抑制呼吸。

(三)药动学

口服吸收良好,15～30 分钟起效,作用持续 3～6 小时;皮下或肌内注射后吸收迅速,镇咳作用的平均起效时间为 30 分钟。本药在肝脏代谢,原形药及代谢物主要由肾脏排泄。

(四)适应证

用于干咳,适用于感冒、咽喉炎及其他上呼吸道感染时的咳嗽。

(五)用法与用量

(1)成人:一次 10～15 mg,一天 3～4 次。

(2)儿童:①一般用法,2 岁以下儿童的剂量未定;2～6 岁一次 2.5～5.0 mg,一天3～4 次;6～12 岁一次 5～10 mg,一天 3～4 次。②咀嚼片,一天 1 mg/kg,分 3～4 次服用。③糖浆剂,2～3 岁一次

4.50～5.25 mg,一天 3 次;4～6 岁一次6.0～7.5 mg,一天 3 次;7～9 岁一次 7.5～9.0 mg,一天 3 次;10～12 岁一次10.5～12.0 mg,一天3次。

(六)不良反应

头晕、头痛、嗜睡、易激动、嗳气、食欲减退、便秘、恶心、皮肤过敏,停药后上述反应可自行消失。过量可引起神志不清、支气管痉挛、呼吸抑制。

(七)禁忌证

对本药过敏者、有精神病病史者、正服用单胺氧化酶抑制剂的患者、妊娠早期妇女禁用。

(八)药物相互作用

(1)胺碘酮可提高本药的血药浓度。

(2)与氟西汀、帕罗西汀合用可加重本药的不良反应。

(3)与单胺氧化酶抑制药合用时可出现痉挛、反射亢进、异常发热、昏睡等症状。

(4)与阿片受体阻滞剂合用可出现戒断综合征。

(5)乙醇可增强本药的镇静及中枢抑制作用。

(九)注意事项

(1)本药的缓释片不要掰碎服用,缓释混悬液服用前应充分摇匀。

(2)用药后的患者应避免从事高空作业和汽车驾驶等操作。

(3)毒性剂量会引起嗜睡、共济失调、眼球震颤、惊厥、癫痫发作等。对此可采取吸氧、输液、排出胃内容物等,必要时静脉注射盐酸纳洛酮 0.005 mg/kg 以对抗抑郁,癫痫发作时可用短效巴比妥类药物。

(十)特殊人群用药

(1)孕妇及哺乳期妇女:有资料表明本药可影响早期胎儿的发育,故妊娠早期妇女禁用,妊娠中、晚期孕妇慎用。美国 FDA 对本药的妊娠安全性分级为C 级。哺乳期妇女慎用。

(2)老年人:剂量酌减。

五、苯丙哌林

（一）别称

咳快好,科福乐,咳哌宁,可立停,刻速清。

（二）药理作用

本品为非麻醉性镇咳药,主要阻断肺及胸膜感受器的传入感觉神经冲动,同时也直接对镇咳中枢产生抑制作用,并具有罂粟碱样平滑肌解痉作用。

（三）药动学

口服易吸收,服后15～20分钟生效,作用持续4～7小时。本药缓释片吸收进入血液的速度与体内代谢的速度相当,且释放速度与吸收同步。

（四）适应证

本品用于治疗感染(包括急、慢性支气管炎)、吸烟、刺激物、过敏等原因引起的咳嗽,对刺激性干咳效佳。

（五）用法与用量

口服,一次 20～40 mg(以苯丙哌林计),一天 3 次;缓释片为一次40 mg(以苯丙哌林计),一天2次。

（六）不良反应

服药后可出现一过性口、咽部发麻的感觉,偶有口干、头晕、嗜睡、食欲缺乏、胃部烧灼感、全身疲乏、胸闷、腹部不适、皮疹等。

（七）禁忌证

对本药过敏者禁用。

（八）药物相互作用

尚不明确。

（九）注意事项

(1)因本药对口腔黏膜有麻醉作用,故服用片剂时宜吞服或用温水冲溶后口服,切勿嚼碎。

(2)服药期间若出现皮疹,应停药。

（十）特殊人群用药

(1)动物试验虽未发现致畸作用,但本药在妊娠期间的用药安全性尚未确定,孕妇应慎用。虽未见本药在乳汁中排出的报道,但哺乳期妇女应慎用。

(2)儿童用药时酌情减量。

六、喷托维林

(一)别称

咳必清,鲁明贝宁,托克拉斯,枸橼酸维静宁,维静宁。

(二)药理作用

本药为人工合成的非成瘾性中枢性镇咳药,对咳嗽中枢有选择性抑制作用。除对延髓的呼吸中枢有直接抑制作用外,还有微弱的阿托品样作用和局麻作用,吸收后可轻度抑制支气管内感应器,减弱咳嗽反射,并可使痉挛的支气管平滑肌松弛,降低气道阻力,故兼有末梢镇咳作用。其镇咳作用的强度约为可待因的 1/3。

(三)药动学

口服易吸收,在 20～30 分钟内起效,一次给药作用可持续 4～6 小时。药物吸收后部分由呼吸道排出。

(四)适应证

本品适用于多种原因(如急、慢性支气管炎等)引起的无痰干咳,也可用于百日咳。

(五)用法与用量

(1)成人:口服,一次 25 mg,一天 3～4 次。

(2)儿童:5 岁以上一次 6.25～12.5 mg,一天 2～3 次。

(六)不良反应

药物的阿托品样作用偶可导致轻度头晕、头痛、嗜睡、眩晕、口干、恶心、腹胀、便秘及皮肤过敏等不良反应。

(七)禁忌证

呼吸功能不全者、心力衰竭患者、因尿道疾病而致尿潴留者、孕妇、哺乳期妇女禁用。

(八)药物相互作用

马来酸醋奋乃静、异戊巴比妥、溴哌利多、溴苯那敏、布克力嗪、丁苯诺啡、丁螺环酮、水合氯醛等可增加本药的中枢神经系统和呼吸系统抑制作用。

(九)注意事项

(1)痰多者使用本药宜与祛痰药合用。

(2)服药后禁止驾车及操作机器。

(3)药物过量可出现阿托品中毒样反应,如烦躁不安、癫痫样发作、精神错乱等,还可见面部及皮肤潮红、瞳孔散大、对光反射消失、腱反射亢进等症状。

(十)特殊人群用药

(1)儿童用药时酌情减量。

(2)孕妇、哺乳期妇女禁用。

七、复方甘草合剂

(一)别称

复方甘草(合剂),布拉崃,阿片酊,甘草流浸膏,八角茴香油。

(二)药理作用

本品中的甘草流浸膏为保护性祛痰剂;酒石酸锑钾为恶心性祛痰药;复方樟脑酊为镇咳药;甘油、浓氨溶液、乙醇均为辅料,可保持制剂稳定,防止沉淀生成及析出。

(三)药动学

尚不明确。

(四)适应证

本品可用于治疗上呼吸道感染、支气管炎和感冒时所产生的咳嗽及咳痰不爽。

(五)用法与用量

口服,一次 5~10 mL,一天 3 次,服时振摇。

(六)不良反应

轻微的恶心、呕吐反应。

(七)禁忌证

(1)孕妇及哺乳期妇女禁用。

(2)对本品过敏者禁用。

(八)药物相互作用

(1)服用本品时注意避免同时服用强力镇咳药。

(2)如正在服用其他药品,使用本品前请咨询医师或药师。

(九)注意事项

(1)若本品服用 1 周症状未缓解,请咨询医师。

(2)胃炎及胃溃疡患者慎用。

(3)如服用过量或发生严重不良反应时应立即就医。

(4)慢性阻塞性肺疾病(COPD)合并肺功能不全者慎用。

(5)请将此药品放在儿童不能接触的地方。

(十)特殊人群用药

(1)孕妇及哺乳期妇女禁用。

(2)儿童用量请咨询医师或药师,儿童必须在成人的监护下使用。

八、药物特征比较

(一)药理作用比较

上述镇咳药物因结构和剂型不同,其药理作用特征各异,具体药物的药理作用特点详见表 5-1。

表 5-1　**镇咳药物的药理作用比较**

药理作用	可待因	福尔可定	右美沙芬	苯丙哌林	喷托维林
延髓咳嗽中枢	+++	+++	+++	++++ (可待因的 2~4 倍)	+
支气管内感应器	−	−	−	+	++
支气管腺体	+	+	+		
支气管平滑肌	−	−	−	++	++
呼吸中枢	++				
镇痛	++ (吗啡的 1/10~1/7)	++			

注:+代表作用强度;−代表未有相应的药理作用。

(二)主要不良反应比较

镇咳药物的中枢神经系统不良反应多见,如亢奋、眩晕、嗜睡、头痛、神志模糊、疲劳等;消化系统症状也较多见,如胃部不适、恶心、便秘等。

(1)可待因:心理变态或幻想,长期应用可引起药物依赖性;呼吸微弱、缓慢或不规则;恶心、呕吐,大剂量服药后可发生便秘;心律失常;瘙痒、皮疹或颜面肿胀。

(2)福尔可定:嗜睡,大剂量可引起烦躁不安及运动失调,长期使用可致依赖性;恶心。

(3)右美沙芬:常见亢奋,有时出现头痛、头晕、失眠,偶见轻度嗜睡;偶有抑制呼吸现象;常见胃肠道紊乱,少见恶心、呕吐、便秘、口渴;皮疹。

(4)苯丙哌林:头晕、嗜睡;口干、食欲缺乏、胃部灼烧感、腹部不适;皮疹。

(5)喷托维林:轻度头晕、头痛、嗜睡、眩晕;口干、恶心、腹胀、便秘;皮肤过敏。

第二节 祛 痰 药

在正常情况下,呼吸道内不断有小量分泌物生成,形成一薄层黏液,起到保护作用,并参与呼吸道的清除功能。在呼吸道炎症等病理情况下,分泌物发生质和量的改变,刺激黏膜下感受器使咳嗽加重;大量痰液还可阻塞呼吸道引起气急,甚至窒息;由于痰液是良好的培养基,有利于病原体滋生引起继发性感染,此时促使痰液排出就是重要的治疗措施之一。

祛痰药主要包括黏液溶解药及刺激性祛痰药(又称恶心性祛痰药)。前者使痰液中的黏性成分分解或黏度下降,使痰易于排出,如溴己新、氨溴索、乙酰半胱氨酸、羧甲司坦等;后者刺激胃黏膜反射性引起气道分泌较稀的黏液稀化痰液,使痰易于排出,如氯化铵、远志等。

一、应用原则与注意事项

(一)应用原则

普通感冒、喉炎引起的咳嗽一般以干咳多见,即使有痰,也一般为透明、白色或水样痰;如痰液为黄、棕色和绿色则表明存在细菌感染;咳粉红色泡沫痰则表明可能存在心脏病,咳嗽伴咯血或痰中带血可能为支气管扩张、肺结核或肺癌。应根据不同疾病的痰液特点选择祛痰药,如黏稠痰或痰量较多可选氨溴索或桃金娘油,如有脓性痰则应选用乙酰半胱氨酸或糜蛋白酶。

(二)注意事项

(1)祛痰药大多仅对咳痰症状有一定作用,在使用时还应注意咳嗽、咳痰的病因。

(2)黏液溶解药不可与强镇咳药合用,因为会导致稀化的痰液堵塞气道。

(3)祛痰药基本都对胃黏膜有刺激作用,胃炎及胃溃疡患者应慎用。

二、溴己新

(一)别称

必咳平,赛维,必消痰,傲群,亿博新。

(二)药理作用

本药是从鸭嘴花碱得到的半合成品,具有减少和断裂痰液中黏多糖纤维的作用,使痰液黏度降低、痰液变薄、易于咳出。还能抑制黏液腺和杯状细胞中酸性糖蛋白的合成,使痰液中的唾液酸(酸性黏多糖的成分之一)含量减少,痰液黏度下降,有利于痰咳出。此外,本药的祛痰作用尚与其促进呼吸道黏膜的纤毛运动及具有恶心性祛痰作用有关。

(三)药动学

本药口服吸收迅速而完全,1小时血药浓度达峰值,并在肝脏中广泛代谢,消除半衰期为6.5小时。口服本药后的24小时内和5天内,经尿液排出的药量大约分别为口服量的70%和88%,其中大部分为代谢物形式,仅少量为原形。另有少许经粪便排出。

(四)适应证

本品主要用于治疗急、慢性支气管炎,肺气肿,哮喘,支气管扩张,硅沉着病等痰液黏稠而不易咳出的症状。

(五)用法与用量

(1)成人。①口服给药:一次 8~16 mg,一天 3 次。②肌内注射:一次 4~8 mg,一天 2 次。③静脉注射:一次 4~8 mg,加入 25％葡萄糖注射液 20~40 mL 中缓慢注射。④静脉滴注:一次 4~8 mg,加入 5％葡萄糖注射液 250 mL 中滴入。⑤气雾吸入:0.2％溶液一次 0.2 mL,一天 1~3 次。

(2)儿童:口服给药,一次 4~8 mg,一天 3 次。

(六)不良反应

(1)轻微的不良反应有头痛、头晕、恶心、呕吐、胃部不适、腹痛、腹泻,减量或停药后可消失。

(2)严重的不良反应有皮疹、遗尿。

(3)使用本药期间可有血清氨基转移酶一过性升高的现象。

(七)禁忌证

对本药过敏者禁用。

(八)药物相互作用

本药能增加四环素类抗生素在支气管中的分布浓度,合用可增强抗菌疗效。

(九)注意事项

(1)本药宜在饭后服用。

(2)国外有多种与抗生素联合制成的复方制剂,对急、慢性支气管炎,肺炎,扁桃体炎,咽炎等呼吸道感染疾病的疗效比单用抗生素好。

(十)特殊人群用药

孕妇及哺乳期妇女慎用。

三、氨溴索

(一)别称

沐舒坦,菲得欣,伊诺舒,兰勃素,美舒咳。

(二)药理作用

本药为溴己新在人体内的代谢产物,为黏液溶解剂,作用比溴己新强。能增加呼吸道黏膜浆液腺的分泌,减少和断裂痰液中的黏多糖纤维,使痰液黏度降低,痰液变薄,易于咳出。本药还可激活肺泡上皮Ⅱ型细胞合成表面活性物质,降低黏液的附着力,改善纤毛与无纤毛区的黏液在呼吸道中的输送,以利于痰液排出,达到廓清呼吸道黏膜的作用,直接保护肺功能。另外,本药有一定的止咳作用,镇咳作用相当于可待因的 $1/2$。

(三)药动学

本药口服吸收迅速而完全,$0.5\sim3.0$ 小时血药浓度达峰值。主要分布于肺、肝、肾中,血浆蛋白结合率为 90%,生物利用度为 $70\%\sim80\%$。本药主要在肝脏代谢,90% 由肾脏清除,半衰期约为 7 小时。

(四)适应证

本品适用于急、慢性呼吸系统疾病(如急、慢性支气管炎,支气管哮喘,支气管扩张,肺结核,肺气肿,肺尘埃沉着症等)引起的痰液黏稠、咳痰困难。本药注射剂亦可用于术后肺部并发症的预防性治疗及婴儿呼吸窘迫综合征(IRDS)的治疗。

(五)用法与用量

(1)成人。①片剂、胶囊、口服液:一次 30 mg,一天 3 次,餐后口服。长期服用可减为一天 2 次。②缓释胶囊:一次 75 mg,一天 1 次,餐后口服。③雾化吸入:一次 $15\sim30$ mg,一天 3 次。④静脉注射:一次15 mg,一天 $2\sim3$ 次,严重病例可以增至一次 30 mg。每 15 mg用 5 mL 无菌注射用水溶解,注射应缓慢。⑤静脉滴注:使用本药的氯化钠或葡萄糖注射液,一次 30 mg,一天 2 次。

(2)儿童。①口服溶液:12 岁以上的儿童一次 30 mg,一天3 次;

5～12岁一次15 mg，一天3次；2～5岁一次7.5 mg，一天3次；2岁以下的儿童一次7.5 mg，一天2次。餐后口服，长期服用者可减为一天2次。②缓释胶囊：按一天1.2～1.6 mg/kg计算。③静脉注射：术后肺部并发症的预防性治疗，12岁以上一次15 mg，一天2～3次，严重病例可以增至一次30 mg；6～12岁一次15 mg，一天2～3次；2～6岁一次7.5 mg，一天3次；2岁以下一次7.5 mg，一天2次。以上注射均应缓慢。婴儿呼吸窘迫综合征，一天30 mg/kg，分4次给药，应使用注射泵给药，静脉注射时间至少为5分钟。④静脉滴注：12岁以上的儿童一次30 mg，一天2次。

(六)不良反应

(1)中枢神经系统：罕见头痛及眩晕。

(2)胃肠道：可见上腹部不适、食欲缺乏、腹泻，偶见胃痛、胃部灼热、消化不良、恶心、呕吐。

(3)变态反应：极少数患者有皮疹，罕见血管性水肿，极少数病例出现严重的急性变态反应。

(4)其他：本药通常有良好的耐受性，有报道显示快速静脉注射可引起腰部疼痛和疲乏无力感。

(七)禁忌证

对本药过敏者禁用。

(八)药物相互作用

(1)本药与抗生素(如阿莫西林、阿莫西林/克拉维酸、氨苄西林、头孢呋辛、红霉素等)合用可升高后者在肺组织内的分布浓度，有协同作用。

(2)本药与β_2受体激动剂、茶碱等支气管扩张药合用时有协同作用。

(九)注意事项

(1)本药注射液不宜与碱性溶液混合，在pH＞6.3的溶液中可能会导致产生氨溴索游离碱沉淀。

(2)避免同服阿托品类药物。

(3)避免联用强力镇咳药，因咳嗽反射受抑制时易出现分泌物阻塞。

(十)特殊人群用药

建议妊娠早期的妇女不予采用,妊娠中、晚期的妇女慎用。本药可进入乳汁中,哺乳期妇女慎用。

四、乙酰半胱氨酸

(一)别称

富露施,美可舒,莫咳,痰易净,易咳净。

(二)药理作用

本药为黏液溶解剂,具有较强的黏液溶解作用。其分子中所含的巯基($-SH$)能使痰液中糖蛋白多肽链的二硫键($-S-S-$)断裂,从而降低痰液的黏滞性,并使痰液化而易咳出。本药还能使脓性痰液中的 DNA 纤维断裂,因此不仅能溶解白色黏痰,也能溶解脓性痰。对于一般祛痰药无效的患者,使用本药仍可有效。

(三)药动学

本药喷雾吸入后在 1 分钟内起效,5～10 分钟作用最大。吸收后在肝内经脱乙酰基代谢生成半胱氨酸。

(四)适应证

(1)用于大量黏痰阻塞而引起的呼吸困难,如急性和慢性支气管炎、支气管扩张、肺结核、肺炎、肺气肿以及手术等引起的痰液黏稠、咳痰困难。

(2)还可用于对乙酰氨基酚中毒的解救。

(3)也可用于环磷酰胺引起的出血性膀胱炎的治疗。

(五)用法与用量

(1)喷雾吸入:用于黏痰阻塞的非急救情况下,以 0.9% 氯化钠溶液配成 10% 溶液喷雾吸入,一次 1～3 mL,一天 2～3 次。

(2)气管滴入:用于黏痰阻塞的急救情况下,以 5% 溶液经气管插管或直接滴入气管内,一次 1～2 mL,一天 2～6 次。

(3)口服给药。①祛痰:一次 200～400 mg,一天 2～3 次。②对乙酰氨基酚中毒:应尽早用药,在中毒后的 10～12 小时内服用最有效。开始 140 mg/kg，然后一次 70 mg/kg，每 4 小时 1 次，共用 17 次。

(六)不良反应

对呼吸道黏膜有刺激作用，可引起呛咳、支气管痉挛；水溶液的硫化氢臭味可致恶心、呕吐；偶可引起咯血。

(七)禁忌证

对本药过敏者、支气管哮喘、严重的呼吸道阻塞、严重的呼吸功能不全的老年患者禁用。

(八)药物相互作用

(1)与异丙肾上腺素合用或交替使用时可提高本药疗效，减少不良反应的发生。

(2)与硝酸甘油合用可增加低血压和头痛的发生。

(3)酸性药物可降低本药的作用。

(4)本药能明显增加金制剂的排泄。

(5)本药能减弱青霉素、四环素、头孢菌素类药物的抗菌活性，因此不宜与这些药物合用，必要时可间隔 4 小时交替使用。

(九)注意事项

(1)本药与碘化油、糜蛋白酶、胰蛋白酶有配伍禁忌。

(2)避免同时服用强力镇咳药。

(3)用药后如遇恶心、呕吐可暂停给药，支气管痉挛可用异丙肾上腺素缓解。

(4)本药不宜与金属(铁、铜等)、橡皮、氧化剂及氧气接触，因此喷雾器应用玻璃或塑料制作。

(十)特殊人群用药

(1)孕妇及哺乳期妇女：孕妇慎用，尤其是妊娠早期妇女。美国 FDA 对本药的妊娠安全性分级为 B 级。对哺乳的影响尚不明确。

(2)儿童：依年龄酌情增减。

五、羧甲司坦

(一)别称

贝莱，卡立宁，康普利，美咳，强利痰灵。

(二)药理作用

本药为黏液稀化药,作用与溴己新相似,主要在细胞水平上影响支气管腺体分泌,可使黏液中黏蛋白的双硫链($-S-S-$)断裂,使低黏度的涎黏蛋白分泌增加,而高黏度的岩藻黏蛋白产生减少,从而使痰液的黏滞性降低,有利于痰液排出。

(三)药动学

本药口服起效快,服后 4 小时即可见明显疗效。广泛分布到肺组织中,最后以原形和代谢产物的形式经尿液排出。

(四)适应证

(1)用于慢性支气管炎、慢性阻塞性肺疾病及支气管哮喘等疾病引起的痰液稠厚、咳痰或呼吸困难及痰阻气管所致的肺通气功能不全等。亦可用于防治手术后咳痰困难和肺部并发症。

(2)还可用于小儿非化脓性中耳炎,有一定的预防耳聋的效果。

(五)用法与用量

(1)成人:口服,片剂、口服液一次 250～750 mg,一天 3 次;糖浆一次 500～600 mg,一天3 次;泡腾片一次 500 mg,一天 3 次。用药时间最长为 10 天。

(2)儿童:2～4 岁一次 100 mg,一天 3 次;5～8 岁一次 200 mg,一天 3 次。

(六)不良反应

偶有轻度头晕、食欲缺乏、恶心、腹泻、胃痛、胃部不适、胃肠道出血和皮疹等。

(七)禁忌证

对本药过敏者、消化性溃疡活动期患者禁用。

(八)药物相互作用

与强镇咳药合用会导致稀化的痰液堵塞气道。

(九)注意事项

本药的泡腾散或泡腾片宜用温开水溶解后服用。

(十)特殊人群用药

(1)孕妇及哺乳期妇女:孕妇用药应权衡利弊,哺乳期妇女不宜使用。

（2）儿童:2 岁以下儿童用药的安全性尚未确定,应慎用。

六、糜蛋白酶

（一）别称

α 糜蛋白酶,胰凝乳蛋白酶。

（二）药理作用

本药是由牛胰中分离制得的一种蛋白分解酶类药,作用与胰蛋白酶相似,能促进血凝块、脓性分泌物和坏死组织等的液化清除。本药具有肽链内切酶及脂酶的作用,可将蛋白质大分子的肽链切断,成为分子量较小的肽,或在蛋白分子肽链端上作用,使氨基酸分离,并可将某些脂类水解。通过此作用能使痰中的纤维蛋白和黏蛋白等水解为多肽或氨基酸,使黏稠的痰液液化,易于咳出,对脓性或非脓性痰都有效。

（三）药动学

未进行该项实验且无可靠的参考文献。

（四）适应证

（1）用于眼科手术以松弛睫状韧带,减轻创伤性虹膜睫状体炎。

（2）也用于创伤或手术后伤口愈合、抗炎及防止局部水肿、积血、扭伤血肿、乳房手术后水肿、中耳炎、鼻炎等。

（3）还用于慢性支气管炎、支气管扩张、肺脓肿等。

（五）用法与用量

喷雾吸入,用于液化痰液,可制成 0.05% 溶液雾化吸入。

（六）不良反应

（1）血液:可造成凝血功能障碍。

（2）眼:眼科局部用药一般不引起全身性不良反应,但可引起短期眼压增高,导致眼痛、眼色素膜炎和角膜水肿,这种青光眼症状可持续 1 周后消退;还可导致角膜线状浑浊、玻璃体疝、虹膜色素脱落、葡萄膜炎及创口裂开或延迟愈合等。

（3）其他:①肌内注射偶可致过敏性休克。②可引起组胺释放,导致局部注射部位疼痛、肿胀。

(七)禁忌证

(1)对本药过敏者禁用。

(2)20岁以下的患者(因晶状体囊膜玻璃体韧带相连牢固,眼球较小,巩膜弹性强,应用本药可致玻璃体脱出)禁用。

(3)眼压高或伴有角膜变性的白内障患者,以及玻璃体有液化倾向者禁用。

(4)严重的肝肾疾病、凝血功能异常及正在应用抗凝药者禁用。

(八)药物相互作用

尚不明确。

(九)注意事项

(1)本药肌内注射前需做过敏试验,不可静脉注射。

(2)本药对视网膜有较强的毒性,由于可造成晶状体损坏,应用时勿使药液透入玻璃体内。

(3)本药遇血液迅速失活,因此在用药部位不得有未凝固的血液。

(4)对本药引起的青光眼症状,于术后滴用 β 受体阻滞剂(如噻吗洛尔)或口服碳酸酐酶抑制药(如乙酰唑胺)可能会缓解。

(5)由于超声雾化后本药的效价下降明显,因此超声雾化的吸入时间以控制在 5 分钟内为宜。

(十)特殊人群用药

孕妇及哺乳期妇女用药的安全性尚不明确。

七、标准桃金娘油

(一)别称

吉诺通,稀化黏素。

(二)药理作用

本药为桃金娘科树叶的标准提取物,是一种脂溶性挥发油,具有溶解黏液、刺激腺体分泌、促进呼吸道黏膜纤毛摆动、加速液体流动、促进分泌物排出等作用。可改善鼻黏膜的酸碱环境,促进鼻黏膜上皮组织结构的重建和功能的恢复。此外,本药还具有消炎作用,能通过减轻支气管黏膜肿胀而起到舒张支气管的作用。亦有抗菌和杀菌作用。

(三)药动学

口服后从小肠吸收,大部分由肺及支气管排出。

(四)适应证

(1)用于急、慢性气管炎,支气管扩张,肺气肿,硅沉着病,鼻窦炎等痰液黏稠或排痰困难者。

(2)还可用于支气管造影术后,以利于造影剂的排出。

(五)用法与用量

(1)胶囊:口服,一次 300 mg,一天 2～3 次,7～14 天为 1 个疗程。若疗效不佳,观察 3 天后停药。

(2)肠溶胶囊:口服。①急性病患者:一次 300 mg,一天 3～4 次;②慢性病患者:一次300 mg,一天 2 次,最后一次剂量最好在晚上临睡前服用,以利于夜间休息;③支气管造影后:服用 240～360 mg 可帮助造影剂的咳出。

(六)不良反应

偶有恶心、胃部不适等不良反应。

(七)禁忌证

对本药过敏者禁用。

(八)药物相互作用

尚不明确。

(九)注意事项

(1)本药不可用热水送服,应用温凉水于餐前半小时空腹服用。

(2)本药的肠溶胶囊不可打开或嚼碎后服用。

(十)特殊人群用药

(1)孕妇及哺乳期妇女:孕妇慎用;对哺乳的影响尚不明确。

(2)儿童:4～10 岁的儿童服用儿童用剂型,用法同成人。

八、药物特征比较

(一)药理作用比较

祛痰药物因种类不同,其药理作用特征各异,具体药物的药理作用特点详见表 5-2。

表 5-2　祛痰药的药理作用比较

药理作用	溴己新	氨溴索	乙酰半胱氨酸	羧甲司坦	氯化铵	糜蛋白酶	标准桃金娘油
减少和断裂痰液中的黏多糖纤维	+++	+++	++++	++	-	+++	++
抑制黏液腺分泌	++	+++	-	+++	++	-	-
促进呼吸道黏膜的纤毛运动	+	+	-	-	-	-	++
刺激胃黏膜迷走神经末梢	+	-	-	-	++	-	-
激活肺泡上皮Ⅱ型细胞合成表面活性物质	-	+	-	-	-	-	-
镇咳	-	++ (可待因的1/2)	-	-	-	-	-
脓性痰	-	-	++	-	-	++	-
抗炎	-	-	-	-	-	-	+

注:+代表作用强度;-代表未有相应的药理作用。

(二)主要不良反应比较

(1)溴己新:恶心、呕吐、胃部不适、腹痛、腹泻,头痛、头晕,遗尿,皮疹。

(2)氨溴索:上腹部不适、食欲缺乏、腹泻,偶见胃痛、胃部灼热、消化不良、恶心、呕吐;罕见头痛及眩晕;皮疹,罕见血管性水肿。

(3)乙酰半胱氨酸:恶心、呕吐、胃炎;可引起呛咳、支气管痉挛,偶可引起咯血;国外有引起眩晕、癫痫等的报道;皮疹。

(4)羧甲司坦:食欲缺乏、恶心、腹泻、胃痛、胃部不适、胃肠道出血;偶有轻度头晕;皮疹。

(5)氯化铵:恶心、呕吐;头痛、进行性嗜睡、精神错乱、定向力障碍、焦虑;偶见暂时性多尿和酸中毒。

(6)糜蛋白酶:凝血功能障碍;肌内注射偶可致过敏性休克。

(7)标准桃金娘油:恶心、胃部不适。

第三节 平 喘 药

平喘药是指能通过不同的作用机制缓解支气管平滑肌痉挛,使其松弛和扩张,进而缓解气急、呼吸困难等症状的药物。临床常用的平喘药按作用方式可分为支气管扩张药、抗炎平喘药和抗过敏平喘药,其中支气管扩张药包括茶碱类、β_2受体激动药和吸入性抗胆碱药。

一、茶碱类药物

茶碱类药物为甲基黄嘌呤类的衍生物,是临床常用的平喘药,具有强心、利尿、扩张冠状动脉、松弛支气管平滑肌和兴奋中枢神经系统等作用,主要用于治疗支气管哮喘、慢性阻塞性肺疾病、肺气肿和心脏性呼吸困难等疾病。茶碱类的应用因其有不良反应曾一度受到冷落,但近来研究表明小剂量的茶碱仍能起到平喘作用,并且兼有一定程度的抗炎作用,所以临床应用又趋广泛。

迄今为止已知的茶碱类药物及其衍生物有 300 多种,基本上是对茶碱进行成盐或结构修饰,以提高茶碱的水溶性、生物利用度与降低不良反应。临床上较为常用的品种有茶碱、氨茶碱、二羟丙茶碱和多索茶碱等。

(一)应用原则与注意事项

1.应用原则

(1)用药剂量个体化:茶碱类药物于肝内代谢,影响因素较多,血药浓度的个体差异大,因此应根据患者情况制订个体化给药方案,必要时监测血药浓度,根据血药浓度调整给药剂量。老年患者及酒精中毒、充血性心力衰竭和肝肾功能不全等患者的茶碱清除率低,给药剂量应减少。吸烟者本类药物的代谢加快,应较常规用量大。

(2)血浆药物浓度监测:茶碱类药物的治疗窗较窄,中毒剂量与治疗剂量较为接近,为避免药物不良反应,接受茶碱类药物治疗的患者有条件时均应测定血药浓度(therapeutic drug monitoring,TDM),以保证给药的安全性和有效性。

2.注意事项

(1)控制静脉给药速度:此类药品应避免静脉注射过快,因为当茶碱的血药浓度高于 $20~\mu g/mL$ 时可出现毒性反应,表现为心律失常、心率增快、肌肉颤动或癫痫。

(2)关注不适宜人群:茶碱类药物禁忌于对该类药物及其衍生物过敏者;活动性消化性溃疡、未经控制的惊厥性疾病患者;急性心肌梗死伴血压下降者;未治愈的潜在癫痫患者。多索茶碱哺乳期妇女禁用,孕妇慎用。

(3)注意药物相互作用:茶碱类药 90% 在肝内被细胞色素 P450 酶系统代谢,为 CYP1A2 代谢酶的底物,当与该酶的抑制剂或诱导剂同时使用时影响药物疗效,增加药物不良反应。

(二)氨茶碱

1.别称

阿咪康、安释定、茶碱乙烯双胺和茶碱乙二胺盐。

2.药理作用

本药为茶碱与乙二胺的复盐,药理作用主要来自茶碱。

(1)松弛支气管平滑肌,也能松弛肠道、胆道等多种平滑肌。对支气管黏膜的充血、水肿也有缓解作用。

(2)增加心排血量,扩张入球和出球肾小动脉,增加肾小球滤过率和肾血流量,抑制肾小管重吸收钠和氯离子。

(3)增加骨骼肌的收缩力,茶碱加重缺氧时的通气功能不全被认为是过度增加膈肌的收缩而致膈肌疲劳的结果。

3.药动学

口服吸收完全,其生物利用度为 96％,用药后 1～3 小时血药浓度达峰值,有效血药浓度为 10～20 $\mu g/mL$。血浆蛋白结合率约为 60％,V_d 为(0.50±0.16)L/kg。80％～90％的药物在体内被肝脏的混合功能氧化酶代谢,本品的大部分代谢物及约 10％原形药均经肾脏排出,正常人体内的半衰期(半衰期)为(9.0±2.1)小时。

4.适应证

本品用于治疗支气管哮喘、喘息性支气管炎、慢性阻塞性肺疾病,也可以用于急性心功能不全和心源性哮喘。

5.用法与用量

(1)口服:①成人一次 0.1～0.2 g,一天 3 次;极量为一次 0.5 g,一天 1 g。②儿童按一天 3～5 mg/kg,分 2～3 次服。

(2)静脉注射:①成人一次 0.125～0.25 g,用 20～40 mL 50％葡萄糖溶液稀释后缓慢静脉注射,注射时间不得短于 10 分钟;极量为一次 0.5 g,一天 1 g。②儿童按一次 2～4 mg/kg。

(3)静脉滴注:一次 0.25～0.5 g,用葡萄糖注射液 250 mL 稀释后缓慢滴注。

6.不良反应

恶心、呕吐、易激动、失眠;心动过速、心律失常;发热、嗜睡、惊厥甚至呼吸、心搏骤停致死。

7.禁忌证

对本品过敏的患者、活动性消化道溃疡和未经控制的惊厥性疾病患者禁用。

8.药物相互作用

(1)地尔硫䓬、维拉帕米可干扰茶碱在肝内的代谢,与本品合用增加本品的血药浓度和毒性。

(2)西咪替丁可降低本品的肝清除率,合用时可增加茶碱的血清浓度和/或毒性。

(3)与克林霉素、林可霉素及某些大环内酯类、氟喹诺酮类抗菌药物合用时可降低茶碱的清除率,增高其血药浓度,其中尤以与依诺沙星合用为著。当茶碱与上述药物配伍使用时,应适当减量或监测茶碱的血药浓度。

(4)苯巴比妥、苯妥英、利福平可诱导肝药酶,加快茶碱的肝清除率,使茶碱的血清浓度降低;茶碱也干扰苯妥英的吸收,两者的血药浓度均下降,合用时应调整剂量,并监测血药浓度。

(5)与锂盐合用可使锂的肾排泄增加。影响锂盐的作用。

(6)与美西律合用可降低茶碱的清除率,增加血浆中的茶碱浓度,需调整剂量。

(7)与咖啡因或其他黄嘌呤类药并用可增加其作用和毒性。

9.注意事项

(1)下列情况慎用,如肾功能或肝功能不全的患者、高血压、有非活动性消化道溃疡病史的患者、孕妇及哺乳期妇女、新生儿和老年人。

(2)茶碱制剂可致心律失常和/或使原有的心律失常恶化,患者心率和/或节律的任何改变均应进行监测和研究。

(3)应定期监测血清茶碱浓度,以保证最大疗效而不发生血药浓度过高的危险。

10.特殊人群用药

(1)孕妇、哺乳期妇女尽量避免使用。

(2)老年患者的血浆清除率降低,潜在毒性增加,应慎用,并进行血药浓度监测。

(3)小儿的药物清除率较高,个体差异大,应进行血药浓度监测。

(三)二羟丙茶碱

1.别称

喘定、奥苏芬、甘油茶碱、双羟丙茶碱和新赛林。

2.药理作用

本药的药理作用与氨茶碱相似,其扩张支气管的作用约为氨茶碱的 1/10,心脏兴奋作用仅为氨茶碱的 $1/20 \sim 1/10$,对心脏和神经系统的影响较小。

3.药动学

口服容易吸收,生物利用度为 72%,在体内代谢为茶碱的衍生物。口服 $19 \sim 28$ mg/kg,1 小时后血浆中的浓度为 $19.3 \sim 36.3$ μg/mL。V_d 为 0.8 L/kg,半衰期为 $2.0 \sim 2.5$ 小时,以原形随尿排出。

4.适应证

本品用于治疗支气管哮喘、具有喘息症状的支气管炎、慢性阻塞性肺疾病等,以缓解喘息症状,也用于心源性肺水肿引起的喘息,尤适用于不能耐受茶碱的哮喘病例。

5.用法与用量

(1)口服:成人 1 次 $0.1 \sim 0.2$ g,一天 3 次;极量为 1 次 0.5 g。

(2)静脉滴注:1 次 $0.25 \sim 0.75$ g,以 5% 或 10% 葡萄糖注射液 $250 \sim 500$ mL 稀释后静脉滴注,滴注时间为 $1 \sim 2$ 小时。

(3)静脉注射:1 次 $0.50 \sim 0.75$ g,用 25% 葡萄糖注射液 $20 \sim 40$ mL 稀释后缓慢注射,注射时间为 $15 \sim 20$ 分钟。

6.不良反应

不良反应类似于茶碱。剂量过大时可出现恶心、呕吐、易激动、失眠、心动过速和心律失常,可见发热、脱水和惊厥等症状,严重者甚至呼吸、心搏骤停。

7.禁忌证

同氨茶碱。

8.药物相互作用

(1)与拟交感胺类支气管扩张药合用会产生协同作用。

（2）与苯妥英钠、卡马西平、西咪替丁、咖啡因或其他黄嘌呤类药合用可增加本药的作用和毒性。

（3）克林霉素、林可霉素及某些大环内酯类、喹诺酮类抗菌药物可降低本药在肝脏的清除率,使血药浓度升高,甚至出现毒性反应。

（4）与普萘洛尔合用可降低本药的疗效。

（5）碳酸锂加速本药的清除,使本药的疗效降低;本药也可使锂的肾排泄增加,影响锂盐的作用。

9.注意事项

（1）大剂量可致中枢神经兴奋,预服镇静药可防止。

（2）哮喘急性严重发作的患者不首选本品。

（3）茶碱类药物可致心律失常和/或使原有的心律失常恶化,患者心率和/或心律的任何改变均应密切注意。

10.特殊人群用药

（1）本药可通过胎盘屏障,使胎儿的血清茶碱浓度升高至危险程度,须加以监测,孕妇慎用。可随乳汁排出,哺乳期妇女不宜使用。

（2）55 岁以上的患者慎用。

（3）新生儿用药后本药的血浆清除率可降低,血清浓度增加,应慎用。

（四）多索茶碱

1.别称

安赛玛,达复啉,凯宝川苧,枢维新,新茜平。

2.药理作用

本药对磷酸二酯酶有显著的抑制作用,其松弛支气管平滑肌痉挛的作用较氨茶碱强 10～15 倍,并具有镇咳作用,且作用时间长,无依赖性。本品为非腺苷受体阻滞剂,无类似于茶碱所致的中枢、胃肠道及心血管等肺外系统的不良反应,但大剂量给药仍可引起血压下降等。

3.药动学

口服吸收迅速,生物利用度为 62.6%。本药吸收后广泛分布于各脏器及体液中,以肺组织中含量最高。总蛋白结合率为48%,在肝内代谢。口服和静脉给药的清除半衰期分别为7.27小时和1.83小时。

4.适应证

本品用于治疗支气管哮喘、具有喘息症状的支气管炎及其他支气管痉挛引起的呼吸困难。

5.用法与用量

(1)口服。①片剂:一次200~400 mg,一天2次,餐前或餐后3小时服用;②胶囊:一次300~400 mg,一天2次。

(2)静脉注射:一次200 mg,每12小时1次,以50%葡萄糖注射液稀释至40 mL缓慢静脉注射,时间应在20分钟以上,5~10天为1个疗程。

(3)静脉滴注:将本药300 mg加入5%葡萄糖注射液或生理盐水注射液100 mL中缓慢静脉滴注,滴注时间不少于30分钟,一天1次,5~10天为1个疗程。

6.不良反应

少见心悸、窦性心动过速、上腹不适、食欲缺乏、恶心、呕吐、兴奋、失眠;如过量服用可出现严重心律失常、阵发性痉挛。

7.禁忌证

凡对本品或黄嘌呤衍生物类药物过敏者、急性心肌梗死患者及哺乳期妇女禁用。

8.药物相互作用

不得与其他黄嘌呤类药物同时使用;与麻黄碱或其他肾上腺素类药物同时使用需慎重。

9.注意事项

(1)下列情况慎用,如肝、肾功能不全,严重的心、肺功能异常者,甲状腺功能亢进症,活动性胃、十二指肠溃疡等症。

(2)本品的剂量要视个体的病情变化选择最佳剂量和用药方法,必要时监测血药浓度。

(3)服药期间不要饮用含咖啡因的饮料或食品。

10.特殊人群用药

(1)孕妇应慎用,哺乳期妇女禁用。

(2)老年患者对本药的清除率可能不同,用药时应监测血药浓度,应慎用。

(五)药物特征比较

1.药理作用比较

茶碱类药物因结构和剂型的不同,其药理作用特征各异,具体药物的药理作用特点详见表5-3。

表 5-3　茶碱类药物的药理作用比较

药理作用	茶碱	氨茶碱	二羟丙茶碱	多索茶碱	甘氨茶碱钠
松弛支气管滑肌	++	+++	++（氨茶碱的 1/10）	++++（氨茶碱的 10～15 倍）	+++
阻断腺苷	++	+	+	—	+
镇咳	—	—	—	+	—
改善呼吸功能	++	++	+	++	++
心脏兴奋、利尿	++	增加尿量、尿钠	心脏兴奋为氨茶碱的 1/20～1/10；利尿作用强	尿量轻度增加	++

注:+代表作用强度;—代表未有相应的药理作用。

2.主要不良反应比较

茶碱类药物口服有一定的胃肠道刺激性;注射剂的碱性强,对血管有刺激性。该类药物的毒性反应常出现在血药浓度高于 20 μg/mL 时,早期多见恶心、呕吐、易激动和失眠等,甚至出现心动过速、心律失常;血药浓度高于 40 μg/mL 时可发生发热、失水和惊厥等症状,严重时甚至呼吸、心搏骤停致死。

(1)茶碱:胃灼热、恶心、呕吐、食欲缺乏和腹胀;心悸、心律失常;头痛、失眠;尿酸值增高。

（2）氨茶碱：恶心、呕吐和胃部不适；可见血性呕吐物或柏油样便；心律失常、心率加快；滴注过快可致一过性低血压；头痛、烦躁、易激动、失眠、肌肉颤动或癫痫。

（3）二羟丙茶碱：口干、恶心、呕吐、上腹疼痛、呕血、腹泻和食欲减退；心悸、心动过速、期前收缩、低血压、面部潮红和室性心律失常等，严重者可出现心力衰竭；头痛、烦躁、易激动、失眠和兴奋过度等，甚至导致阵挛性、全身性的癫痫发作；高血糖；尿蛋白、肉眼或镜下血尿、多尿症状。

（4）多索茶碱：食欲缺乏、恶心、呕吐、上腹部不适或疼痛；少数患者心悸、心动过速、期前收缩和呼吸急促；头痛、失眠和易怒；高血糖；尿蛋白。

（5）甘氨茶碱钠：恶心、呕吐；心动过速、心律失常；易激动、失眠。

二、β_2受体激动剂

β_2受体激动剂是目前临床应用较广泛的支气管扩张剂，主要通过激动呼吸道的β_2受体，激活腺苷酸环化酶，使细胞内的 cAMP 含量增加、游离 Ca^{2+} 减少，从而松弛支气管平滑肌，抑制炎性细胞释放变态反应介质，增强纤毛运动与黏液清除，降低血管通透性，而发挥平喘作用。主要用于支气管哮喘、喘息性支气管炎、慢性阻塞性肺疾病所致的支气管痉挛等症。

根据平喘作用起效时间的快慢，β_2受体激动剂可分为速效类和慢效类；按作用维持时间长短，可分为短效类（SABA）和长效类（LABA）。2012 年在我国上市的茚达特罗起效快，支气管舒张作用长达 24 小时。常用的 β_2受体激动药按平喘作用的分类见表 5-4。

（一）应用原则与注意事项

1.应用原则

（1）短效 β_2受体激动药用于迅速缓解症状，为按需使用的基本药物；长效β_2受体激动药不宜单药使用，常与吸入性糖皮质激素联合应用治疗需要长期治疗的患者。

表 5-4　常用的 β_2 受体激动药按平喘作用的分类

起效速度	维持时间	
	短效	长效
速效	沙丁胺醇气雾剂	福莫特罗吸入机
	特布他林气雾剂	
	丙卡特罗气雾剂	
	菲诺特罗气雾剂	
慢效	沙丁胺醇片剂	沙美特罗吸入剂
	特布他林片剂	

(2)口服制剂可用于不能采用吸入途径的患者,常用于儿童和老年人。

(3)本类药物注射给药会影响子宫肌层,也可能影响心脏,妊娠期患者如需大剂量使用 β_2 受体激动药,应采用吸入给药。

(4)应指导患者正确的吸入方法和气雾吸入的注意事项。

2.注意事项

(1)甲状腺功能亢进、心血管疾病、心律失常、心电图 Q-T 间期延长及高血压患者慎用 β_2 受体激动药。

(2)该类药物可引起严重的低钾血症。对于危重型哮喘,因同时应用茶碱和其衍生物、糖皮质激素、利尿药以及低氧均可使低钾血症更明显,因此应监测血钾浓度。

(3)糖尿病患者应用该类药物有酮症酸中毒的危险,需监测血糖。

(二)沙丁胺醇

1.别称

硫酸舒喘灵,阿布叔醇,爱纳乐,爱纳灵,喘宁碟。

2.药理作用

本药为选择性 β_2 受体激动剂,能选择性地激动支气管平滑肌的 β_2 受体,松弛平滑肌;有较强的支气管扩张作用,其支气管扩张作用比异丙肾上腺素强约 10 倍。

3.药动学

口服的生物利用度为 30%，服后 15～30 分钟生效，2～4 小时作用达峰值，持续 6 小时以上，半衰期为 2.7～5.0 小时。气雾吸入的生物利用度为 10%，吸入后 1～5 分钟生效，1 小时作用达高峰，可持续 4～6 小时，维持时间亦为同等剂量的异丙肾上腺素的 3 倍。V_d 为 1 L/kg，大部分在肠壁和肝脏代谢，主要经肾排泄。

4.适应证

用于缓解支气管哮喘或喘息型支气管炎伴有支气管痉挛的病症。

5.用法与用量

(1)气雾剂吸入：①成人缓解症状或运动及接触变应原之前1 次 100～200 μg；长期治疗的最大剂量为 1 次 200 μg，一天 4 次；②儿童缓解症状或运动及接触变应原之前 10～15 分钟给药，1 次 100～200 μg；长期治疗的最大剂量为一天 4 次，1 次 200 μg。

(2)溶液：①成人 1 次 2.5 mg，用氯化钠注射液稀释到 2～2.5 mL，由驱动式喷雾器吸入；②12 岁以下儿童的最小起始剂量为 1 次 2.5 mg，用氯化钠注射液 1.5～2.0 mL 稀释后由驱动式喷雾器吸入。主要用来缓解急性发作症状。

(3)口服：成人 1 次 2～4 mg，一天 3 次。

(4)静脉滴注：1 次 0.4 mg，用氯化钠注射液 100 mg 稀释后静脉滴注，每分钟 3～20 μg。

6.不良反应

常见肌肉震颤；亦可见恶心、心率加快或心律失常；偶见头晕、头昏、头痛、目眩、口舌发干、烦躁、高血压、失眠、呕吐、面部潮红和低钾血症等。

7.禁忌证

对本品及其他肾上腺素受体激动药过敏者禁用。

8.药物相互作用

(1)与其他肾上腺素受体激动剂或茶碱类药物合用时其支气管扩张作用增强，但不良反应也可能加重。

（2）β受体阻滞剂如普萘洛尔能拮抗本品的支气管扩张作用,故不宜合用。

（3）单胺氧化酶抑制剂、三环类抗抑郁药、抗组胺药和左甲状腺素等可增加本品的不良反应。

（4）与甲基多巴合用时可致严重的急性低血压反应。

（5）与洋地黄类药物合用可增加洋地黄诱发心动过速的危险性。

（6）在产科手术中与氟烷合用可加重宫缩无力,引起大出血。

9.注意事项

（1）下列情况慎用,如高血压、冠状动脉供血不足、心血管功能不全、糖尿病、甲状腺功能亢进症和运动员等。

（2）不能过量使用。

（3）本品可能引起严重的低钾血症,进而可能使洋地黄化者造成心律失常。

（4）本品久用易产生耐受性,此时患者对肾上腺素等具有扩张支气管作用的药物也同样产生耐受性,使支气管痉挛不易缓解,哮喘加重。

（5）少数患者同时接受雾化沙丁胺醇及异丙托溴铵治疗时可能发生闭角型青光眼,故合用时不要让药液或雾化液进入眼中。

（6）肝、肾功能不全的患者需减量。

10.特殊人群用药

（1）孕妇、哺乳期妇女慎用。

（2）老年人应慎用,使用时从小剂量开始逐渐加大剂量。

（三）特布他林

1.别称

博利康尼,布瑞平,喘康速,间羟叔丁肾上腺素,间羟嗽必妥。

2.药理作用

本药为选择性 β_2 受体激动剂,其支气管扩张作用与沙丁胺醇相近。对于哮喘患者,本品2.5 mg的平喘作用与 25 mg 麻黄碱相当。

3.药动学

口服的生物利用度为 15%±6%,约 30 分钟出现平喘作用,有效血药浓度为 3 $\mu g/mL$,血浆蛋白结合率为 25%,2～4 小时作用达高峰,持续 4～7 小时,V_d 为(1.4±0.4)L/kg。气雾吸入5～30 分钟生效,1～2 小时后出现最大作用,持续3～6 小时。皮下注射或气雾吸入后 5～15 分钟起效,0.5～1.0 小时作用达高峰,作用维持 1.5～4 小时。

4.适应证

(1)用于支气管哮喘、慢性支气管炎、肺气肿和其他伴有支气管痉挛的肺部疾病。

(2)连续静脉滴注本品可激动子宫平滑肌的 β_2 受体,抑制自发性子宫收缩和缩宫素引起的子宫收缩,预防早产。同理亦可用于胎儿窒息。

5.用法与用量

(1)口服:成人每次 2.5～5.0 mg,一天 3 次,一天总量不超过 15 mg。

(2)静脉注射:一次 0.25 mg,如 15～30 分钟无明显的临床改善,可重复注射一次,但 4 小时内的总量不能超过 0.5 mg。

(3)气雾吸入:成人每次 0.25～0.50 mg,一天 3～4 次。

6.不良反应

主要为震颤、强直性痉挛、心悸等拟交感胺增多的表现。口服 5 mg时,手指震颤的发生率可达 20%～33%,故应以吸入给药为主,只在重症哮喘发作时才考虑静脉应用。

7.禁忌证

同沙丁胺醇。

8.药物相互作用

(1)与其他肾上腺素受体激动药合用可使疗效增加,但不良反应也增多。

(2)β受体阻滞剂如普萘洛尔、醋丁洛尔、阿替洛尔、美托洛尔等可拮抗本品的作用,使疗效降低,并可致严重的支气管痉挛。

（3）与茶碱类药物合用可增加松弛支气管平滑肌的作用，但心悸等不良反应也增加。

（4）单胺氧化酶抑制药、三环类抗抑郁药、抗组胺药、左甲状腺素等可增加本品的不良反应。

9.注意事项

（1）对其他肾上腺素受体激动药过敏者对本品也可能过敏。

（2）大剂量应用可使有癫痫病史的患者发生酮症酸中毒。

（3）长期应用可产生耐受性，使疗效降低。

（4）从小剂量逐渐加至治疗量常能减少不良反应。

（5）运动员慎用。

10.特殊人群用药

（1）本药可舒张子宫平滑肌，抑制孕妇的子宫收缩并影响分娩，对人或动物未见致畸作用，孕妇应慎用（尤其是妊娠早期的妇女）。如在分娩时应用静脉制剂，可能引起母体一过性低血钾、低血糖、肺水肿及胎儿低血糖。哺乳期妇女慎用。

（2）儿童用药的安全性和有效性尚不明确。12岁以下的儿童不推荐使用本药的片剂和注射剂，5岁以下的儿童不宜使用本药的吸入气雾剂。

（四）福莫特罗

1.别称

安咳通、安通克、奥克斯都保、福莫待若和盼得馨。

2.药理作用

本药为长效 β_2 受体激动剂，对支气管的松弛作用较沙丁胺醇强且持久，尚具有明显的抗炎作用，可明显抑制抗原诱发的嗜酸性粒细胞聚集与浸润、血管通透性增高以及速发型与迟发型哮喘反应，对血小板激活因子（PAF）诱发的嗜酸性粒细胞聚集亦能抑制，这是其他选择性 β_2 受体激动剂所没有的。还能抑制人嗜碱性粒细胞与肺肥大细胞由过敏和非过敏因子介导的组胺释放。对吸入组胺引起的微血管渗漏与肺水肿也有明显的保护作用。

3.药动学

口服吸收迅速,0.5～1 小时血药浓度达峰值。口服 80 μg,4 小时后支气管扩张作用最强。吸入后约 2 分钟起效,2 小时达高峰,单剂量吸入后作用持续12 小时左右。血浆蛋白结合率为 50%。通过葡萄糖醛酸化和氧位去甲基代谢后部分经尿排泄,部分经胆汁排泄,提示有肝肠循环。

4.适应证

本品用于慢性哮喘与慢性阻塞性肺疾病的维持治疗和预防发作。因其为长效制剂,特别适合哮喘夜间发作的患者和需要长期服用 β₂ 受体激动剂的患者。

5.用法与用量

吸入,成人的常用量为 1 次 4.5～9 μg,一天 1～2 次,早晨和晚间用药;或1 次9～18 μg,一天 1～2 次,1 天的最高剂量为 36 μg。哮喘夜间发作可于晚间给药 1 次。

6.不良反应

常见头痛、心悸和震颤;偶见烦躁不安、失眠、肌肉痉挛和心动过速;罕见皮疹、荨麻疹、心房颤动(简称房颤)、室上性心动过速、期前收缩、支气管痉挛、低钾血症或高钾血症;个别病例有恶心、味觉异常、眩晕、心绞痛、心电图 Q-T 间期延长、变态反应、血压波动和血中的胰岛素、游离脂肪酸、血糖及尿酮体水平升高。

7.禁忌证

对本品过敏者禁用。

8.药物相互作用

(1)本品与肾上腺素、异丙肾上腺素合用易致心律不齐,甚至引起心脏骤停。

(2)本品与茶碱、氨茶碱、肾上腺皮质激素、利尿药(呋塞米、螺内酯等)合用,可能因低血钾而引起心律不齐。

(3)与洋地黄类药物合用可增加洋地黄诱发心律失常的危险性。

(4)与单胺氧化酶抑制药合用可增加室性心律失常的发生率,

并可加重高血压。

(5)本品可增强泮库溴铵、维库溴铵的神经肌肉阻滞作用。

9.注意事项

(1)下列情况慎用,如甲状腺功能亢进症、嗜铬细胞瘤、梗阻性肥厚型心肌病、严重的高血压、颈内动脉-后交通动脉瘤或其他严重的心血管病(如心肌缺血、心动过速或严重的心力衰竭)、肝肾功能不全、严重的肝硬化、运动员。

(2)可能造成低钾血症。哮喘急性发作时及联合用药都可能增加血钾降低的作用,在上述情况下建议监测血钾浓度。

(3)本品能引起 Q-T 间期延长,因此伴有 Q-T 间期延长的患者及使用影响 Q-T 间期的药物治疗的患者应慎用。

(4)可影响血糖代谢,糖尿病患者用药初期应注意血糖的控制。

(5)本品可能引起气道痉挛,哮喘急性发作时的缺氧会增加此危险性。

10.特殊人群用药

(1)孕妇、哺乳期妇女慎用。

(2)新生儿和早产儿用药的安全性尚未确定,应谨慎使用。

(五)沙美特罗

1.别称

喘必灵,祺泰,强力安喘通,施立碟,施立稳。

2.药理作用

本药为新型的选择性长效 β_2 受体激动剂。吸入本品 25 μg,其支气管扩张作用与吸入200 μg沙丁胺醇相当。尚有强大的抑制肺肥大细胞释放组胺、白三烯、前列腺素等变态反应介质的作用,可抑制吸入抗原诱发的早期和迟发相反应,降低气道高反应性。

3.药动学

单次吸入本品 50 μg 或 400 μg 后,5~15 分钟达血药峰浓度。用药后 10~20 分钟出现支气管扩张作用,持续 12 小时。本品与人体血浆的体外蛋白结合率为 96%。在体内经羟化作用而广泛代谢,并以代谢产物的形式随粪便和尿液排出体外。

4.适应证

用于支气管哮喘,包括夜间哮喘和运动引起的支气管痉挛的防治;与吸入性糖皮质激素合用,用于可逆性阻塞性气道疾病,包括哮喘、慢性阻塞性肺疾病。

5.用法与用量

(1)粉雾剂胶囊:粉雾吸入,成人一次 50 μg,一天 2 次;儿童一次 25 μg,一天 2 次。

(2)气雾剂:气雾吸入,剂量和用法同粉雾吸入。

6.不良反应

可见震颤、心悸及头痛等;偶见心律失常、肌痛、肌肉痉挛、水肿、血管神经性水肿;罕见口咽部刺激。

7.禁忌证

对本品过敏者、对牛奶过敏的患者禁用。

8.药物相互作用

(1)本药与茶碱类等支气管扩张药合用可产生协同作用,合用时应注意调整剂量。

(2)与短效 β 受体激动药(如沙丁胺醇)合用时可使 FEV_1 得到改善,且不增加心血管不良反应的发生率。

(3)与黄嘌呤衍生物、激素和利尿药合用可加重血钾降低。

(4)不宜与单胺氧化酶抑制药合用,因可增加心悸、激动或躁狂发生的危险性。

(5)不宜与三环类抗抑郁药合用,因可能增强心血管的兴奋性,三环类抗抑郁药停药 2 周后方可使用本药。

(6)与保钾利尿药合用,尤其本药超剂量时,可使患者的心电图异常或低血钾加重,合用时须慎重。

9.注意事项

(1)下列情况慎用,如肺结核、甲状腺功能亢进症、对拟交感胺类有异常反应、有低钾血症倾向、已患有心血管疾病及有糖尿病病史。

(2)本品不适用于缓解急性哮喘发作。

（3）治疗可逆性阻塞性气道疾病应常规遵循阶梯方案,并应通过观察临床症状及测定肺功能来监测患者对治疗的反应。为避免哮喘急性加重的风险,不可突然中断使用本品治疗。

10.特殊人群用药

（1）孕妇、哺乳期妇女慎用。

（2）3 岁以下小儿服用的安全性尚未确立,应慎用。

（六）班布特罗

1.别称

邦尼、帮备、贝合健、汇杰和立可菲。

2.药理作用

本药为新型的选择性长效 β_2 受体激动剂,为特布他林的前体药物,亲脂性强,与肺组织有很高的亲和力,产生扩张支气管、抑制内源性变态反应介质释放、减轻水肿及腺体分泌,从而降低气道高反应性、改善肺及支气管通气功能的作用。

3.药动学

口服后 20％的药物经胃肠道吸收,生物利用度约 10％,2～6 小时达血药浓度峰值,作用可持续 24 小时,给药 4～5 天后达稳态血药浓度。本药的血浆半衰期约为 13 小时,特布他林的血浆半衰期约为 17 小时。原药及其代谢物（包括特布他林）主要经肾脏排出。

4.适应证

本品用于治疗支气管哮喘、慢性喘息性支气管炎、慢性阻塞性肺疾病和其他伴有支气管痉挛的肺部疾病。

5.用法与用量

（1）口服:成人的起始剂量为 1 次 10 mg,一天 1 次,睡前服用。根据临床疗效,1～2 周后剂量可调整为 1 次 20 mg,一天 1 次。肾功能不全患者（肾小球滤过率≤50 mL/min）的起始剂量为 1 次 5 mg,一天 1 次。

（2）儿童:2～5 岁 1 次 5 mg,一天 1 次;2～12 岁一天的最高剂量不超过 10 mg。

6.不良反应

肌肉震颤、头痛、心悸和心动过速等;偶见强直性肌肉痉挛。

7.禁忌证

(1)对本品、特布他林及拟交感胺类药物过敏者禁用。

(2)肥厚型心肌病患者禁用。

8.药物相互作用

(1)本药可能延长琥珀胆碱对肌肉的松弛作用,并具有剂量依赖性,但可恢复。

(2)单胺氧化酶抑制药、三环类抗抑郁药、抗组胺药、左甲状腺素等可能增加本药的不良反应。

(3)与皮质激素、利尿药合用可加重血钾降低的程度。

(4)与其他拟交感胺类药合用作用加强,毒性增加。

(5)与其他支气管扩张药合用时可增加不良反应。

(6)β受体阻滞剂(醋丁洛尔、阿替洛尔、拉贝洛尔、美托洛尔、纳多洛尔、吲哚洛尔、普萘洛尔、噻吗洛尔)能拮抗本药的作用,使其疗效降低。

(7)β_2受体激动药会增加血糖浓度,从而降低降血糖药物的作用,因此患有糖尿病者服用本药时应调整降血糖药物的剂量。

(8)本药能减弱胍乙啶的降血压作用。

9.注意事项

(1)严重的肾功能不全患者本品的起始剂量应减少。

(2)肝硬化、严重的肝功能不全患者应个体化给予一天剂量。

(3)甲状腺功能亢进症、糖尿病及心脏病患者慎用。

10.特殊人群用药

(1)孕妇、哺乳期妇女慎用。

(2)2岁以下儿童的剂量尚未确定。

(3)有肝、肾及心功能不全的老年患者慎用。

(七)丙卡特罗

1.别称

川迪,曼普特,美喘清,美普清,普鲁卡地鲁。

2.药理作用

本药为选择性 β_2 受体激动剂,对支气管的 β_2 受体有较高的选择性,其支气管扩张作用强而持久。尚具有较强的抗过敏作用,不仅可抑制速发型的气道阻力增加,而且可抑制迟发型的气道反应性增高。本品尚可促进呼吸道纤毛运动。

3.药动学

口服可迅速由胃肠道吸收,呈二房室分布,5 分钟内开始起效,$1\sim2$ 小时后在血浆、组织及主要器官中能达到最高浓度。α 相半衰期为 3.0 小时,β 半衰期为 8.4 小时,作用可持续 $6\sim8$ 小时。主要在肝脏及小肠中代谢为葡萄糖醛酸化合物,由尿液及粪便排泄。

4.适应证

本品适用于支气管哮喘、喘息性支气管炎、伴有支气管反应性增高的急性支气管炎、慢性阻塞性肺疾病。

5.用法与用量

口服,成人于每晚睡前 1 次服 50 μg;或每次 $25\sim50$ μg,早、晚(睡前)各服 1 次。

6.不良反应

偶见口干、鼻塞、倦怠、恶心、胃部不适、肌颤、头痛、眩晕或耳鸣;亦见皮疹、心律失常、心悸、面部潮红等。

7.禁忌证

同沙丁胺醇。

8.药物相互作用

(1)与其他肾上腺素受体激动剂及茶碱类合用可引起心律失常,甚至心脏骤停。

(2)与茶碱类及抗胆碱能支气管扩张药合用时其支气管扩张作用增强,但可能产生降低血钾作用,并因此影响心率。

9.注意事项

(1)下列情况慎用,如甲状腺功能亢进症、高血压、心脏病和糖尿病。

(2)本品有抗过敏作用,故评估其他药物的皮试反应时,应考虑本品对皮试的影响。

10.特殊人群用药

(1)孕妇及哺乳期妇女用药的安全性尚不明确,应慎用。

(2)儿童用药的安全性尚不明确,应慎用。

(八)药物特征比较

1.给药途径、作用时间比较

上述 β_2 受体激动剂因结构、剂型和给药方式不同,所以起效时间和维持时间也不相同。具体药物的给药途径和作用时间详见表 5-5。

表 5-5　常用的 β_2 受体激动剂比较

分类	药物名称	给药途径	作用时间		注释
			起效	维持	
短效类	沙丁胺醇	吸入	5 分钟	4～6 小时	心脏兴奋作用是异丙肾上腺素的 1/10
		口服	30 分钟	6 小时	
	特布他林	吸入	5～30 分钟	3～6 小时	心脏兴奋作用是异丙肾上腺素的 1/10
		口服	1～2 小时	4～8 小时	
	丙卡特罗	吸入	5 分钟	6～8 小时	对 β_2 受体有高度的选择性,严禁与儿茶酚胺何用。
		口服	5 分钟	6～8 小时	
长效类	福莫特罗	吸入	3～5 分钟	8～12 小时	浓度依赖型起效快,可按需用于急性症状
		口服	30 分钟	12 小时	
	沙美特罗（慢效）	吸入	30 分钟	12 小时	非浓度依赖型与短效 β_2 受体激动剂合用可改善 FEV_1,且不增加心血管不良事件的发生率
		口服	—	24 小时	
	班布特罗				为特布他林的前体

2.主要不良反应比较

β_2 受体激动剂的主要不良反应包括震颤尤其是手震颤、神经紧张、头痛、肌肉痉挛和心悸、心律失常、外周血管扩张及低血钾等。吸入剂型用药后可能出现支气管异常痉挛。

(1)沙丁胺醇:心率加快、心律失常;肌肉震颤;头晕、头痛、失眠和面部潮红;低血钾;恶心、呕吐。

(2)特布他林:心动过速、心悸;肌肉震颤;头痛、强直性痉挛、睡眠失调、行为失调;恶心、胃肠道障碍、皮疹、荨麻疹。

(3)福莫特罗:心悸、心动过速;肌肉震颤、肌肉痉挛;头痛、失眠、烦躁不安;低血钾或高血钾、血糖升高;恶心、味觉异常、皮疹、荨麻疹。

(4)丙卡特罗:心律失常、心悸;肌肉震颤;倦怠、头痛、眩晕、耳鸣、面部潮红;恶心、胃部不适、口干、皮疹。

(5)沙美特罗:心悸,偶见心律失常;肌肉震颤、偶见肌肉痉挛、肌痛;头痛;罕见高血糖;皮疹。

(6)班布特罗:心悸、心动过速;肌肉震颤、肌肉痉挛;头痛。

三、抗胆碱能药物

用于平喘的抗胆碱药是指选择性阻断胆碱能 M 受体而缓解气道平滑肌痉挛的药物。该类药物主要拮抗气道平滑肌 M 受体,抑制细胞内环磷酸鸟苷(cGMP)的转化和提高 cAMP 的活性来降低细胞内的钙离子浓度,抑制肥大细胞的活性,从而松弛气道平滑肌引起的支气管扩张。同时通过抑制迷走神经兴奋,使气道黏液的分泌减少。主要用于支气管哮喘、慢性阻塞性肺疾病。

(一)应用原则与注意事项

1.应用原则

(1)抗胆碱药起效较慢且能引起支气管痉挛,故不推荐用于急性支气管痉挛的初始治疗和急救治疗。

(2)该类药物的平喘强度和起效速度均不如 β_2 受体激动剂,但作用较为持久,且不易产生耐药性,对有吸烟史的老年哮喘患者较为适宜。

2.注意事项

(1)既往对本类药物过敏者禁用。

（2）有闭角型青光眼倾向、前列腺增生、膀胱颈梗阻的患者及孕妇、哺乳期妇女慎用。

（3）吸入给药时需注意保护，防止雾化液或药物粉末接触患者的眼睛。

（4）抗胆碱药与沙丁胺醇（或其他 β_2 受体激动剂）雾化溶液合用易发生急性闭角型青光眼。

（二）异丙托溴铵

1.别称

爱喘乐，爱全乐，溴化异丙阿托品，溴化异丙基阿托品，溴化异丙托品。

2.药理作用

本药是对支气管平滑肌 M 受体有较高选择性的强效抗胆碱药，松弛支气管平滑肌的作用较强，对呼吸道腺体和心血管系统的作用较弱，其扩张支气管的剂量仅及抑制腺体分泌和加快心率剂量的 $1/20 \sim 1/10$。

3.药动学

口服不易吸收。气雾吸入后作用于气道局部，因此支气管扩张的时间曲线与全身药动学并不完全一致。吸入后起效时间为 5～15 分钟，持续 4～6 小时。在肝内代谢作用的持续时间为3～4 小时，由粪便排泄。

4.适应证

本品用于慢性阻塞性肺疾病相关的支气管痉挛，包括慢性支气管炎、肺气肿哮喘等，可缓解喘息症状。

5.用法与用量

（1）溶液：吸入，成人（包括老年人）和 12 岁以上的青少年一次 1 个单剂量小瓶（500 μg），一天3～4 次，急性发作的患者病情稳定前可重复给药。单剂量小瓶中每 1 mL 雾化吸入液可用氯化钠注射液稀释至终体积 2～4 mL。

（2）气雾剂：吸入，成人及学龄儿童的推荐剂量为一次 40～80 μg，一天 3～4 次。

6.不良反应

常见头痛、恶心和口干;少见心动过速、心悸、眼部调节障碍、胃肠动力障碍和尿潴留等抗胆碱能不良反应;可能引起咳嗽、局部刺激;罕见吸入刺激产生的支气管痉挛,变态反应如皮疹、舌、唇和面部血管性水肿、荨麻疹、喉头水肿。

7.禁忌证

(1)对阿托品及其衍生物过敏患者禁用。

(2)对本品过敏者禁用。

8.药物相互作用

(1)与沙丁胺醇、非诺特罗、茶碱、色甘酸钠等合用可互相增强疗效。

(2)金刚烷胺、吩噻嗪类抗精神病药、三环类抗抑郁药、单胺氧化酶抑制药及抗组胺药可增强本品的作用。

9.注意事项

(1)使用本品后可能会立即发生变态反应。

(2)应避免使眼睛接触到本品,如果在使用本品时不慎污染到眼睛,引起眼睛疼痛或不适、视物模糊等闭角型青光眼的征象,应首先使用缩瞳药并立即就医。

(3)患有囊性纤维化的患者可能会引起胃肠道蠕动的紊乱。

(4)有尿路梗阻的患者使用时发生尿潴留的危险性增高。

10.特殊人群用药

孕妇、哺乳期妇女及儿童慎用。

(三)噻托溴铵

1.别称

思力华,天晴速乐。

2.药理作用

本药为新型的长效抗胆碱类药物,对 5 种胆碱受体($M_1 \sim M_5$)具有相似的亲和力,通过与平滑肌的 M_3 受体结合而产生扩张支气管平滑肌的作用。支气管扩张作用呈剂量依赖性,并可持续 24 小时以上。

3.药动学

吸入后 30 分钟起效,持续时间至少为 24 小时。年轻健康志愿者对本品的绝对生物利用度为 19.5%,吸入 5 分钟后达血药峰浓度,药物的血浆蛋白结合率达 72%,V_d 为 32 L/kg。吸入给药时,仅 14% 的药物经肾排泄。

4.适应证

用于慢性阻塞性肺疾病的维持治疗,包括慢性支气管炎和肺气肿、伴随性呼吸困难的维持治疗及急性发作的预防。

5.用法与用量

吸入,一次 18 μg,一天 1 次。

6.不良反应

常见口干、便秘、念珠菌感染、鼻窦炎、咽炎;少见全身变态反应、心动过速、房颤、心悸、排尿困难、尿潴留;可发生恶心、声音嘶哑、头晕、血管性水肿、皮疹、荨麻疹、皮肤瘙痒;因吸入刺激导致的支气管痉挛,还可能有视物模糊、青光眼。

7.禁忌证

对噻托溴铵、阿托品或其衍生物过敏的患者禁用。

8.药物相互作用

不推荐本品与其他抗胆碱药物合用。

9.注意事项

(1)使用本品后有可能立即发生变态反应。

(2)下列情况慎用,如闭角型青光眼,前列腺增生,膀胱颈梗阻,中、重度肾功能不全,18 岁以下的患者。

(3)中到重度肾功能不全的患者(肌酐清除率≤50 mL/min)应对噻托溴铵的应用予以密切监控。

(4)如药粉误入眼内可能引起或加重闭角型青光眼的症状,应立即停用并就医。

10.特殊人群用药

(1)孕妇、哺乳期妇女慎用。

(2)老年患者对本品的肾清除率下降,但未见慢性阻塞性肺疾病患者的血药浓度随年龄增加而出现显著改变。

(3)尚无儿科患者应用该药的经验,<18 岁的患者不推荐使用。

(四)药物特征比较

1.药理作用比较

异丙托溴铵对各类受体的亲和力无选择性,新一代长效抗胆碱药噻托溴铵对 M_1、M_3 受体的选择性更高、半衰期长。两种抗胆碱药的作用比较见表 5-6。

表 5-6　两种抗胆碱药的作用比较

药物	M 受体选择性	扩张支气管	抑制腺体分泌
异丙托溴铵	无	++(支气管扩张作用为抑制腺体分泌、增加心率作用的 20 倍)	+
噻托溴铵	M_3、M_1	+++(平喘作用强于异丙托溴铵)	-

2.不良反应比较

抗胆碱药治疗哮喘主要采用吸入给药,本类药物对支气管的扩张作用虽不如受体激动药,起效也较慢,但不良反应轻且不易产生耐药性。

(1)异丙托溴铵:常见头痛,少见眼部调节障碍;常见恶心、口干,少见胃肠动力障碍;少见心动过速、心悸;少见血管性水肿、荨麻疹、喉头水肿和变态反应;少见尿潴留;罕见吸入刺激产生的支气管痉挛;少见眼部调节障碍。

(2)噻托溴铵:少见头晕、头痛、味觉异常,罕见失眠;常见口干,少见口腔炎、胃食管反流性疾病、便秘、恶心,罕见肠梗阻包括麻痹性肠梗阻、牙龈炎、舌炎、口咽部念珠菌病、吞咽困难;少见房颤,罕见室上性心动过速、心动过速、心悸;少见皮疹,罕见荨麻疹、瘙痒过敏(包括速发型变态反应);少见排尿困难、尿潴留,罕见尿路感染;少见咽炎、发声困难、咳嗽、支气管痉挛、鼻出血,罕见喉炎、鼻窦炎;少见视物模糊,罕见青光眼、眼压增高。

四、吸入性糖皮质激素

吸入性糖皮质激素(inhaled corticosteroid, ICS)是防治各种类型的中-重度慢性哮喘的首选药物,具有局部药物(肺内沉积)浓度高、气道内药物活性大、疗效好和全身性不良反应少等特点。可以减轻患者的症状,提高最大呼气流量和呼吸量,降低气道高反应性,防止哮喘恶化,改善患者的生活质量。近年来认为 ICS 联合长效 β_2 受体激动剂(LABA)即 ICS/LABA 联合治疗有更好的疗效,并可避免单用 ICS 时因增加剂量而出现的不良反应。但须注意 ICS 在哮喘急性发作时不能立即奏效,故不能用于急性发作。

ICS 的不良反应常见为局部反应,包括反射性咳嗽、支气管痉挛、喉部刺激、口咽部念珠菌病、声嘶等,通常是暂时的、不严重的。在推荐剂量范围内,ICS 很少发生全身性不良反应。长期大剂量使用时可能引起全身反应,如骨密度降低、白内障、肾上腺抑制、糖代谢异常、易擦伤等。

(一)应用原则与注意事项

1.应用原则

(1)ICS 为控制呼吸道炎症的预防性用药,起效缓慢且须连续和规律地应用2 天以上方能发挥作用。

(2)对哮喘急性发作和支气管平滑肌痉挛者宜合并应用 β_2 受体激动剂,以尽快松弛支气管平滑肌。

(3)应当依据哮喘的严重程度给予适当剂量,分为起始和维持剂量。当严重哮喘或哮喘持续发作时,可考虑给予全身性糖皮质激素治疗,待缓解后改为维持量或转为吸入给药。

2.注意事项

(1)掌握正确的吸入方法:掌握正确的吸入方法和技术是决定 ICS 是否取得良好疗效和有无有不良反应的关键因素。需长期吸入用药以维持巩固病情者,为预防口咽部白念珠菌感染,应于每次吸入后用清水漱口。

(2)治疗时剂量应个体化,依据患者或儿童的原治疗情况调整剂量。

(3)关注不适宜人群:ICS禁用于对糖皮质激素或其制剂辅料过敏的患者。对乳蛋白严重过敏者禁用氟替卡松干粉剂。患有活动性肺结核及肺部真菌、病毒感染者,以及儿童、孕妇慎用。

(二)倍氯米松

1.别称

必可酮,安德心,贝可乐,倍可松。

2.药理作用

本药是局部应用的强效糖皮质激素。因其亲脂性强,气雾吸入后可迅速透过呼吸道和肺组织而发挥平喘作用。其局部抗炎、抗过敏疗效是泼尼松的75倍,是氢化可的松的300倍。

3.药动学

以气雾吸入的方式给药后,生物利用度为$10\%\sim20\%$,具有较高的清除率,较口服用药的糖皮质激素类高$3\sim5$倍,故全身性不良反应小。V_d为0.3 L/kg。半衰期为3小时,肝脏疾病时可延长。其代谢产物的70%经胆汁、$10\%\sim15\%$经尿排泄。

4.适应证

用于慢性支气管哮喘。

5.用法与用量

(1)成人及12岁以上的儿童:吸入。轻微哮喘,一天$200\sim400\ \mu g$或以上,分$2\sim4$次用药;中度哮喘,一天$600\sim1\ 200\ \mu g$,分$2\sim4$次用药;严重哮喘,一天$1\ 000\sim2\ 000\ \mu g$,分$2\sim4$次用药。

(2)$5\sim12$岁的儿童:吸入。一天$200\sim1\ 000\ \mu g$;4岁以下的儿童一天总剂量为$100\sim400\ \mu g$,分次用药。

6.不良反应

常见口腔及喉部念珠菌病、声嘶、喉部刺激。

7.禁忌证

对本品过敏或本品中的其他附加成分过敏者禁用。

8.药物相互作用

(1)胰岛素与本药有拮抗作用,糖尿病患者应注意调整本药的剂量。

(2)本药可能影响甲状腺对碘的摄取、清除和转化。

9.注意事项

(1)下列情况慎用,如患有活动期和静止期的肺结核。

(2)对于长期使用糖皮质激素的儿童和青少年,应密切随访其生长状况。

(3)从口服糖皮质激素转为 ICS 时,在很长时间内肾上腺储备功能受损的风险仍然存在,应定期监测肾上腺皮质功能。

(4)对可逆性阻塞性气道疾病(包括哮喘)的处理应常规遵循阶梯方案,并应由临床症状及通过肺功能测定监测患者的反应。

(5)本品不适用于患有重度哮喘的患者;不用于哮喘的初始治疗;应个体化用药。

(6)不可突然中断治疗。

(7)每次用药后用水漱口。

10.特殊人群用药

孕妇、哺乳期妇女慎用。

(三)布地奈德

1.别称

雷诺考特,普米克,普米克都保,普米克令舒,布德松。

2.药理作用

本药是局部应用的不含卤素的糖皮质激素类药物,局部抗炎作用强,约为丙酸倍氯米松的2倍、氢化可的松的 600 倍。

3.药动学

气雾吸入给药后,10%～15% 在肺部吸收,生物利用度约为 26%;粉雾吸入给药后,全身的生物利用度约为 38%,血浆蛋白结合率为 85%～90%,V_d 为 3 L/kg。吸入本药 500 μg 后,32% 的药物经肾排出,15% 经粪便排出。吸入给药的半衰期成人为 2～3 小时,儿童为 1.5 小时。

4.适应证

支气管哮喘,主要用于慢性持续期支气管哮喘;也可在重度慢性阻塞性肺疾病中使用。

5.用法与用量

按个体化给药。在严重哮喘和停用或减量使用口服糖皮质激素的患者,开始使用气雾剂的剂量为成人一天 200～1 600 μg,分 2～4 次使用(较轻的患者一天200～800 μg,较严重者则是一天 800～1 600 μg);一般一次 200 μg,早、晚各一次;病情严重时一次 200 μg,一天 4 次。儿童2～7 岁一天 200～400 μg,分 2～4 次使用;7 岁以上一天 200～800 μg,分 2～4 次使用。

鼻喷吸入用于鼻炎,一天 256 μg,可于早晨一次喷入(每侧鼻腔 128 μg)或早、晚分 2 次喷入,奏效后减至最低剂量。

6.不良反应

同其他 ICS。本品可产生局部和全身性不良反应,但由于本品在体内代谢灭活快、清除率高,故其全身性不良反应比二丙酸倍氯米松轻。

7.禁忌证

对本品过敏者禁用。

8.药物相互作用

酮康唑能提高本药的血药浓度,其作用机制可能是抑制了细胞色素 P4503A4 介导的布地奈德的代谢。

9.注意事项

(1)鼻炎、湿疹等过敏性疾病可使用抗组胺药及局部制剂进行治疗。

(2)肺结核、鼻部真菌感染和疱疹患者慎用。

(3)长期接受吸入治疗的儿童应定期测量身高。

(4)由口服糖皮质激素转为吸入布地奈德或长期高剂量治疗的患者应特别小心,可能在一段时间内处于肾上腺皮质功能不全的状况中,建议进行血液学和肾上腺皮质功能的监测。

(5)在哮喘加重或严重发作期间,或在应激择期手术期间应给予全身性糖皮质激素。

(6)应避免合用酮康唑、伊曲康唑或其他强 CYP3A4 抑制剂。

若必须合用上述药物,则用药间隔时间应尽可能长。

10.特殊人群用药

(1)孕妇、哺乳期妇女慎用;本药可进入乳汁中,哺乳期妇女应避免使用,必须使用时应停止哺乳。

(2)2 岁以下儿童用药的安全性和有效性尚不明确,应避免使用。

(四)氟替卡松

1.别称

辅舒碟,辅舒良,辅舒良滴顺,丙酸氟替卡松,氟替卡松丙酸酯。

2.药理作用

本药为局部用强效糖皮质激素药物。脂溶性高,易于穿透细胞膜与细胞内的糖皮质激素受体结合,与受体具有高度亲和力。在呼吸道内浓度和存留的时间较长,故其局部抗炎活性更强。

3.药动学

吸入后 30 分钟作用达高峰,起效较布地奈德快 60 分钟。口服的生物利用度仅为 21%,肝清除率亦高,吸收后大部分经肝脏首关效应转化为无活性的代谢物,消除半衰期为 3.1 小时。

4.适应证

(1)用于支气管哮喘的预防性治疗,主要用于慢性持续期支气管哮喘。

(2)用于重度慢性阻塞性肺疾病。

5.用法与用量

(1)成人及 16 岁以上的儿童:吸入给药,一次 100～1 000 μg,一天 2 次;一般一次 250 μg,一天 2 次。初始剂量:①轻度哮喘,一次 100～250 μg,一天 2 次;②中度哮喘,一次 250～500 μg,一天 2 次;③重度哮喘,一次 500～1 000 μg,一天2 次。

(2)4 岁以上的儿童:吸入给药,一次 50～100 μg,一天 2 次。

6.不良反应

其局部不良反应与其他糖皮质激素相同。

7.禁忌证

对本品过敏者禁用。

8.药物相互作用

强效细胞色素 P4503A4 酶抑制药（如酮康唑、利托那韦等）可抑制本药代谢，使其生物利用度及血药浓度增加，从而增加本药导致全身性不良反应的危险性，如库欣综合征或反馈性 HPA 轴抑制。

9.注意事项

（1）活动期或静止期肺结核患者、有糖尿病病史的患者慎用。

（2）其他同倍氯米松。

10.特殊人群用药

（1）尚缺乏妊娠期间应用本药的安全性资料，孕妇用药应权衡利弊。哺乳期妇女应权衡利弊后用药。

（2）老年人长期大剂量使用易引起骨质疏松，甚至骨质疏松性骨折。

（3）儿童用药可导致生长延迟、体重增长减缓及颅内压增高等。此外，儿童的体表面积与体重之比较大，局部用药发生反馈性下丘脑-垂体-肾上腺轴（HPA 轴）抑制的危险性更大。因此儿童应谨慎用药，应尽可能采用最低的有效治疗剂量并避免长期持续使用（连续用药 4 周以上的安全性和有效性尚不明确）。

(五)药物特征比较

1.剂量比较

见表 5-7。

表 5-7 常用 ICS 的每天剂量(μg)

药物	低剂量	中剂量	高剂量
二丙酸倍氯米松	$200 \sim 500$	$500 \sim 1\,000$	$>1\,000$
布地奈德	$200 \sim 400$	$400 \sim 800$	>800
丙酸氟替卡松	$100 \sim 250$	$250 \sim 500$	>500
环索奈德	$80 \sim 160$	$160 \sim 320$	>320

2.药理作用比较

见表5-8。

表 5-8　ICS 的药理作用比较

	布地奈德	二丙酸倍氯米松	氟替米松
与 GCR 结合 *	9.4	0.4	18
水溶性($\mu g/mL$)	14	0.1	0.04
气道黏液浓度	最高	略高	低
与黏膜结合	最高	略高	低
肺部沉积率	最高	低	略高
抗炎作用 *	980	600	1 200
生物利用度	6%～10%	20%	<10%
肝清除率	1.4 L/min	较慢	0.9 L/min

注:* 以地塞米松为1。

3.不良反应比较

见表5-9。

表 5-9　常用 ICS 的不良反应发生率(%)

不良反应	倍氯米松 MDI *	布地奈德 DPI	氟替卡松 MDI *	莫米松 DPI	曲安奈德 MDI	氟替卡松/沙美特罗 MDI * 和 DPI
发声困难	<1	1～6	2～6	1～3	1～3	2～5
咳嗽	—	5	4～6	—	—	3～6
念珠菌病	—	2～4	2～5	4～6	2～4	4～10
上呼吸道感染	3～17	19～24	16～18	8～15	—	10～27
胃肠道反应	<1	1～4	1～3	1～5	2～5	1～7
头痛	8～17	13～14	5～11	17～22	7～21	12～20

注:* 指以 HFA(氢氟化物)为抛射剂;MDI:定量吸入气雾剂;DPI:干粉吸入剂。

五、抗过敏平喘药

本类药物包括变态反应介质阻释剂色甘酸钠、酮替芬和白三烯受体阻滞剂扎鲁司特、孟鲁司特等。变态反应介质阻释剂通过稳定肺组织的肥大细胞膜,抑制变态反应介质释放,对多种炎性细胞亦有抑制作用。白三烯受体阻滞剂通过阻断半胱氨酰白三烯的合成或拮抗其与受体的作用发挥平喘作用。其平喘作用起效较慢,不宜用于哮喘急性发作期的治疗,临床上主要用于预防哮喘的发作。

(一)应用原则与注意事项

(1)该类药物主要用于预防性治疗,在哮喘急性发作时无效。

(2)白三烯受体阻滞剂起效慢,作用较弱于色甘酸钠,仅用于轻、中度哮喘和稳定期的控制,或合并应用以减少糖皮质激素和β₂受体激动剂的剂量。

(3)白三烯受体阻滞剂在治疗哮喘上不宜单独应用,对12岁以下的儿童、孕妇及哺乳期妇女应权衡利弊后应用。

(二)色甘酸钠

1.别称

咳乐钠,宁敏,色甘酸,色甘酸二钠,咽泰。

2.药理作用

本品无松弛支气管平滑肌的作用和β受体激动作用,亦无直接拮抗组胺、白三烯等过敏介质的作用和抗炎症作用,但在抗原攻击前给药可预防速发型和迟发型过敏性哮喘。亦可预防运动和其他刺激诱发的哮喘。

3.药动学

口服极少吸收。干粉喷雾吸入时其生物利用度约为10%,吸入后10~20分钟即达血药峰浓度(正常人为14~91 ng/mL,哮喘患者为1~36 ng/mL),血浆蛋白结合率为60%~75%,V_d 为0.13 L/kg,血浆半衰期为1.0~1.5小时,经胆汁和尿排泄。

4.适应证

(1)用于预防支气管哮喘发作,对轻度哮喘可能有治疗作用。

(2)可用于过敏性鼻炎、季节性花粉症、春季角膜炎、结膜炎、过敏性湿疹及某些皮肤瘙痒症。

(3)可用于溃疡性结肠炎和直肠炎。

5.用法与用量

(1)干粉吸入:一次 20 mg,一天 4 次;症状减轻后一天 40～60 mg;维持量为一天 20 mg。

(2)气雾吸入:一次 3.5～7 mg,一天 3～4 次,一天最大剂量为 32 mg。

6.不良反应

鼻刺痛、烧灼感、打喷嚏、头痛、嗅觉改变、一过性支气管痉挛;罕见鼻出血、皮疹等。

7.禁忌证

对本品过敏者禁用。

8.药物相互作用

(1)与异丙肾上腺素合用可提高疗效。

(2)与糖皮质激素合用可增强治疗支气管哮喘的疗效。

(3)与氨茶碱合用可减少茶碱的用量,并提高平喘疗效。

9.注意事项

(1)掌握正确的用药方法。无论气雾吸入、粉雾吸入或局部喷布,务必使药物尽量到达病变组织,喷布时间必须与患者的呼吸协调一致。

(2)本品极易潮解,应注意防潮。

(3)不要中途突然停药,以免引起哮喘复发。

(4)本品并非直接舒张支气管而属预防性作用,故应在哮喘易发季节前 1～3 周用药。

(5)吸入色甘酸钠可能引起支气管痉挛,可提前数分钟吸入选择性 β_2 受体激动剂。

(6)肝、肾功能不全者慎用。

10.特殊人群用药

孕妇及哺乳期妇女慎用。

(三)酮替芬

1.别称

贝卡明,喘者定,敏喘停,噻苯酮,噻喘酮。

2.药理作用

本药为强效抗组胺和过敏介质阻释剂。本品的抗组胺作用较长而抗过敏作用的持续时间较短,以上两种作用各自独立。

3.药动学

口服后吸收迅速而完全,3～4 小时达血药浓度峰值。当血药浓度达到 100～200 μg/mL 时,本药 75% 与血浆蛋白结合。半衰期约 1 小时。一部分经肝脏代谢,60% 经尿排泄,其余经粪便、汗液排泄。

4.适应证

(1)用于支气管哮喘,对过敏性、感染性和混合性哮喘都有预防发作的效果。

(2)喘息性支气管炎、过敏性咳嗽。

(3)过敏性鼻炎、过敏性结膜炎、过敏性皮炎。

5.用法与用量

口服。成人一次 1 mg,一天 2 次;极量为一天 4 mg。儿童 4～6 岁一次 0.4 mg,6～9 岁一次 0.5 mg,9～14 岁一次 0.6 mg;以上均为一天 1～2 次。

6.不良反应

常见嗜睡、倦怠、口干、恶心等胃肠道反应;偶见头痛、头晕、迟钝、体重增加。

7.禁忌证

对本品过敏者、车辆驾驶员、机械操作者以及高空作业者工作时禁用。

8.药物相互作用

(1)与乙醇及镇静催眠药合用可增强困倦、乏力等症状,应避免合用。

(2)与抗胆碱药合用可增加后者的不良反应。

(3)与口服降血糖药合用时,少数糖尿病患者可见血小板减少,故两者不宜合用。

(4)本品抑制齐多夫定的肝内代谢,应避免合用。

(5)本品与抗组胺药有协同作用。

9.注意事项

过敏体质者慎用。

10.特殊人群用药

(1)孕妇慎用;哺乳期妇女应用本品应停止哺乳。

(2)3岁以下的儿童不推荐使用本品。

(四)孟鲁司特

1.别称

蒙泰路特钠,孟鲁司特钠,顺尔宁。

2.药理作用

本药为高选择性半胱氨酰白三烯(Cys-LTs)受体阻滞剂,通过抑制 LTC_4、LTE_4 与受体的结合,可缓解白三烯介导的支气管炎症和痉挛状态,减轻白三烯所致的激惹症状,改善肺功能。

3.药动学

口服吸收迅速而完全,口服的平均生物利用度为 64%,99% 的本品与血浆蛋白结合。本品几乎被完全代谢,细胞色素 P4503A4 和 2C9 与其代谢有关。完全由胆汁排泄,在健康受试者中的平均血浆半衰期为 2.7~5.5 小时。

4.适应证

本品用于哮喘的预防和长期治疗,包括预防白天和夜间的哮喘症状,治疗对阿司匹林敏感的哮喘患者及预防运动诱发的支气管哮喘。也用于减轻过敏性鼻炎引起的症状(15岁及以上成人的季节性过敏性鼻炎和常年性过敏性鼻炎)。

5.用法与用量

口服。成人及15岁以上的儿童一次 10 mg,一天 1 次;6~14岁的儿童一次 5 mg,一天1次;2~5岁的儿童一次 4 mg,一天 1 次,睡前服用咀嚼片。

6.不良反应

不良反应较轻微,通常不须终止治疗。临床试验中,本药治疗组有≥1%的患者出现与用药有关的腹痛和头痛。

7.禁忌证

对本品任何成分过敏者禁用。

8.药物相互作用

(1)利福平可减少本药的生物利用度。

(2)与苯巴比妥合用时,本药的曲线下面积(AUC)减少大约40%,但是不推荐调整本药的使用剂量。

(3)本药在推荐剂量下不对下列药物的药动学产生有临床意义的影响,如茶碱、泼尼松、泼尼松龙、口服避孕药(炔雌醇/炔诺酮)、特非那定、地高辛和华法林。

9.注意事项

(1)在医师的指导下可逐渐减少合并使用的 ICS 的剂量,但不应突然停用糖皮质激素。

(2)在减少全身用糖皮质激素的剂量时,偶见嗜酸性粒细胞增多症、血管性皮疹、肺部症状恶化、心脏并发症和神经病变,因此患者在减少全身用糖皮质激素的剂量时应加以注意并做适当的临床监护。

10.特殊人群用药

(1)孕妇应避免使用本品。

(2)哺乳期妇女慎用。

(3)6 个月以下儿童用药的安全性和有效性尚未明确。

(五)扎鲁司特

1.别称

安可来,扎非鲁卡。

2.药理作用

本药为口服的长效高度选择性 Cys-LTs 受体阻滞剂,既能拮抗白三烯的促炎症活性,也可拮抗白三烯引起的支气管平滑肌收缩,从而减轻哮喘的有关症状和改善肺功能。使用本品不改变平滑肌对 β_2 受体的反应性,对抗原、阿司匹林、运动及冷空气等所致的支气管收缩痉挛均有良好疗效。

3.药动学

口服吸收良好,血药浓度达峰时间(t_{max})约为 3 小时,但服药 2 小时内便可产生明显的首剂效应。血浆蛋白结合率为 99%。本药主要在肝脏代谢,消除半衰期约为 10 小时。主要经粪便排泄(89%),经尿排泄仅为口服剂量的 10%。

4.适应证

本品用于轻、中度慢性哮喘的预防及长期治疗。对于用 $β_2$ 受体激动药治疗不能完全控制病情的哮喘患者,本品可以作为一线维持治疗。

5.用法与用量

口服,成人及 12 岁以上儿童的起始剂量及维持剂量为一次 20 mg,一天2次。根据临床反应,剂量可逐步增加至 40 mg,一天 2 次时疗效更佳。

6.不良反应

头痛、胃肠道反应、皮疹、变态反应(荨麻疹和血管性水肿)、轻微的肢体水肿(极少)、挫伤后出血障碍、粒细胞缺乏症、AST 及 ALT 升高、高胆红素血症;罕见肝衰竭。

7.禁忌证

对本产品及其组分过敏者、肝功能不全者禁用。

8.药物相互作用

(1)在肝脏经 CYP2C9 药酶代谢,并抑制 CYP2C9 的活性,可升高其他 CYP2C9 抑制剂如抗真菌药氟康唑、他汀类调血脂药氟伐他汀的血药浓度。

(2)本品亦可抑制 CYP2D6 的活性,使经该药酶代谢的 β 受体阻滞剂、抗抑郁药和抗精神病药的血药浓度升高。

(3)阿司匹林可使扎鲁司特的血药浓度升高。

(4)与华法林合用可增高华法林的血药浓度,使凝血酶原时间延长。

(5)红霉素、茶碱及特非那定可降低本品的血药浓度。

9.注意事项

(1)如发生血清氨基转移酶升高等肝功能不全的症状或体征，应对患者进行相应的处理。

(2)若出现系统性嗜酸性粒细胞增多，有时临床体征表现为系统性脉管炎，与Churg-Strauss综合征的临床特点相一致，常与减少口服糖皮质激素的用量有关。

(3)本品不适用于解除哮喘急性发作时的支气管痉挛。

(4)不宜用本品突然替代吸入或口服的糖皮质激素治疗。

(5)对于易变性哮喘或不稳定性哮喘的治疗效果尚不明确。

10.特殊人群用药

(1)孕妇、哺乳期妇女慎用。

(2)65岁以上的老年人对本药的清除率降低，但尚无资料证明可导致药物蓄积。服用本药后，老年患者的感染率增加，但症状较轻，主要影响呼吸道，不必终止治疗。

(3)国内的资料指出，12岁以下儿童用药的安全性和有效性尚不明确，不推荐12岁以下的儿童使用。

(六)药物特征比较

1.药物相互作用比较

见表5-10。

表5-10 常用的白三烯受体调节药与有关药物的相互作用

药物	代谢酶	对P450同工酶的影响	药物相互作用
扎鲁司特	CYP2C9	抑制CYP2C9、CYP3A4	抑制华法林的代谢，能延长凝血酶原时间约35%；红霉素、特非那定和茶碱可能降低本品的血药浓度(分别约为40%、54%和30%)，但本品不影响这3种药物的浓度；高剂量的阿司匹林可增加本品的血药浓度约45%

药物	代谢酶	对 P450 同工酶的影响	药物相互作用
孟鲁斯特	CYP3A4 CYP2C9	不影响 CYP3A4、2C9、1A2、2A6、2C19、2D6 的活性;抑制 CYP2C8(体外)	对华法林、特非那定、茶碱、地高辛、泼尼松龙、口服避孕药等的药效学无明显影响;苯巴比妥、利福平等肝药酶诱导剂可降低本品的 AUC 约 40%,应酌情调整剂量;不抑制紫杉醇、罗格列酮、瑞格列奈经 CYP2C8 代谢

2.不良反应比较

白三烯受体阻滞剂可引起嗜酸性粒细胞增多、血管炎性皮疹、心肺系统异常和末梢神经异常,应予以注意。

(1)色甘酸钠:恶心、口干;偶见皮疹;刺激性咳嗽,偶有排尿困难。

(2)酮替芬:嗜睡、头晕目眩、头痛;口干、恶心;皮疹;体重增加。

(3)孟鲁司特:头痛、睡眠异常;腹痛、恶心、呕吐、消化不良、腹泻;肌肉痉挛、肌痛。

(4)扎鲁司特:出血障碍、粒细胞缺乏;头痛;胃肠道反应、ALT 及 AST 升高、高胆红素血症;荨麻疹和血管性水肿。

(5)曲尼司特:可见红细胞计数及血红蛋白降低、外周嗜酸性粒细胞增多;偶见头痛、眩晕、失眠、嗜睡;少见食欲缺乏、腹痛、恶心、呕吐、腹泻;可见皮疹、全身瘙痒;少见尿频、尿急、血尿。

第六章

泌尿系统常用药物

第一节 呋 塞 米

一、药物名称

中文通用名称：呋塞米。

英文通用名称：Furosemide。

二、作用机制

本药为强效的襻利尿药，能增加水和电解质（如钠、氯、钾、钙、镁、磷等）的排泄。主要通过抑制肾小管髓襻厚壁段对 NaCl 的主动重吸收，使管腔液 Na^+、Cl^- 浓度升高，而髓质间液 Na^+、Cl^- 浓度降低，从而渗透压梯度差降低，肾小管浓缩功能下降，导致水、Na^+、Cl^- 排泄增多。由于 Na^+ 重吸收减少，远端小管 Na^+ 浓度升高，促进 Na^+-K^+、Na^+-H^+ 交换增加，K^+、H^+ 排出增多。本药抑制肾小管髓襻升支粗段重吸收 Cl^- 的机制：该部位基底膜外侧存在与 Na^+-K^+-ATP 酶有关的 Na^+、Cl^- 配对转运系统，呋塞米通过抑制该系统功能而减少 Na^+、Cl^- 的重吸收。另外，本药还可能抑制近曲小管和远曲小管对 Na^+、Cl^- 的重吸收，促进远曲小管分泌 K^+。本药通过抑制亨氏襻对 Ca^{2+}、Mg^{2+} 的重吸收而增加 Ca^{2+}、Mg^{2+} 排泄。短期使用本药可增加尿酸排泄，但长期用药可引起高尿酸血症。

本药对血流动力学的影响表现在：抑制前列腺素分解酶的活

性,使前列腺素含量升高,从而扩张肾血管,降低肾血管阻力,使肾血流量尤其是肾皮质深部血流量增加,这在其利尿作用中具有重要意义,也是本药用于预防急性肾衰竭的理论基础。另外,与其他利尿药不同,本药在使肾小管液流量增加的同时而不降低肾小球滤过率,原因可能是流经致密斑的 Cl^- 减少,从而减弱或阻断球-管平衡。本药能扩张肺部容量静脉,降低肺毛细血管通透性,结合其利尿作用,使回心血量减少,左心室舒张末期压力降低,有助于治疗急性左心衰竭。由于本药可降低肺毛细血管通透性,为其治疗成人呼吸窘迫综合征提供了理论依据。

三、临床应用

(1)用于水肿性疾病,包括充血性心力衰竭、肝硬化、肾脏疾病(肾炎、肾病及各种原因所致的急、慢性肾衰竭),尤其是在其他利尿药效果不佳时,应用本药可能有效。本药也可与其他药物合用于治疗急性肺水肿和急性脑水肿等。

(2)治疗高血压。本药不作为治疗原发性高血压的首选药物,但当噻嗪类药物疗效不佳,尤其当伴有肾功能不全或出现高血压危象时,本药尤为适用。

(3)预防急性肾衰竭。用于各种原因(失水、休克、中毒、麻醉意外及循环功能不全等)导致肾血流灌注不足时,在纠正血容量不足的同时及时应用本药,可减少急性肾小管坏死的机会。

(4)用于高钾血症及高钙血症。

(5)用于稀释性低钠血症,尤其是当血钠浓度低于 120 mmol/L 时。

(6)用于抗利尿激素分泌失调综合征。

(7)用于急性药物、毒物中毒,如巴比妥类药物中毒等。

四、注意事项

(一)交叉过敏
对磺胺药或噻嗪类利尿药过敏者,对本药也可能过敏。

(二)适应证
低钾血症、肝性脑病、超量服用洋地黄。

（三）慎用

（1）无尿或严重肾功能损害者。

（2）糖尿病患者。

（3）高尿酸血症或有痛风病史者。

（4）严重肝功能损害者（因水、电解质紊乱可诱发肝性脑病）。

（5）急性心肌梗死者（过度利尿可促发休克）。

（6）胰腺炎或有此病史者。

（7）有低钾血症倾向者（尤其是应用洋地黄类药物或有室性心律失常者）。

（8）红斑狼疮患者（因本药可加重病情或诱发狼疮活动）。

（9）前列腺增生者。

（四）药物对儿童的影响

本药在新生儿体内半衰期明显延长，故新生儿用药间期应延长。

（五）药物对老年人的影响

老年人应用本药时发生低血压、电解质紊乱，致血栓形成和肾功能损害的机会增多。

（六）药物对妊娠的影响

本药可通过胎盘屏障，孕妇（尤其是妊娠早期）应尽量避免使用。且本药对妊娠高血压综合征无预防作用。动物试验表明本药可致流产、胎仔肾盂积水，使胎仔死亡率升高。美国药品和食品管理局（FDA）对本药的妊娠安全性分级为 C 级。

（七）药物对 NS1 的影响

本药可经乳汁分泌，哺乳妇女应慎用。

（八）用药前后及用药时应当检查或监测

用药期间随访检查：①血电解质，尤其是合用洋地黄类药物或皮质激素类药物、肝肾功能损害者；②血压，尤其是用于降压、大剂量应用或用于老年人时；③肾功能；④肝功能；⑤血糖；⑥血尿酸；⑦酸碱平衡情况；⑧听力。

五、不良反应

(一)代谢/内分泌系统

水、电解质紊乱(尤其是大剂量或长期应用时)较常见,如低钾血症、低氯血症、低氯性碱中毒、低钠血症、低钙血症,以及与此有关的口渴、乏力、肌肉酸痛、心律失常等。高血糖症较少见,可致血糖升高、尿糖阳性,尤其是糖尿病或糖尿病前期患者,可使原有糖尿病加重。

(二)心血管系统

大剂量或长期应用时可见直立性低血压、休克。

(三)消化系统

食欲减退、恶心、呕吐、腹痛、腹泻、胰腺炎等较少见。长期应用还可致胃及十二指肠溃疡。

(四)肝脏

肝功能损害较少见。

(五)泌尿生殖系统

高尿酸血症较少见,过度脱水可使血尿酸和尿素氮水平暂时性升高。在高钙血症时用本药,可引起肾结石。

(六)血液系统

可使骨髓抑制而导致粒细胞减少、血小板减少性紫癜和再生障碍性贫血,但较少见。

(七)中枢神经系统

少见头晕、头痛、指趾感觉异常。

(八)眼

少见视物模糊、黄视症、光敏感。

(九)耳

耳鸣、听力障碍多见于大剂量静脉快速注射本药时(注射速度在 $4\sim15$ mg/min),多为暂时性,少数为不可逆性(尤其是与其他有耳毒性的药物合用时)。

(十)肌肉、骨骼

肌肉强直较少见。

(十一)变态反应

较少见。可出现皮疹、间质性肾炎,重者可致心脏停搏。

(十二)其他

尚有报道,本药可加重特发性水肿。

六、药物相互作用

(一)药物-药物相互作用

(1)与多巴胺合用,本药利尿作用加强。

(2)与氯贝丁酯(安妥明)合用,两药的作用均增强,并可出现肌肉酸痛、强直。

(3)本药能增强降压药的作用,合用时,降压药的用量应适当减少。

(4)本药可加强非去极化肌松药的作用(如氯化筒箭毒碱),这与血钾浓度下降有关。手术中如用筒箭毒碱作为肌松药,则应于术前1周停用本药。

(5)与两性霉素、氨基糖苷类合用,肾毒性和耳毒性增加,尤其是原有肾功能损害时。

(6)与锂剂合用时肾毒性明显增加,应尽量避免合用。

(7)与抗组胺药物合用时耳毒性增加,易出现耳鸣、头晕、眩晕。

(8)与碳酸氢钠合用发生低氯性碱中毒机会增加。

(9)本药可增强头孢噻啶、头孢噻吩和头孢乙腈的肾脏毒性。

(10)与巴比妥类药物、麻醉药合用,易引起直立性低血压。

(11)本药易引起电解质紊乱(如低钾血症),故与洋地黄类强心苷合用易致心律失常。两者合用时应补钾。

(12)服用水合氯醛后静脉注射本药,可致出汗、面色潮红和血压升高,这与甲状腺素由结合状态转为游离状态增多,从而导致分解代谢加强有关。

(13)本药与阿司匹林相互竞争肾小管分泌,故两药合用可使后者排泄减少。

(14)与卡托普利合用偶可致肾功能恶化。

（15）肾上腺皮质激素、促皮质素及雌激素能降低本药的利尿作用，并增加电解质紊乱（尤其是低钾血症）的发生率。

（16）非甾体抗炎药能降低本药的利尿作用，增加肾损害机会，这与前者抑制前列腺素合成、减少肾血流量有关。与吲哚美辛合用，可影响后者在肠道的吸收并对抗后者的升血压作用。

（17）与拟交感神经药物及抗惊厥药物合用，本药利尿作用减弱。

（18）与苯妥英钠合用，可降低本药的利尿效应达 50%。

（19）丙磺舒可减弱本药的利尿作用。

（20）本药可使尿酸排泄减少、血尿酸升高，故与治疗痛风的药物合用时，后者的剂量应适当调整。

（21）本药可降低降血糖药的疗效。

（22）本药可降低抗凝药和抗纤溶药的作用。主要与利尿后血容量下降、血中凝血因子浓度升高，以及肝脏血液供应改善、肝脏合成凝血因子增多有关。

（二）药物-酒精/尼古丁相互作用

饮酒及含酒精制剂能增强本药的利尿和降压作用。

（三）药物-食物相互作用

使用本药时摄入味精可协同排钾，导致低钾、低钠血症。

七、用法与用量

（一）成人

1.口服给药

（1）水肿性疾病：起始剂量为一次 20～40 mg，一天 1 次，必要时 6～8 小时后追加 20～40 mg，直至出现满意利尿效果。一天最大剂量可达 600 mg，但一般应控制在 100 mg 以内，分 2～3 次服用。部分患者可减少至一次 20～40 mg，隔天 1 次（或一天 20～40 mg，每周连续服药 2～4 天）。

（2）高血压：起始剂量为一天 40～80 mg，分 2 次服用，并酌情调整剂量。

(3)高钙血症：一天 80～120 mg，分 1～3 次服用。

2.静脉注射

(1)水肿性疾病。①一般剂量：开始剂量为 20～40 mg，必要时每 2 小时追加剂量，直至出现满意疗效。维持用药阶段可分次给药。②急性左心衰竭：起始剂量为 40 mg，必要时每 1 小时追加 80 mg，直至出现满意疗效。③慢性肾功能不全：一天剂量一般为 40～120 mg。

(2)高血压危象：起始剂量为 40～80 mg，伴急性左心衰竭或急性肾衰竭时，可酌情增加用量。

(3)高钙血症：一次 20～80 mg。

3.静脉滴注

急性肾衰竭：以本药 200～400 mg 加入氯化钠注射液 100 mL 中，滴注速度不超过4 mg/min。有效者可按原剂量重复应用或酌情调整剂量，一天总量不超过 1 g。利尿效果差时不宜再增加剂量，以免出现肾毒性，对急性肾衰竭功能恢复不利。

(二)儿童

(1)口服给药。水肿性疾病：起始剂量为 2 mg/kg，必要时每4～6 小时追加 1～2 mg/kg。

(2)静脉注射。水肿性疾病：起始剂量为 1 mg/kg，必要时每 2 小时追加 1 mg/kg。一天最大剂量可达6 mg/kg。

八、制剂与规格

呋塞米片：①20 mg。②40 mg。

贮法：避光、密闭，干燥处保存。

呋塞米注射液 2 mL：20 mg。

贮法：避光、密闭，干燥处保存。

第二节 氢氯噻嗪

一、药物名称

中文通用名称:氢氯噻嗪。

英文通用名称:hydrochlorothiazide。

二、作用机制

(1)对水、电解质排泄的影响,表现在本药可增加肾脏对尿钠、钾、氯、磷和镁等离子的排泄,减少对尿钙的排泄。本药主要抑制远曲小管前段和近曲小管(作用较轻)对氯化钠的重吸收,从而增加远曲小管和集合管的 Na^+-K^+ 交换,使 K^+ 分泌增多。其对近曲小管的作用可能与抑制碳酸酐酶的活性有关。本药还能抑制磷酸二酯酶活性,减少肾小管对脂肪酸的摄取和线粒体氧耗,从而抑制肾小管对 Na^+、Cl^- 的主动重吸收。除利尿排钠作用外,本药可能还有肾外作用机制参与降压,可能是增加胃肠道对 Na^+ 的排泄。

(2)本药对肾血流动力学和肾小球滤过功能也有影响。由于肾小管对水、Na^+ 的重吸收减少,肾小管内压力升高,以及流经远曲小管的水和 Na^+ 增多,刺激致密斑通过管-球反射,使肾内肾素、血管紧张素分泌增加,引起肾血管收缩,肾血流量下降,肾小球入球和出球小动脉收缩,肾小球滤过率也随之下降。

三、临床应用

(1)用于水肿性疾病(如充血性心力衰竭、肝硬化腹水、肾病综合征、急慢性肾炎水肿、慢性肾衰竭早期、肾上腺皮质激素和雌激素治疗所致的水、钠潴留),可排泄体内过多的钠和水,减少细胞外液容量,消除水肿。

(2)用于原发性高血压,可单独应用于轻度高血压,或作为基础降压药与其他降压药配合使用。

(3)用于中枢性或肾性尿崩症。

(4)用于肾结石,主要是预防钙盐形成的结石。

四、注意事项

(1)交叉过敏:本药与磺胺类药物、呋塞米、布美他尼、碳酸酐酶抑制药等存在交叉过敏。

(2)适应证:对本药、磺胺类药物过敏者(国外资料)。

(3)慎用:①无尿或严重肾功能减退者(本药大剂量应用时可致药物蓄积,毒性增加);②糖尿病患者;③高尿酸血症或有痛风病史者;④严重肝功能损害者(因本药可导致水、电解质紊乱,从而诱发肝性脑病);⑤高钙血症患者;⑥低钠血症患者;⑦红斑狼疮患者(因本药可加重病情或诱发狼疮活动);⑧胰腺炎患者;⑨交感神经切除者(因本药可致降压作用加强)。

(4)药物对儿童的影响:儿童用药无特殊注意事项,但慎用于患有黄疸的婴儿,因本药可使血胆红素升高。

(5)药物对老年人的影响:老年人应用本药较易发生低血压、电解质紊乱和肾功能损害。

(6)药物对妊娠的影响:本药能通过胎盘屏障,对高血压综合征无预防作用,且有可能使胎儿及新生儿产生黄疸、血小板减少等。虽然动物试验发现几倍于人类的剂量对胎仔尚未产生不良反应,但孕妇仍应慎用。美国药品和食品管理局(FDA)对本药的妊娠安全性分级为 B 级或 D 级。

(7)药物对哺乳的影响:本药可自乳汁分泌,故哺乳期妇女不宜服用。

(8)药物对检验值或诊断的影响:可干扰蛋白结合碘的测定。

(9)用药前后及用药时应当检查或监测:用药期间应随访检查血电解质、血糖、血尿酸、血肌酸酐、血尿素氮、血压。

五、不良反应

本药大多数不良反应与剂量和疗程有关。

(一)代谢/内分泌系统

水、电解质紊乱较常见,表现为口干、恶心、呕吐和极度疲乏无力、肌肉痉挛、肌肉痛、腱反射消失等,应即停药或减量。①低钾血症:是最常见的不良反应,与噻嗪类利尿药排钾作用有关,长期缺钾可损伤肾小管,严重失钾可引起肾小管上皮的空泡变性,以及引起严重快速性心律失常等异位心律。为预防应采取间歇疗法或与保钾利尿药合用或及时补充钾盐。②低氯性碱中毒或低氯、低钾性碱中毒:噻嗪类特别是氢氯噻嗪常明显增加氯化物的排泄。③低钠血症:亦不罕见,导致中枢神经系统症状及加重肾损害。④氮质血症:本药可降低肾小球滤过率,减少血容量,可加重氮质血症,对于肾功能严重损害者,可诱发肾衰竭。⑤升高血氨:本药有弱的抑制碳酸酐酶的作用,长期应用时,H^+分泌减少,尿液偏碱性。在碱性环境中,肾小管腔内的 NH_3 不能转变为 NH_4^+ 排出体外,血氨随之升高。对于肝脏功能严重损害者,有诱发肝性脑病的危险。⑥脱水,可造成血容量和肾血流量减少,也可使肾小球滤过率降低。⑦其他:可见血钙浓度升高,血磷、镁及尿钙浓度降低。

本药可使糖耐量降低、血糖和尿糖升高,可能与抑制胰岛素释放有关。一般患者停药即可恢复,但糖尿病患者病情可加重。

本药可干扰肾小管排泄尿酸,引起高尿酸血症,一般患者为可逆性,临床意义不大;有痛风史者可致痛风发作,由于通常无关节疼痛,高尿酸血症易被忽视。

长期用药可致血胆固醇、三酰甘油、低密度脂蛋白和极低密度脂蛋白水平升高,高密度脂蛋白降低,有促进动脉粥样硬化的可能。

(二)变态反应

如皮疹、荨麻疹等,但较为少见。

(三)血液

少见中性粒细胞减少、血小板减少性紫癜等。

(四)其他

可见胆囊炎、胰腺炎、性功能减退、光敏性皮炎、色觉障碍等,但较罕见。曾有发生肝内阻塞性黄疸而致死的报道。长期应用可出现乏力、倦怠、眩晕、食欲缺乏、恶心、呕吐、腹泻及血压降低等症状,减量或调节电解质失衡后症状即可消失。

六、药物相互作用

(一)药物-药物相互作用

(1)与降压药(如利舍平、胍乙啶、可乐定等)合用,利尿、降压作用均加强。

(2)与多巴胺合用,利尿作用加强。

(3)与单胺氧化酶抑制药合用,可加强降压效果。

(4)与阿替洛尔有协同降压作用,两药联用控制心率效果优于单独应用阿替洛尔。

(5)溴丙胺太林可明显增加本药的胃肠道吸收。

(6)与非去极化肌松药(如氯化筒箭毒碱)合用,可增强后者的作用。其机制与本药使血钾降低有关。

(7)与维生素 D 合用,可升高血钙浓度。

(8)与二氮嗪合用,可加重血糖增高。

(9)与 β 受体阻滞剂合用,可增强对血脂、尿酸和血糖的影响。

(10)与锂制剂合用,可减少肾脏对锂的清除,升高血清锂浓度,加重锂的肾毒性。

(11)与碳酸氢钠合用,可增加发生低氯性碱中毒的危险。

(12)与金刚烷胺合用,可产生肾毒性。

(13)与酮色林合用,可发生室性心律不齐。

(14)与吩噻嗪类药物合用,可导致严重的低血压或休克。

(15)与巴比妥类药、血管紧张素转换酶抑制药合用,可引起直立性低血压。

(16)肾上腺皮质激素、促皮质素、雌激素、两性霉素 B(静脉用药)等药物能降低本药的利尿作用,增加发生电解质紊乱(尤其是低钾血症)的危险。

(17)非甾体抗炎药(尤其是吲哚美辛),能降低本药的利尿作用,其作用机制可能与前者抑制前列腺素合成有关;与吲哚美辛合用时,还可引起急性肾衰竭。本药与阿司匹林合用,可引起或加重痛风。

(18)考来烯胺(消胆胺)能减少胃肠道对本药的吸收,故应在口服考来烯胺1小时前或4小时后服用本药。

(19)与拟交感胺类药合用,利尿作用减弱。

(20)与氯磺丙脲合用,可降低血钠浓度。

(21)本药可降低抗凝药的抗凝作用,主要是因为利尿后机体血容量下降,血中凝血因子浓度升高,以及利尿使肝脏血液供应改善,合成凝血因子增多。

(22)本药可升高血糖水平,同用降血糖药时应注意调整剂量。

(23)与乌洛托品合用,乌洛托品转化为甲醛受抑制,疗效下降。

(24)因本药可干扰肾小管排泄尿酸,使血尿酸升高,故本药与抗痛风药合用时,应调整后者剂量。

(25)在用本药期间给予静脉麻醉药羟丁酸钠,或与利托君、洋地黄类药物、胺碘酮等合用可导致严重的低钾血症。本药引起的低血钾可增强洋地黄类药物、胺碘酮等的毒性。

(26)与甲氧苄啶合用,易发生低钠血症。

(27)可降低丙磺舒作用,两药合用时应加大丙磺舒的用量。

(28)过多输入氯化钠溶液可消除本药的降压利尿作用。

(二)药物-酒精和/或尼古丁相互作用

酒精与本药合用,因扩张血管降低循环血流量,易发生直立性低血压。

(三)药物-食物相互作用

(1)食物能增加本药吸收量,这可能与药物在小肠的滞留时间延长有关。

(2)咸食可拮抗本药的降压利尿作用。

七、用法与用量

(一)成人

口服给药。

1.水肿性疾病

(1)一般用量:一天25～100 mg,分1～3次服用,需要时可增至一天 100~200 mg,分 2~3 次服用。为预防电解质紊乱及血容量骤降,宜从小剂量(一天 12.5~25 mg)用起,以后根据利尿情况逐步加量。近年多主张间歇用药,即隔天用药或每周 1~2 次用药,或连续服药 3~4 天,停药 3~4 天,以减少不良反应。

(2)心源性水肿:开始用小剂量,一天 12.5~25 mg,以免因盐及水分排泄过快而引起循环障碍或其他症状;同时注意调整洋地黄用量,以免因钾的丢失而导致洋地黄中毒。

2.高血压病

单用本药时,一天 25~100 mg,分 1~2 次服用,并按降压效果调整剂量;与其他抗高血压药合用时,一次 10 mg,一天 1~2 次。

(二)老年人

老年人可从一次 12.5 mg,一天 1 次开始,并按降压效果调整剂量。

(三)儿童

口服给药:一天 1~2 mg/kg 或 30~60 mg/m^2,分 1~2 次服用,并按疗效调整剂量。<6 个月的婴儿剂量可按一天 3 mg/kg。

八、制剂与规格

氢氯噻嗪片:10 mg、25 mg 和 50 mg。

贮法:遮光、密闭保存。

第七章

感染性疾病常用药物

第一节 抗 生 素

一、β-内酰胺类

(一)青霉素类

青霉素类是一类重要的 β-内酰胺抗生素,为细菌繁殖期杀菌性抗生素,通过干扰细菌细胞壁的合成而产生抗菌作用,具有作用强、毒性低的特点。它们的抗菌作用很强,在细菌繁殖期低浓度抑菌,较高浓度杀菌。因杀菌疗效主要取决于血药浓度的高低,故在短时间内有较高的血药浓度时对治疗有利,并可减少药物分解和产生致敏物质。

1.窄谱青霉素类(代表药物青霉素)

(1)别名:青霉素 G,苄青霉素,盘尼西林。

(2)作用与应用。青霉素为天然青霉素,应用其钠盐和钾盐,它们的抗菌谱窄,不耐酸,不耐酶,易引起变态反应。青霉素对下列病原菌有高度的抗菌活性。①大多数革兰阳性球菌:如溶血性链球菌(A 群、B 群)、肺炎链球菌、草绿色链球菌、对青霉素敏感的金黄色葡萄球菌(目前 90% 以上的金黄色葡萄球菌可产生青霉素酶,使青霉素失活)及表皮葡萄球菌等。②革兰阳性杆菌:如白喉棒状杆菌、产气荚膜梭菌、破伤风梭菌、乳杆菌等。③革兰阴性球菌:如脑膜炎奈瑟菌、敏感淋病奈瑟菌等。④少数革兰阴性杆菌:如流感嗜血杆菌、百日咳鲍特菌等。⑤螺旋体:如梅毒螺旋体、回归热疏螺旋体、钩端螺旋体。⑥放线菌:如牛型放线菌等。青霉素对大多数革兰阴性杆菌的作用较弱;对肠球菌有中度的抗菌作用;对真菌、立克次体属、病毒、原虫等无效。金黄色葡萄球菌、淋病奈瑟菌、肺炎链球菌、脑膜炎奈瑟菌等对本品极易产生耐药性。本品口服易被胃酸及消化酶破坏,吸收少且不规则。肌内注射吸收迅速、完全,0.5～1.0 小时达血药峰浓度,半衰期($t_{1/2}$)为 0.5～1.0 小时,有效浓度维持 4～6 小时。吸收后广泛分布于全身各部位,肝、胆、肾、肠道、精液、关节滑液、淋巴液中均有大量分布,房水和脑脊液中含量较低,但炎症时药物较易进入,可达有效浓度。几乎全部以原形迅速经尿排泄。本品肌内注射或静脉滴注,是治疗敏感的革兰阳性球菌和杆菌、革兰阴性球菌及螺旋体所致感染的首选药。用于:①溶血性链球菌感染,如蜂窝织炎、丹毒、猩红热、产褥热、中耳炎、扁桃体炎、心内膜炎等。②肺炎链球菌所致的大叶性肺炎、脓胸、支气管肺炎等。③草绿色链球菌引起的心内膜炎,由于病灶部位形成赘生物,药物难以透入,常需大剂量静脉滴注才能有效。④脑膜炎奈瑟菌所致的流行性脑脊髓膜炎。⑤淋病奈瑟菌所致的生殖道淋病。⑥敏感的金黄色葡萄球菌引起的疖、痈、败血症等。⑦白喉、破伤风、气性坏疽及流产后产气荚膜梭菌所致的败血症,但须加用相应的抗毒素血清。⑧放线菌病、螺旋体感染(如钩端螺旋体病、梅毒、回归热)、鼠咬热、樊尚咽峡炎等。

(3)用法与用量。临用前,加灭菌注射用水适量使溶解。①肌内注射:轻度与一般中度感染,1 天 80 万～320 万单位,分 2～4 次给药。青霉素钾由于注射局部较疼痛,可用 0.25% 利多卡因作溶剂。小儿肌内注射青霉素钠,一般感染,每天每千克体重2.5 万～5.0 万单位,分 2～4 次给予。需要较大剂量或病情较重时应静脉滴注给药。②静脉滴注:成人 1 天 240 万～2 000 万单位,小儿每天每千克体重 20 万～40 万单位,分 4～6 次加至少量输液(100 mL)中作间隙快速(0.5～1.0 小时)滴注。输液的青霉素(钠盐)浓度一般为每毫升

1 万～4 万单位。小儿肺炎败血症,每天每千克体重 5 万～20 万单位,分 2～4 次;流行性脑脊髓膜炎,每天每千克体重 20 万～40 万单位;肺炎链球菌脑膜炎及亚急性心内膜炎,每天每千克体重 40 万～60 万单位,每 6 小时 1 次。③气雾吸入:青霉素钠溶液 20 万～40 万单位(2～4 mL),1 天 2 次。

(4)注意事项:①用药前须详细询问过敏史,对青霉素过敏者禁用。②毒性很低,但最易引起变态反应,有过敏性休克、药疹、荨麻疹、血清病样反应等,其中以皮疹最常见,以过敏性休克最严重,用药者多在接触药物后立即发生,少数患者可在数天后发生。过敏性休克患者的临床表现主要为循环衰竭、呼吸衰竭和中枢抑制。③凡初次注射或用药间隔 24 小时以上者,注射前必须进行青霉素皮肤敏感试验,皮试阳性反应者禁用。更换药品批号也应重做皮试。④做好急救准备,不在没有急救药品和抢救设备的条件下使用。⑤用药时避免患者过分饥饿,注射后应观察半小时,无反应者方可离去。避免滥用和局部用药。⑥患者对一种青霉素过敏即可能对其他青霉素类制剂过敏,也可能对青霉胺或头孢菌素类过敏。⑦严重感染时可静脉给药,分次快速滴入(不能超过每分钟 50 万单位为宜,一般每 6 小时 1 次)。不宜静脉推注给药,快速大剂量静脉推注可能引起速发性变态反应。⑧静脉滴注时不宜与其他药物同瓶滴注,以免引起药物相互作用。⑨青霉素肌内注射可引起疼痛、红肿或硬结。剂量过大或静脉给药过快可对大脑皮质产生直接刺激作用。鞘内注射可引起脑膜或神经刺激症状,故不宜鞘内给药。⑩青霉素钠大剂量静脉滴注可引起明显的水、电解质紊乱,应监测血清离子浓度,避免高钠血症。严重心力衰竭、肾功能不全患者慎用大剂量青霉素钠盐静脉给药。⑪严重感染时青霉素钾盐也可静脉滴注,但忌静脉推注,以免引起心脏停搏。滴注时要计算含钾量(每 100 万单位青霉素钾盐含钾离子65 mg,与氯化钾 125 mg 中的含钾量相近),并注意滴注速度不可太快,以防血钾过高。用量较大或患者肾功能不全时,则应改用钠盐滴注。⑫用本品治疗梅毒、钩端螺旋体病、雅司病、鼠咬热或炭疽等感染时,可有症状加剧现象,即赫氏反应,表现为全身不适、寒战、发热、咽痛、肌痛、心率加快等。⑬梅毒患者经青霉素治疗后病灶消失过快、组织修补过程相对较迟或由于纤维组织收缩,影响器官功能者称治疗矛盾。⑭青霉素长期大剂量应用可引起菌群失调或其他耐药菌(耐青霉素金黄色葡萄球菌、革兰阴性杆菌或假丝酵母)所致的二重感染。⑮重度肾功能损害者应调整剂量或延长给药间隔。⑯本品水溶液不稳定,易水解,故注射液应新鲜配制,必须保存时应置冰箱冷藏,24小时内用完。

(5)药物相互作用:给药时应注意与其他药物的配伍禁忌和相互作用。①本品及其他β-内酰胺类抗生素静脉输液中加入林可霉素、四环素、万古霉素、红霉素、两性霉素 B、去甲肾上腺素、间羟胺、苯妥英钠、羟嗪、异丙嗪、B 族维生素、维生素 C 等后将出现浑浊。②大环内酯类、四环素类、氯霉素、磺胺类等抑菌药可干扰青霉素等β-内酰胺类抗生素的杀菌活性,不宜合用。③重金属(尤其是铜、锌、汞)、氧化剂、还原剂、羟基化合物及酸性葡萄糖注射液等均可破坏青霉素等 β-内酰胺类抗生素的活性。④丙磺舒、阿司匹林、吲哚美辛、保泰松可减少青霉素等 β-内酰胺类抗生素在肾小管的排泄,故使青霉素的血药浓度增高,疗效持久,毒性也可能增加。⑤与氨基糖苷类抗生素有协同抗菌作用,但不能混合静脉注射,以防相互作用导致药效降低。⑥氨基酸营养液可增强青霉素等 β-内酰胺类抗生素的抗原性,属配伍禁忌。

2.耐酶青霉素类(代表药物苯唑西林钠)

(1)别名:苯唑青霉素,新青霉素Ⅱ,苯甲异噁唑青霉素,安迪灵。

(2)作用与应用:本品为耐酸、耐青霉素酶异噁唑青霉素。抗菌谱、抗菌机制同青霉素,但抗菌活性较低。因耐青霉素酶,故对葡萄球菌(金黄色葡萄球菌和凝固酶阴性葡萄球菌)不产青霉素酶株和产酶株均有良好的抗菌作用,但对青霉素敏感菌株的效力则不及青霉素。本品耐酸,口服吸收量为口服量的 1/3 以上。肌内注射 0.5 g,血药浓度于 0.5 小时达峰值。体内分布广,肝、肾、肠、脾、胸腔积液和关节囊液中均可达有效治疗浓度,腹水中含量较低,痰和汗液中含量微少,不能透过正常脑膜。1/3~1/2 的药物以原形从肾脏排泄,排泄速度较青霉素慢,有效血药浓度维持时间较长。$t_{1/2}$约0.4小时。主要用于耐青霉素的金黄色葡萄球菌和表皮葡萄球菌(产青霉素酶并对甲氧西林敏感)所致的各种感染。但对耐甲氧西林金黄色葡萄球菌(MRSA)感染无效。对中枢神经系统感染不适用。

(3)用法与用量。临用前,加灭菌注射用水适量使溶解。①静脉滴注:1次1~2 g,必要时可用到3 g,溶于100 mL输液内滴注0.5~1.0小时,1天3~4次。②肌内注射:成人1次1.0 g,1天3~4次。③口服:1次0.5~1.0 g,1天3~4次,宜空腹服用。口服、肌内注射均较少用。肾功能轻、中度不全者可按正常用量,重度不全者应适当减量。小儿口服、肌内注射、静脉滴注:50~100 mg/(kg·d),分2~4次给药,口服宜空腹。

(4)注意事项:①与青霉素有交叉变态反应,对本品或其他青霉素过敏者禁用。用前须做青霉素钠的皮肤敏感试验,阳性反应者禁用。新生儿、肝肾功能严重损害者、有过敏性疾病史者慎用。②变态反应可见药疹、药物热、过敏性休克。③口服可有胃肠反应,如恶心、呕吐、腹胀、腹泻、食欲缺乏等,少数人可继发白假丝酵母感染,个别人血清氨基转移酶升高。④静脉给药可见静脉炎。大剂量用药可引起抽搐等神经毒性反应,应及时停药并给予对症和支持治疗。⑤其他参见青霉素。

(5)药物相互作用:①丙磺舒竞争性抑制本品的排泄,提高血药浓度,使作用时间延长。②与西索米星、奈替米星联合应用可增强对金黄色葡萄球菌的抗菌作用,与氨苄西林、庆大霉素联合应用可增强对肠球菌的作用,但不宜与氨基糖苷类同瓶滴注。③阿司匹林、磺胺药可置换本品与血浆蛋白的结合。磺胺药可减少本品在胃肠道的吸收。

3.广谱青霉素类

最具代表性的药物为氨苄西林。

(1)别名:氨苄青霉素,氨苄青,氨苄钠,沙维西林,赛米西林,安必林,安必仙,安泰林,安西林,伊西德,欧倍林,苄那消。

（2）作用与应用：本品为半合成广谱青霉素，对革兰阳性和阴性菌均有杀菌作用，且耐酸可口服，但不耐酶，对耐青霉素的金黄色葡萄球菌无效，其特点是对革兰阴性杆菌有较强的抗菌作用。革兰阴性菌中淋病奈瑟菌、脑膜炎奈瑟菌、流感嗜血杆菌、百日咳鲍特菌、伤寒沙门菌、副伤寒沙门菌、痢疾志贺菌、奇异变形杆菌、布鲁菌等对本品敏感；部分大肠埃希菌对本品敏感，但多数耐药；肺炎克雷伯菌、吲哚阳性变形杆菌、铜绿假单胞菌对本品不敏感。对革兰阳性菌的作用与青霉素近似，其中对草绿色链球菌和肠球菌的作用较优，对其他菌的作用则较差。口服吸收不完全，严重感染仍需注射给药。体内分布广，在主要脏器中均可达有效治疗浓度，在胆汁中的浓度高于血清浓度数倍。主要以原形从肾脏排出。$t_{1/2} \leqslant 1$ 小时，丙磺舒可延缓其排泄。用于治疗敏感菌所致的泌尿系统、呼吸系统、胆道、肠道感染，以及脑膜炎、心内膜炎等。

（3）用法与用量。注射剂临用前加灭菌注射用水适量使溶解。①肌内注射：成人 1 次 0.5～1.0 g，1 天 4 次。②静脉滴注：成人 1 次 1～2 g，必要时可用 3 g，溶于 100 mL 输液内，滴注 0.5～1.0 小时，1 天 2～4 次，必要时每 4 小时 1 次。③口服：成人 50～100 mg/(kg·d)，分 4 次空腹服用，或 1 次 0.25～1.00 g，1 天 4 次。小儿口服、肌内注射、静脉注射 50～100 mg/(kg·d)，严重感染时可达 200 mg/(kg·d)，分 2～4 次，1 天最大量 300 mg/kg。

（4）注意事项：①对本品或其他青霉素类过敏者禁用。传染性单核细胞增多症、巨细胞病毒感染、淋巴细胞白血病、淋巴瘤等患者避免使用。严重肾功能损害，有哮喘、湿疹、荨麻疹等过敏性疾病者慎用。②与青霉素有交叉变态反应，本品皮疹的发生率较高。用前须做皮肤敏感试验（可以用青霉素钠的皮试液，也可以用本品注射剂配制 500 μg/mL 皮试液，皮内注射 0.1 mL，20 分钟后观察结果），阳性反应者禁用。如发生过敏性休克，抢救原则和方法与青霉素相同。③用药期间如出现严重的持续性腹泻，可能是假膜性肠炎，应立即停药，确诊后采用相应抗生素治疗。用药过程中应维持水与电解质的平衡。④肌内注射部位宜深，以减轻局部疼痛。大剂量静脉给药可发生抽搐等神经系统毒性。⑤本品注射剂溶解后应立即使用,溶液放置后致敏物质可增多。⑥本品在弱酸性葡萄糖注射液中分解较快,在碱性溶液中易失去活性,宜用中性液体作溶剂。

(5)药物相互作用:①本品与氨基糖苷类、多黏菌素类、红霉素、四环素类、肾上腺素、间羟胺、多巴胺、氯化钙、葡萄糖酸钙、B族维生素、维生素C、含氨基酸的注射剂等药物呈配伍禁忌。②与阿司匹林、吲哚美辛和磺胺类药物合用可减少本品的排泄,使血药浓度升高。③本品可加强华法林的抗凝血作用;降低口服避孕药的药效。

常见的广谱青霉素还有阿莫西林。

4.抗铜绿假单胞菌广谱青霉素类(代表药物哌拉西林)

(1)别名:氧哌嗪青霉素,哔哌西林,哔哌青霉素钠,哌氨苄青霉素。

(2)作用与应用:本品为半合成广谱抗假单胞菌青霉素,对革兰阴性菌的抗菌作用强,包括对大肠埃希菌、变形杆菌属、肺炎克雷伯菌、铜绿假单胞菌、淋病奈瑟菌(不产 β-内酰胺酶菌株)等均有较好的抗菌作用。不产 β-内酰胺酶的沙门菌属和志贺菌属也对本品敏感。产气肠杆菌、枸橼酸杆菌、普鲁威登菌和不动杆菌属对本品的敏感性较差。沙雷菌属和产酶流感嗜血杆菌多耐药。本品对革兰阳性菌也有较好的抗菌作用,对肠球菌属的抗菌活性较氨苄西林低。脆弱类杆菌对本品也比较敏感。本类青霉素不耐酶,对产青霉素酶的金黄色葡萄球菌无效。不耐酸,口服不吸收,肌内注射后30~50 分钟血药浓度达峰值。体内分布较广,在胆汁、前列腺液中药物浓度较高。药物主要经肾脏排泄,$t_{1/2}$ 约1小时。主要用于治疗铜绿假单胞菌和敏感革兰阴性杆菌所致的严重感染,如血流感染、下呼吸道、泌尿道、胆道感染,腹腔、盆腔感染,骨与关节感染以及皮肤软组织感染等;亦可与氨基糖苷类抗生素合用治疗有中性粒细胞减少症等免疫缺陷患者的感染。

(3)用法与用量。临用前,加灭菌注射用水适量使溶解。①肌内注射或静脉注射:尿路感染,成人1次1 g,1天4次。小儿80~200 mg/(kg·d),分3~4次给药;小儿严重感染,最大量1天可用

300 mg/kg。②静脉滴注：呼吸道、腹腔、胆道等感染，成人1天4～12 g，分3～4次给药。严重感染，1天可用10～24 g。

（4）注意事项：①本品与青霉素有交叉变态反应，对青霉素过敏者禁用。用前须做青霉素钠的皮肤敏感试验，阳性反应者禁用。有出血史、溃疡性结肠炎、克罗恩病或假膜性结肠炎患者慎用。②注射局部可引起静脉炎或局部红肿。少数患者可出现皮疹、皮肤瘙痒等反应，约3%的患者可发生以腹泻为主的胃肠反应。③长期用药应注意检查肝、肾功能。④其他参见青霉素。

（5）药物相互作用：①不宜与肝素、香豆素类等抗凝血药及非甾体抗炎药合用，以免引起出血；与溶栓药合用可发生严重出血。②与氨基糖苷类抗生素合用对铜绿假单胞菌、沙雷菌、克雷伯菌、其他肠杆菌属和葡萄球菌的敏感菌株有协同抗菌作用，但应分别给药。③丙磺舒阻滞本品的排泄，使血药浓度升高，作用维持时间延长。

5.抗革兰阴性杆菌青霉素类

本类药物供注射用的包括美西林（氮䓬脒青霉素，氮䓬西林，）和替莫西林；供口服用的有匹美西林（氮䓬脒青霉素双酯，美西林吡呋酸酯）。本类药为抑菌药，抗菌谱较窄，对肠杆菌科细菌有良好的抗菌作用，包括对大肠埃希菌、肺炎克雷伯菌、肠杆菌属、枸橼酸杆菌、志贺菌属、沙门菌属、部分沙雷菌等革兰阴性杆菌有较强的抗菌活性，但对铜绿假单胞菌、类杆菌属、奈瑟菌属及革兰阳性菌多无效。匹美西林是美西林的酯化物，口服后在体内经水解形成美西林后发挥作用，它们仅对部分肠道革兰阴性杆菌有效。替莫西林对大部分革兰阴性杆菌有效。此类药物现已少用。

（二）头孢菌素类

头孢菌素类为细菌繁殖期广谱杀菌性抗生素，具有抗菌谱广、抗菌作用强、对β-内酰胺酶较稳定、变态反应较青霉素类少见等优点。其抗菌作用机制与青霉素类相同，通过干扰细菌细胞壁合成而产生抗菌作用。头孢菌素与青霉素间可呈现不完全的交叉变态反应，一般地说，对青霉素过敏者有10%～30%对头孢菌素过敏，而对头孢菌素过敏者绝大多数对青霉素过敏，需要警惕。头孢菌素与高效利尿药或氨基糖苷类抗生素联合应用,肾损害显著加强;与乙醇(即使很少量)合用时,可引起体内乙醛蓄积而呈"醉酒状"。根据头孢菌素的抗菌谱、抗菌强度、对β-内酰胺酶的稳定性及对肾脏的毒性,本类药物可分为四代。耐甲氧西林葡萄球菌、肠球菌属对所有头孢菌素类均耐药,李斯特菌属亦通常耐药。

1.第一代头孢菌素

第一代头孢菌素对革兰阳性球菌的作用较第二、第三代强,包括甲氧西林敏感葡萄球菌;对大肠埃希菌、流感嗜血杆菌、克雷伯菌、奇异变形杆菌、沙门菌属、志贺菌属的部分菌株也有一定活性,但对革兰阴性菌产生的β-内酰胺酶的抵抗力较弱,革兰阴性菌对本代抗生素较易耐药。对铜绿假单胞菌及其他非发酵革兰阴性杆菌(产气肠杆菌、沙雷菌、枸橼酸杆菌、吲哚阳性变形杆菌等)、类杆菌、肠球菌(头孢硫脒除外)无效。第一代头孢菌素大剂量使用时可出现肾脏毒性。主要用于甲氧西林敏感葡萄球菌及其他敏感细菌所致的呼吸道、泌尿道、皮肤软组织感染等;也可作为多种外科手术前的预防用药。常见的第一代头孢菌素有头孢氨苄、头孢拉定。

2.第二代头孢菌素

第二代头孢菌素对革兰阳性菌的抗菌作用低于或接近于第一代头孢菌素,对革兰阴性菌有明显作用,尤其对肠杆菌科细菌的作用较第一代强,抗菌谱较第一代有所扩大;对奈瑟菌、部分吲哚阳性变形杆菌、部分枸橼酸杆菌、部分肠杆菌属均有抗菌作用。但对铜绿假单胞菌及其他非发酵革兰阴性杆菌(不动杆菌、沙雷菌等)及肠球菌无效。对多种β-内酰胺酶比较稳定,对第一代头孢菌素易产生耐药的菌株(如大肠埃希菌、奇异变形杆菌等)常可对本代头孢菌素有效。用于治疗大肠埃希菌、克雷伯菌属、变形杆菌属、肠杆菌科细菌中的敏感菌株所致的各种感染;亦可用于流感嗜血杆菌、肺炎链球菌、各种链球菌引起的呼吸道感染。

头孢呋辛钠是常见的第二代头孢菌素。

3.第三代头孢菌素

第三代头孢菌素具有高效、广谱、低毒、耐酶的特点。它们对革兰阳性菌的抗菌活性普遍不及第一、第二代头孢菌素（个别品种相近），对革兰阴性菌的作用较第二代头孢菌素更为优越；其抗菌谱比第二代又有所扩大，包括对肠杆菌科细菌、铜绿假单胞菌及厌氧菌有较强的作用（不同品种药物的抗菌效能不尽相同）；对 β-内酰胺酶有较高的稳定性，对第一代或第二代耐药的一些革兰阴性菌株，第三代头孢菌素常可有效，而甲氧西林敏感葡萄球菌对第三代的敏感性较第一代差。第三代头孢菌素对肾脏基本无毒性。可用于危及生命的败血症、脑膜炎、肺炎、骨髓炎及尿路严重感染的治疗，能有效控制严重的铜绿假单胞菌感染。头孢噻肟钠属于此类。

4.第四代头孢菌素

第四代头孢菌素具有广谱抗菌活性，对革兰阳性菌、阴性菌均有高效，如头孢吡肟，对 β-内酰胺酶高度稳定，对革兰阳性球菌及甲氧西林敏感葡萄球菌的抗菌活性较第三代头孢菌素强，可用于治疗第三代头孢菌素耐药的细菌感染。

二、大环内酯类、林可霉素类、糖肽类及其他

（一）大环内酯类（典型药物红霉素）

（1）别名：红霉素碱，新红康，司丙红霉素。

（2）作用与应用：本品为细菌生长期快速抑菌剂，通过与细菌核糖体的 50S 亚基结合，阻断转肽作用和信使核糖核酸（m-RNA）的位移，抑制细菌蛋白质合成。①治疗军团菌病、支原体肺炎及其他支原体感染，本品可作为首选药。②青霉素过敏或不耐受患者的替代用药，如化脓性链球菌、肺炎链球菌所致的扁桃体炎、急性咽炎、鼻窦炎，溶血性链球菌所致的猩红热、蜂窝织炎，白喉及白喉带菌者，气性坏疽、炭疽、破伤风，梅毒，放线菌病，李斯特菌病等。也可用于风湿热的预防。③肺炎嗜衣原体感染及其他衣原体感染。④敏感葡萄球菌、化脓性链球菌引起的皮肤软组织感染（疖、痈、化脓性皮肤病）及小面积烧伤、溃疡面感染。⑤肠阿米巴病等。⑥厌氧菌所致的口腔感染。⑦空肠弯曲菌肠炎，本品可作为首选药。⑧百日咳。⑨沙眼、结膜炎、角膜炎、睑缘炎及眼外部感染，眼膏局部应用。

（3）用法与用量。①口服:成人1天1～2 g(硬脂酸红霉素按红霉素计),分3～4次整片吞服。治疗军团菌病,成人1天2～4 g,分4次服用。预防风湿热,0.25 g,1天2次。小儿30～40 mg/(kg·d),分3～4次服,百日咳患者疗程为14天。②经眼给药:眼膏涂入眼睑内,1天2～3次,最后一次宜在睡前使用;滴眼液滴眼,1次1～2滴,1天4～6次。③外用:软膏涂于患处,1天3次,避免接触眼、鼻及口腔黏膜;凝胶治疗寻常痤疮,早、晚各1次。

（4）注意事项:①本品与其他红霉素品种或大环内酯类有交叉变态反应,故对本品及其他大环内酯类过敏者禁用。慢性肝病及肝功能损害者、孕妇禁用。哺乳期妇女慎用或暂停哺乳。②本品有潜在的肝毒性,长期及大剂量服用可引起胆汁淤积和肝酶升高,尤其是酯化红霉素较易引起。其他常见消化道反应、药物热、皮疹、荨麻疹等变态反应,还可致耳鸣、听觉减退,注射给药较易引起。心血管系统可见室性心律失常、室性心动过速、Q-T间期延长等。③红霉素为抑菌性药物,给药应按一定的时间间隔进行,以保持体内药物浓度。④红霉素片应整片吞服,若服用药粉,则受胃酸破坏而发生降效。幼儿可服用对酸稳定的酯化红霉素。

（5）药物相互作用:①大环内酯类与β-内酰胺类抗生素联合应用,一般认为可发生降效作用;与氯霉素和林可霉素类有拮抗作用。②大环内酯类为肝药酶抑制药,与甲泼尼龙、茶碱、卡马西平、华法林等同用时可使上述药物在肝内代谢减少,血药浓度增高而产生不良反应,必要时应调整用量。③本品可阻碍性激素类药物的肝肠循环,与口服避孕药合用可使之降低效果。④不宜与酸性药物合用或加入酸性输液中使用。⑤本品可抑制阿司咪唑、特非那定、西沙必利等药物的代谢,诱发尖端扭转型心律失常。

阿奇霉素、克拉霉素也是很常见的大环内酯类药物。

（二）林可霉素类(常见药物林可霉素)

（1）别名:洁霉素,林肯霉素,洛霉素。

（2）作用与应用:本品抗菌作用机制与大环内酯类相同,作用于细菌核糖体的50S亚基,抑制细菌蛋白质合成。抗菌谱与红霉素相似但较窄,主要对各类厌氧菌及革兰阳性需氧菌有显著的活性,对革兰阳性菌的抗菌作用类似于红霉素,但革兰阴性需氧菌、粪肠球菌、耐甲氧西林葡萄球菌、肺炎支原体对本类药物耐药。本品用于治疗盆腔感染和腹腔感染时,常与抗需氧革兰阴性杆菌药联合应用。本品外用治疗革兰阳性菌化脓性感染。

(3)用法与用量。①口服:成人 1 次 0.25～0.50 g(按林可霉素计),1 天 3～4 次;小儿 30～50 mg/(kg·d),分 3～4 次,宜空腹服用。②肌内注射或静脉滴注:成人 1 次 0.6 g,每 8～12 小时 1 次。静脉滴注溶于 100～200 mL 输液内,滴注 1～2 小时。小儿静脉滴注 10～20 mg/(kg·d),分 2～3 次,缓慢滴注(浓度为 6～12 mg/mL)。

(4)注意事项:①对本品或克林霉素过敏者、深部真菌感染患者禁用。肝功能不全、严重肾功能不全、胃肠疾病、哮喘、未完全控制的糖尿病、免疫力低下等疾病患者、孕妇、哺乳期妇女慎用。早产儿慎用,因内含防腐剂苯甲醇可出现抓握综合征。新生儿用药的安全性和疗效不确定。②胃肠反应表现为恶心、呕吐、舌炎、肛门瘙痒等,长期用药可引起二重感染(假膜性肠炎),此时应停药,必要时可用甲硝唑、去甲万古霉素治疗。可致变态反应,如皮疹、荨麻疹、多形红斑。也可出现白细胞减少、血小板减少、ALT 升高、黄疸、耳鸣、眩晕等。③静脉给药可致血栓性静脉炎。不可直接静脉推注。大剂量静脉快速滴注可引起心脏停搏和低血压。④长期应用应定期检查血象和肝功能。

(5)药物相互作用:①与红霉素等大环内酯类药物、氯霉素有拮抗作用,不可联合应用。②与吸入性麻醉药合用可加强对神经肌肉的阻滞,导致骨骼肌松弛和呼吸抑制或麻痹,可用抗胆碱酯酶药或钙盐解救。③与抗肠蠕动止泻药合用可致结肠内毒素排出延迟,增加引起假膜性肠炎的危险。

除林可霉素外,克林霉素也属于此类药物。

(三)糖肽类及其他

1.万古霉素类(代表药物万古霉素)

(1)别名:凡可霉素,来可信。

（2）作用与应用。本品属糖肽类抗生素，对多数革兰阳性球菌和杆菌具有杀菌作用，对肠球菌属具抑制作用。作用机制主要为抑制细菌细胞壁的合成，其作用部位与青霉素类和头孢菌素类不同，主要与细胞壁前体肽聚糖结合，阻断细胞壁合成，造成细胞壁缺陷而杀灭细菌，尤其对正在分裂增殖的细菌呈现快速杀菌作用。

（3）用法与用量。使用前加适量注射用水溶解后，用5%葡萄糖注射液或0.9%氯化钠注射液稀释至 5 mg/mL。①静脉滴注：全身感染，成人每 6 小时7.5 mg/kg，或每 12 小时 15 mg/kg。严重感染可1 天3～4 g 短期应用。滴注速度不超过 10 mg/min（2 mL/min），每次剂量的滴注时间应在 60 分钟以上。肾功能不全患者原则上不用，必要时根据肌酐清除率调整给药剂量。小儿20～40 mg/(kg·d)，分2～4 次（1 次 10 mg/kg，每 6 小时 1 次；或 1 次 20 mg/kg，每 12 小时1 次）。新生儿 15～20 mg/(kg·d)，分 2 次。②口服：成人 1 次0.125～0.500 g，每 6 小时 1 次，治疗 5～10 天，1 天剂量不宜超过 4 g；小儿 1 次10 mg/kg，每 6 小时 1 次，治疗 5～10 天。

（4）注意事项：①对万古霉素类过敏者、肾功能不全者禁用。听力减退或有耳聋病史者慎用。新生儿及孕妇、哺乳期妇女用药应权衡利弊。②可引起口麻、刺痛感、皮肤瘙痒、嗜酸性粒细胞增多、一过性白细胞减少、药物热、感冒样反应及血压剧降、过敏性休克等。③大剂量长疗程应用可致严重的耳毒性、肾毒性。耳毒性可见耳鸣、听力减退，甚至耳聋，老年及肾功能不全者易发生，及早停药可恢复；肾毒性表现为蛋白尿、管型尿、少尿、血尿、氮质血症，甚至肾衰竭。近年由于制剂纯度不断提高，肾毒性已显著减少。④用药期间应定期复查尿常规及肾功能，并注意听力改变，应避免同服有耳毒性和肾毒性的药物。⑤对老年患者及肾功能不全者应监测血药浓度，血药峰浓度不宜超过 25～40 mg/L，谷浓度不超过 5～10 mg/L。⑥静脉滴注过快、剂量过大可产生红斑样或荨麻疹样反应，皮肤发红（称为红颈或"红人"综合征），尤以躯干上部为甚，应停药并给抗组胺药。⑦口服给药可引起恶心、呕吐、口腔异味感等。不可肌内注射，因可致局部剧痛和组织坏死。静脉输入药液过浓可致血栓性静脉炎,应适当控制药液浓度和滴速,并避免药液外漏。

(5)药物相互作用:①本品与碱性溶液呈配伍禁忌,遇重金属可发生沉淀,含本品的输液中不得添加其他药物。②与氨基糖苷类、两性霉素 B、杆菌肽(注射)、多黏菌素类抗生素和高效利尿药合用或先后应用可增加耳毒性和肾毒性。与环孢素合用可增加肾毒性。③与抗组胺药合用时可能掩盖耳鸣、眩晕等耳毒性症状。④与琥珀胆碱、维库溴铵等肌松药合用可增强后者的神经肌肉阻滞作用。⑤与考来烯胺同时口服可使药效灭活。

2.多黏菌素类(代表药物黏菌素)

(1)别名:多黏菌素 E,黏杆菌素。

(2)作用与应用:本品为多肽类窄谱慢效杀菌性抗生素,主要作用于细菌细胞膜,使细菌内重要物质外漏,导致细菌死亡。对绝大多数肠道革兰阴性杆菌具有强大的抗菌活性,大肠埃希菌、肠杆菌属、克雷伯菌属及铜绿假单胞菌对本品呈高度敏感,沙门菌属、志贺菌属、流感嗜血杆菌及百日咳鲍特菌通常敏感,不动杆菌属、嗜肺军团菌及霍乱弧菌也敏感,但埃尔托生物型霍乱弧菌及沙雷菌属通常耐药,所有变形杆菌属及脆弱类杆菌均对本品耐药,而其他类杆菌属和真杆菌属则对本品敏感,所有革兰阳性菌对本品均耐药。目前多黏菌素类已很少全身应用,主要为局部应用。①注射用黏菌素适用于:对其他抗菌药物耐药的铜绿假单胞菌菌株所致的严重感染,必要时可与其他抗感染药物联合应用;治疗多重耐药的大肠埃希菌、肺炎克雷伯菌等革兰阴性菌严重感染,无其他有效抗感染药物时可选用本品治疗。②口服用于儿童大肠埃希菌的肠炎和其他敏感菌所致的肠道感染。③肠道手术前准备:中性粒细胞减低患者可用本品联合其他抗感染药物口服,以减少肠道菌群。④外用于烧伤和创伤引起的铜绿假单胞菌感染;耳、眼等部位的敏感菌感染。

(3)用法与用量。①口服:成人 1 天 100 万～150 万单位,分 3 次餐前服,重症时剂量可加倍;小儿每天每千克体重 2 万～3 万单位,分 3～4 次服。②静脉滴注:成人 1 天 100 万～150 万单位,小儿每千克体重 2 万～3 万单位,分 2 次缓慢静脉滴注。③外用:灭菌粉剂用氯化钠注射液溶解,制备成每毫升1万～5万单位的溶液剂。

(4)注意事项:①对多黏菌素类药过敏者禁用。不推荐2岁以下儿童使用。孕妇、肾功能不全者慎用。②可引起皮疹、瘙痒等过敏症状。口服时可有恶心、呕吐、食欲缺乏、腹泻等。肌内注射可致局部疼痛,静脉给药可引起静脉炎。③本类药物具有明显的肾毒性,亦可引起头晕、面部麻木、周围神经炎和神经肌肉阻滞而引起呼吸抑制,新斯的明治疗无效,只能进行人工呼吸,钙剂可能有效。④肾功能损害者不宜用,必须应用时应根据肾功能调整剂量。⑤本品注射已少用。用时剂量不宜过大,静脉滴注速度宜慢,疗程不宜超过14天。治疗过程中定期复查尿常规及肾功能。

(5)药物相互作用:不宜与其他有肾毒性的药物(氨基糖苷类、头孢噻吩、万古霉素等)及肌松药合用。

3.杆菌肽类

代表药物如杆菌肽。

(1)别名:亚枯草菌素,枯草菌肽,崔西杆菌素。

(2)作用与应用:本品属慢效杀菌药,对革兰阳性菌有强大的抗菌作用,对耐β-内酰胺酶的细菌也有作用;对革兰阴性球菌、螺旋体、放线菌等也有一定作用;对革兰阴性杆菌无效。细菌对其耐药性产生缓慢,耐药菌株少见,与其他抗生素无交叉耐药性。本品口服不吸收,局部应用也很少吸收。由于严重的肾毒性反应,临床仅用于局部抗感染,其优点是刺激性小、变态反应少、不易产生耐药性。其锌盐制剂可增加抗菌作用。用于耐青霉素的葡萄球菌、链球菌所致的皮肤软组织及眼部感染,如脓疱疮等化脓性皮肤病及烧伤、溃疡面的感染;细菌性结膜炎、睑缘炎及睑腺炎。

(3)用法与用量:外用,软膏局部涂于患处,1天4～5次;眼膏涂于结膜囊内,每3～4小时1次,或睡前涂1次。

(4)注意事项:①对本品过敏者禁用。过敏体质者慎用。②有轻微刺激感,偶见变态反应。③避免在创面长期或大面积使用,使用不宜超过1周。

(5)药物相互作用:避免与有肾毒性的药物合用。

4.其他

如莫匹罗星,是一种局部外用抗生素,通过可逆性地结合于细菌异亮氨酸合成酶,阻止异亮氨酸渗入,从而使细胞内含异亮氨酸的蛋白质合成终止而起抑菌和杀菌作用。

三、氨基糖苷类

本类药物的共同特点:①为快速杀菌药,对静止期细菌有较强作用,主要作用于细菌核糖体 30S 亚基,抑制细菌蛋白质合成,并破坏细菌细胞膜的完整性。②抗菌谱基本相同,对葡萄球菌属、需氧革兰阴性杆菌具有良好的抗菌活性;有的品种对铜绿假单胞菌、结核分枝杆菌及金黄色葡萄球菌有抗菌作用。③细菌对不同品种之间有部分或完全性交叉耐药。④水溶性好,性质稳定(除链霉素外)。血清蛋白结合率低,大多低于 10%。⑤胃肠道吸收差,注射给药后大部分经肾脏以原形排出。⑥具有不同程度的肾毒性和耳毒性(前庭功能损害或听力减退),并可有对神经肌肉接头的阻滞作用。肾功能不良者、老年人、儿童和孕妇应尽量避免使用本类抗生素。

(一)天然来源类

如庆大霉素。

(1)别名:正泰霉素,艮他霉素,艮太霉素。

(2)作用与应用。本品是由小单胞菌产生的一种多组分抗生素,对大肠埃希菌、产气肠杆菌、克雷伯菌属、奇异变形杆菌、某些吲哚阳性变形杆菌、肠杆菌属、枸橼酸杆菌属、铜绿假单胞菌、某些奈瑟菌、某些无色素沙雷菌和志贺菌等革兰阴性菌有抗菌作用;革兰阳性菌中,金黄色葡萄球菌对本品尚可有一定的敏感性,但链球菌(包括化脓性链球菌、肺炎链球菌、粪肠球菌等)均对本品耐药;厌氧菌(类杆菌属)、结核分枝杆菌、立克次体、病毒和真菌亦对本品耐药。近年来,由于本品的广泛应用,耐药菌株逐渐增多,铜绿假单胞菌、克雷伯菌、吲哚阳性变形杆菌对本品的耐药率甚高。主要用于:①大肠埃希菌、克雷伯菌属、变形杆菌、敏感铜绿假单胞菌等革兰阴性菌引起的系统或局部感染。临床常与β-内酰胺类或其他抗感染药物联合应用。与青霉素(或氨苄西林)联合治疗草绿色链球菌性心内膜炎或肠球菌属感染。②鞘内注射可作为铜绿假单胞菌或葡萄球菌所致的严重中枢神经系统感染(脑膜炎、脑室炎)的辅助治疗。③口服治疗细菌性痢疾或其他细菌性肠道感染,或作结肠手术前准备。也可用本品肌内注射合并克林霉素或甲硝唑以减少结肠手术后感染的发生率。④敏感菌所致的细菌性结膜炎、睑缘炎、角膜炎、泪囊炎、睑腺炎等,可眼部用药。⑤庆大霉素普鲁卡因 B_{12} 颗粒或胶囊口服,三者起到抗菌、止痛和促进胃黏膜修复的作用,可治疗慢性浅表性胃炎及胃溃疡。

(3)用法与用量。①肌内注射或静脉滴注:成人1次80 mg(8万单位),1天2～3次(间隔8小时)。对于革兰阴性杆菌所致重症感染或铜绿假单胞菌全身感染,1天量可用到5 mg/kg。静脉滴注可将1次量(80 mg)用输液100 mL稀释,于30分钟左右滴入;小儿3～5 mg/(kg·d),分2次给予。②口服:用于肠道感染或作术前准备,1次80～160 mg(8万～16万单位),1天3～4次;小儿10～15 mg/(kg·d),分3～4次服。治疗慢性浅表性胃炎及胃溃疡,庆大霉素普鲁卡因 B_{12} 颗粒或胶囊1次1袋(或2粒),1天3次,餐前温开水送服,6周为1个疗程。③经眼给药:滴眼液滴入眼睑内,1次1～2滴,1天4～6次;结膜下注射,眼内感染3～10 mg/0.5 mL;前房内注射,50～100 μg/0.1 mL。④局部给药:珠链放置脓腔中,缓慢地释放药物起局部抗菌作用。⑤鞘内或脑室内注射:成人1次4～8 mg,小儿1次1～2 mg,每2～3天1次。

(4)注意事项:①用药前询问患者有无氨基糖苷类药物过敏史,对本品或其他氨基糖苷类抗生素过敏者禁用。②本类药物不宜作为门诊一线用药。脱水、低血压、重症肌无力、第Ⅷ对脑神经损害、帕金森病患者、新生儿、婴幼儿(6岁以下)、老年(50岁以上)及肾功能减退和接受肌松药治疗的患者尽量避免应用或慎用,必须应用时,应尽可能监测血药浓度,并应根据肾功能调整用量。③本类药物均具不同程度的耳毒性(听神经与前庭神经损害)和肾毒性,偶可出现神经肌肉接头阻滞而引起呼吸停止。尚可引起 ALT、AST 升高,嗜酸性粒细胞增多,中性粒细胞减少,发热,面部麻木,周围神经炎等。④应用本类药物时应注意定期检查尿常规、肾功能,注意观察听力和前庭功能改变,疗程通常不宜超过 2 周。以上各项检查如出现异常,应立即减量或停用。⑤本品血药峰浓度超过12 $\mu g/mL$,谷浓度超过 2 $\mu g/mL$ 以上时可出现毒性反应,对于肾功能不全或长期用药者应进行血药浓度监测。⑥偶可发生变态反应。⑦本品1天量宜分 2~3 次给药,以维持有效血药浓度,并减轻毒性反应。不要把 1 天量集中在 1 次给予。因有呼吸抑制作用,不可静脉推注。⑧对链球菌感染无效,由链球菌引起的上呼吸道感染不应使用。⑨使用含类固醇的复方制剂勿超过 2 周,长期使用可能会引起眼压升高等。

(5)药物相互作用:①本类药物应避免与其他有耳毒性、肾毒性的药物,肌松药,吸入性麻醉药等合用。②本类药物与青霉素类、头孢菌素类同瓶滴注时呈配伍禁忌,应避免。③镇静催眠药及有镇静作用的其他类药因可抑制患者的反应性,合用时也要慎重。④与双膦酸盐类药物合用可引起严重的低钙血症。⑤可减少扎西他滨的肾脏排泄。

链霉素也属于此种类型,是最早应用的氨基糖苷类药物,也是第一个治疗结核病的药物。本品对结核分枝杆菌有强大的抗菌作用,非结核分枝杆菌对本品大多耐药。

(二)半合成类(代表药物阿米卡星)

(1)别名:丁胺卡那霉素,阿米卡霉素,氨羟丁酰卡那霉素。

(2)作用与应用:本品是卡那霉素 A 的半合成衍生物。抗菌谱与庆大霉素相似,对革兰阴性菌中的大肠埃希菌、铜绿假单胞菌、吲哚阳性和阴性变形杆菌、克雷伯菌属、不动杆菌、枸橼酸杆菌、沙雷菌和肠杆菌属的部分菌株有很强的抗菌作用;对结核分枝杆菌、非结核分枝杆菌和金黄色葡萄球菌(产酶和不产酶株)也有良好的抗菌活性。其他革兰阳性球菌(包括粪肠球菌)、厌氧菌、立克次体、真菌和病毒均对本品不敏感。本品突出的优点是对肠道革兰阴性杆菌和铜绿假单胞菌所产生的多种氨基糖苷类钝化酶稳定,故对一些氨基糖苷类(如卡那霉素、庆大霉素、妥布霉素)耐药菌株所致的感染仍能有效控制,与 β-内酰胺类联合可获得协同作用。口服不吸收,肌内注射血药浓度达峰时间为60分钟。血浆蛋白结合率低于3.5%,主要分布于细胞外液,不易透过血-脑屏障。在给药后24 小时内有94%～98%的药物以原形经尿排出。$t_{1/2}$ 为 1.8～2.5 小时,肾功能减退时可延长至 30 小时。不良反应中,其耳毒性强于庆大霉素,肾毒性较庆大霉素低。主要用于治疗革兰阴性杆菌(包括敏感铜绿假单胞菌等)所致的严重感染,如细菌性心内膜炎、血流感染(包括新生儿脓毒血症)、下呼吸道感染、骨和关节感染、皮肤软组织感染、胆道感染、腹腔感染(包括腹膜炎)、烧伤感染、手术后感染(包括血管外科手术后感染)、反复发作性尿路感染。不宜用于单纯性尿路感染的初治。

(3)用法与用量。肌内注射或静脉滴注:成人 1 次 0.75 mg/kg,每 12 小时1 次,1 天总量不超过 1.5 g,疗程不超过 10 天;小儿 5～10 mg/(kg·d),分 2～3 次(开始用 10 mg/kg,以后 7.5 mg/kg,每 12 小时 1 次),较大儿童可按成人用量。给药途径以肌内注射为主,也可加入 0.9%氯化钠注射液或 5%葡萄糖注射液 100～200 mL 中静脉滴注,在 30～60 分钟内缓慢滴入,儿童则为 1～2 小时。肾功能不全者首次剂量 0.75 mg/kg,以后则调整使血药峰浓度为 25 μg/mL、谷浓度为 5～8 μg/mL。

(4)注意事项:①对本品及其他氨基糖苷类过敏者禁用。脱水、肾功能损害、应用强效利尿药的患者及老年人慎用。②本品的不良反应发生率和程度与庆大霉素和妥布霉素相似,可引起耳、肾毒性,少见周围神经炎、变态反应和神经肌肉阻滞。本品干扰正常菌群,长期应用可导致非敏感菌过度生长。③本品不可用于静脉推注,不能用于体腔注射,静脉输注速度务必缓慢。④其他参见庆大霉素。

(5)药物相互作用:①对于铜绿假单胞菌感染,常需与抗铜绿假单胞菌青霉素(如哌拉西林等)联合应用,但两者不可置于同一容器中,以免降低疗效。②其他参见庆大霉素。

四、四环素类及氯霉素类

(一)四环素类

1.天然四环素类

代表药物四环素。

(1)别名:四环素碱。

(2)作用与应用:四环素类药物为速效抑菌剂,与细菌核糖体30S亚基A位特异性结合,抑制肽链延长和蛋白质合成,尚可改变细菌胞质膜的通透性,极高浓度时具有杀菌作用。本类药物为广谱抗生素,但对伤寒沙门菌、副伤寒沙门菌、铜绿假单胞菌、结核分枝杆菌、真菌和病毒无效。近年来,由于耐药菌株日益增多,四环素类药物不良反应问题突出,已不再作为治疗细菌性感染的首选药,现主要用于:①立克次体病(包括流行性斑疹伤寒、地方性斑疹伤寒、落基山斑点热、Q热和恙虫病等);支原体肺炎;螺旋体病(回归热);衣原体感染(鹦鹉热、性病淋巴肉芽肿、非淋菌性尿道炎、输卵管炎、宫颈炎和沙眼);布鲁菌病(需与氨基糖苷类联合治疗);霍乱;土拉菌病;慢性游走性红斑;鼠疫(需与氨基糖苷类联合治疗)。②对青霉素类抗生素过敏的破伤风、气性坏疽、雅司病、梅毒、淋病、钩端螺旋体病。③敏感菌引起的呼吸道、胆道、尿路、皮肤软组织等部位的轻症感染和痤疮的治疗。④盐酸四环素醋酸可的松眼膏可用于眼部细菌感染或无菌性结膜炎、过敏性眼炎、角膜炎及沙眼。复方四环素泼尼松膜用于复发性阿弗他溃疡、糜烂型扁平苔藓、溃疡性口炎、药物过敏性口炎、天疱疮及类天疱疮的口腔损害等。

(3)用法与用量。①口服:成人1次0.5 g,1天3～4次;8岁以上患儿30～40 mg/(kg·d),分3～4次服。②静脉滴注:1天1～1.5 g,分2～3次,加入5%～10%葡萄糖注射液稀释至0.1%的浓度滴注。③眼膏外用:1天1～2次,涂抹于结膜囊内。④局部贴用:复方四环素泼尼松膜,1天3次。

(4)注意事项:①孕妇、哺乳期妇女及8岁以下儿童禁用。肝、肾功能不全者慎用。②口服可引起胃肠反应,除恶心、呕吐、腹痛、腹泻外,常可发生食管溃疡。本类药物可致局部刺激、变态反应(皮疹、荨麻疹、光敏性皮炎、哮喘及其他皮肤变化)、牙齿黄染、牙釉质发育不全及龋齿,还可抑制婴儿骨骼发育。长期大剂量应用可引起肝损害,出现恶心、呕吐、黄疸、氨基转移酶升高、呕血、便血等;肾功能不全者可加重肾损害,导致血尿素氮和肌酐值升高等。③长期用药可致菌群失调,轻者引起维生素缺乏,也常可见到由于白假丝酵母和其他耐药菌引起的二重感染(鹅口疮、肠炎),包括艰难梭菌所致的假膜性肠炎(表现为剧烈腹泻、发热、肠壁坏死、体液渗出,甚至休克、死亡),应立即停药并同时进行抗真菌治疗或口服万古霉素、甲硝唑。④本品肌内注射刺激大,禁用。静脉滴注易引起静脉炎和血栓,宜用低浓度(<0.1%)缓慢滴注,以减轻局部反应,并应尽早改为口服给药。⑤四环素宜空腹服用,食物可阻滞本品的吸收,使生物利用度显著下降。⑥四环素盐酸盐的生物利用度比四环素碱好,但对消化道的刺激较大,服药时应多饮水,并避免卧床服药,以免药物滞留食管形成溃疡。⑦四环素保管不当或过期变质会生成有毒性的差向四环素,不可再用。复方四环素泼尼松膜遇水、遇光、遇热易变质,应放于低温、干燥、避光处。

(5)药物相互作用:①碱性药、H_2受体阻滞剂或抗酸药可降低本类药物的溶解度,使吸收减少,活性降低;铁、钙、镁、铝等金属离子可与本类药物络合而影响吸收。与铁剂或抗酸药并用时,应间隔2～3小时。②本类药物为抑菌剂,可干扰青霉素类对细菌繁殖期的杀菌作用,最好避免这两类药物同时使用。③与强效利尿药呋塞米等同用可加重肾功能损害。④四环素类能抑制肠道菌群,使甾体避孕药的肝肠循环受阻而妨碍避孕效果,并增加经期外出血。

2.半合成四环素类(代表药物多西环素)

(1)别名:强力霉素,多西霉素,去氧土霉素,福多力,利尔诺,美尔力。

(2)作用与应用。本品抗菌谱与四环素基本相同,抗菌活性较四环素强2～10倍,具有强效、速效、长效的特点,微生物对本品与四环素、土霉素等有密切的交叉耐药性。口服吸收迅速且完全,不易受食物影响。大部分药物随胆汁进入肠腔排泄,肠道中的药物多以无活性的结合型或络合型存在,很少引起二重感染。少量药物经肾脏排泄,肾功能减退时粪便中药物的排泄增多,故肾功能减退时也可使用。$t_{1/2}$ 长达 12～22 小时,每天用药 1 次即可。临床适应证与四环素相同,主要用于:①敏感的革兰阳性球菌和革兰阴性杆菌所致的上呼吸道感染(扁桃体炎、老年慢性支气管炎)、胆道感染、淋巴结炎、蜂窝织炎等,特别适合有四环素适应证伴肾功能减退的患者(其他多数四环素类药物可能加重肾衰竭)。②治疗立克次体病(斑疹伤寒、恙虫病等)、支原体肺炎、回归热、布鲁菌病(与链霉素联合治疗)、鼠疫(与氨基糖苷类联合治疗)、土拉菌病、霍乱。③对青霉素类过敏者的破伤风、气性坏疽、雅司病、梅毒、淋病。④治疗酒渣鼻、痤疮、前列腺炎。⑤还可短期服用作为旅行者腹泻的预防用药及预防恶性疟和钩端螺旋体病。

(3)用法与用量。①口服:成人首次 0.2 g,以后 1 次 0.1 g,1 天 1～2 次;小儿 8 岁以上体重＜45 kg 者首次 4 mg/kg,以后 1 次 2～4 mg/kg,1 天 1～2 次。体重超过 45 kg 者用量同成人。预防恶性疟,1 周 0.1 g。预防钩端螺旋体病,1 次 0.1 g,1 周 2 次。②静脉滴注:成人第 1 天 200 mg,分 1～2 次,以后根据感染的程度每天 100～200 mg,分 1～2 次。梅毒一期、二期治疗,1 天 300 mg,持续给药 10 天;8 岁以上儿童,45 kg 或 45 kg 以下儿童,第 1 天 4 mg/kg,分 1～2 次,以后根据感染的程度 2～4 mg/(kg·d)。体重超过 45 kg 者按成人剂量。每 100 mg 本品用 200～250 mL0.9％氯化钠注射液或 5％葡萄糖注射液或复方氯化钠注射液稀释后缓慢滴注(100～200 mg 一般输注 1～2 小时)。治疗维持到发热症状结束 24～48 小时后。

(4)注意事项:①对四环素类药物过敏者、8 岁以下儿童及孕妇、哺乳期妇女一般应禁用。严重肝、肾功能不全者慎用。②常见的不良反应有胃肠道刺激症状,除恶心、呕吐、腹泻外,尚有舌炎、口腔炎和肛门炎。应餐后服,以大量水送服,并保持直立体位 30 分钟以上,以避免引起食管炎。③其他不良反应少于四环素,可见牙齿变色黄染、牙釉质发育不良;皮肤过敏引起红斑、荨麻疹、光敏性皮炎等;偶见良性颅内压增高、溶血性贫血等。④其他参见四环素。

(5)药物相互作用:①长期使用苯妥英钠或巴比妥类药物的患者,多西环素的消除 $t_{1/2}$ 可缩短至 7 小时。②本品可使地高辛吸收增加,导致其中毒。③其他参见四环素。

(二)氯霉素类(代表药物氯霉素)

(1)别名:氯胺苯醇,左霉素,左旋霉素,肤炎宁。

(2)作用与应用。本类药物作用于细菌核糖体 50S 亚基,抑制转肽酶使肽链延长受阻而影响蛋白质合成。体外具广谱抗微生物作用。临床主要用于:①伤寒、副伤寒及其他沙门菌属感染:氯霉素一般不作为首选药,而多选用氟喹诺酮类或第三代头孢菌素,后两者具有速效、低毒、复发少和愈后不带菌等特点。但本品成本低廉,某些国家和地区仍用于伤寒。②耐氨苄西林的 b 型流感嗜血杆菌脑膜炎;或青霉素过敏患者由脑膜炎奈瑟菌、肺炎链球菌所致的脑膜炎、脑脓肿(尤其是耳源性,常为需氧菌和厌氧菌混合感染);敏感的革兰阴性杆菌脑膜炎(常与氨基糖苷类抗生素联合应用),本品可作为选用药物之一。③严重厌氧菌(如脆弱类杆菌)感染:如腹腔感染、盆腔感染,常与其他抗菌药物联合应用,以控制同时存在的需氧菌及厌氧菌混合感染。④立克次体感染(地方性斑疹伤寒、Q 热和落基山斑点热等)。⑤治疗敏感菌引起的结膜炎、沙眼、角膜炎、眼睑缘炎及全眼球感染。辅以增稠、缓冲剂玻璃酸钠而成的氯霉素滴眼液,具有药液黏附力强、增加与眼的接触面积和时间等特点,可防治戴隐形眼镜引起的角膜损伤、角膜炎及眼疲劳,对老年性的眼干涩、疲劳也有改善作用。⑥急、慢性中耳炎,外耳道炎及耳部湿疹等。

(3)用法与用量。①口服:成人 1 天 1～2 g,分 3～4 次服;小儿 25～50 mg/(kg·d),分 3～4 次服。新生儿脑膜炎必须使用时应不超过 25 mg/(kg·d),需监测血药浓度。②静脉滴注:成人 1 天 1～2 g,分 2 次注射,本品 250 mg 至少用稀释液 100 mL。宜用干燥注射器抽取,边稀释边振荡,防止析出结晶。症状消退后应酌情减量或停药;小儿 25～50 mg/(kg·d)(浓度为2.5～5.0 mg/mL)。③经眼给药:治疗沙眼、结膜炎、角膜炎、眼睑缘炎等。滴眼液滴眼,1 次1～2 滴,1 天3～5 次,或每 2 小时 1 次;眼膏涂入眼睑内,1 天 3 次;治疗眼内感染,结膜下注射,1 次 50～100 mg/0.5 mL,隔天 1 次;眼内注射,1～2 mg/0.1 mL。④经耳给药:滴耳液滴入耳道内,1 次2～3 滴,1 天 3 次;耳栓1次1枚(32 mg),1天1次,5天为1个疗程。⑤阴道给药:每晚睡前在外阴清洁后将阴道软胶囊放入阴道深处,1 次0.1 g,每晚 1 次。

(4)注意事项:①正确掌握适应证,一般轻症感染不要轻易选用本品。对本品过敏者、精神病患者、早产儿和新生儿禁用。孕妇及哺乳期妇女不宜应用。肝肾功能损害者、癫痫患者、老年人慎用。②可抑制骨髓造血功能,引起贫血、粒细胞及血小板减少,与剂量有关。偶有再生障碍性贫血发生,与剂量、疗程无关,发生率低,但病死率很高。③可致灰婴综合征,即血药浓度异常增高引起的循环衰竭,多发生于早产儿、新生儿应用本类药物剂量过大时。④有报道,本品尚能引起溶血性贫血(多在用药后数小时至 2～3 天发生,表现为发热、褐色尿、巩膜及皮肤黄染、脾大等)、铁粒幼细胞性贫血、球后视神经炎、循环及呼吸骤停、速发性变态反应及心肌损害等。皮疹、药物热、血管神经性水肿偶有发生,少见剥脱性皮炎。⑤长期应用可能引起视神经炎、共济失调,以及由于菌群失调而致的维生素缺乏和二重感染等。消化道反应有恶心、呕吐、食欲缺乏、舌炎、口腔炎等。⑥治疗前后及疗程中应定期检查血常规及血小板,系统监护血象,发现异常立即停药。⑦本品肌内注射常引起较剧烈的疼痛,还可致坐骨神经麻痹而造成下肢瘫痪,故已少用。

(5)药物相互作用:①肝药酶诱导剂如苯巴比妥、苯妥英钠、利福平等可降低本品的血药浓度。②与林可霉素类、大环内酯类同用可发生拮抗作用,因此不宜联合应用。本品可拮抗 β-内酰胺类抗生素的抗菌作用。③本品与某些骨髓抑制药如抗肿瘤药、秋水仙碱、羟布宗、保泰松、青霉胺同用时,可增强骨髓抑制作用。同时进行放疗时,亦可增强本品骨髓抑制作用。④与铁剂、叶酸、维生素 B_{12} 合用可拮抗这些药物的造血作用。⑤本品可拮抗维生素 B_6 的作用，并使其经肾脏排出增加，导致贫血和周围神经炎的发生。⑥与含雌激素的避孕药合用避孕效果降低，并增加经期外出血的危险。

第二节 抗 病 毒 药

一、抗人类免疫缺陷病毒药

(一)核苷类反转录酶抑制药(NRTI)

代表药物有齐多夫定、拉米夫定等。

齐多夫定进入宿主细胞后，因细胞中酶的作用转化成活化型三磷酸齐多夫定，后者竞争性抑制人类免疫缺陷病毒(HIV)反转录酶，抑制病毒 DNA 的合成、运送和整合至宿主细胞核，因而抑制病毒的复制。在细胞培养中本品与拉米夫定、去羟肌苷、扎西他滨、多种蛋白酶抑制药及非核苷类反转录酶抑制药有协同抗 HIV 作用。本品口服吸收迅速，生物利用度为 $60\%\sim70\%$。食物可延缓其吸收，但不影响其生物利用度。能通过血-脑屏障，在脑脊液内浓度可达血清浓度的 $50\%\sim60\%$。在肝脏与葡萄糖醛酸结合后，主要经肾脏排泄。$t_{1/2}$ 为 1.1 小时。用于治疗 HIV 感染所致的获得性免疫缺陷综合征(AIDS)，患者有并发症(肺孢子菌肺炎或其他感染)时，尚需应用对症的其他药物联合治疗；亦用于 HIV 阳性的怀孕妇女及其新生儿预防 HIV 的母婴传播。

拉米夫定为化学合成核苷类似物，对 HIV 具有抑制反转录酶的作用，因而延缓病毒复制，在体内、外均具显著的抗 HIV-1 活性，且与其他核苷反转录酶抑制药(齐多夫定)联合有协同作用；对乙型肝炎病毒(HBV)亦有良好的抑制作用。本品口服吸收良好，生物利用度为 $80\%\sim85\%$，食物可延缓本品的吸收，但不影响生物利用度。体内分布广泛，可通过血-脑屏障进入脑脊液；亦可通过胎盘进入胎儿血液循环；并在乳汁中分泌。约 90％的药物以原形经肾脏排泄。消除 $t_{1/2}$ 为 5～7 小时。用于：①与其他抗反转录病毒药（如齐多夫定）联合治疗 HIV 感染。②HBV 所致的慢性乙型病毒性肝炎，其 HBsAg 持续阳性 6 个月以上、HBV DNA 阳性的患者。

（二）非核苷类反转录酶抑制药（NNRTI）

代表药物为奈韦拉平。奈韦拉平为 HIV-1 非核苷类反转录酶抑制药，通过与 HIV-1 反转录酶直接结合，并破坏该酶的催化位点，阻断 RNA 和 DNA 依赖的 DNA 多聚酶活性，从而阻断 HIV 复制。本品对 HIV-2 反转录酶及人类 DNA 多聚酶无活性。单独应用时 HIV 可迅速产生耐药性，与核苷类反转录酶抑制药和蛋白酶抑制药合用可协同抑制 HIV 复制。本品口服吸收迅速，生物利用度超过90％。体内分布广泛，可渗入脑脊液中，易通过胎盘屏障和进入乳汁中。主要在肝内代谢，80％以上的代谢物经尿排泄。适用于治疗 HIV-1 型感染，应与其他抗反转录酶药物联合用药；亦可单独用于阻断 HIV-1 母婴传播。

（三）蛋白酶抑制药（PIs）

代表药物为沙奎那韦。沙奎那韦系蛋白酶抑制药。HIV 蛋白酶是在传染性 HIV 中发现的使病毒聚合蛋白前体裂解成单个功能蛋白的一种酶，为 HIV 复制和形成成熟的感染性病毒颗粒所必需的酶，抑制此蛋白酶可导致生成无感染性的不成熟病毒颗粒，进而抑制病毒复制，产生抗病毒作用。本品对急性和慢性细胞感染的 HIV 均有效。与反转录酶抑制药如齐多夫定、去羟肌苷、拉米夫定等合用时，呈相加或协同作用。蛋白酶编码基因的突变可导致病毒对本品的耐药。本品软胶囊（SGC）的生物利用度较硬胶囊（HGC）高。在肝脏代谢为无活性的代谢物。消除 $t_{1/2}$ 为 12～14 小时。与其他抗反转录病毒药物联用治疗 HIV 感染。

（四）其他

例如，恩夫韦地。恩夫韦地为合成肽类 HIV 融合抑制药，可与病毒包膜糖蛋白结合，阻止病毒与细胞膜融合所必需的构象变化，从而抑制 HIV-1 的复制。其他抗艾滋病药物是作用于细胞内部，阻止病毒在细胞内部复制,而本品却是通过阻止病毒与 T 细胞等免疫细胞的接触融合,干扰 HIV-1 进入 T 细胞,防止艾滋病患者的免疫系统遭受病毒破坏发生作用。用于 HIV 感染,与反转录酶抑制药联合应用。有用药后出现耐药性的报道。

二、抗疱疹病毒药

代表药物为阿昔洛韦,又称无环鸟苷,开糖环鸟苷,无环鸟嘌呤。

阿昔洛韦为合成的核苷酸类抗病毒药。在体内转化为三磷酸化合物,干扰病毒 DNA 多聚酶的作用,抑制病毒 DNA 的合成。对细胞的 DNA 多聚酶也有抑制作用,但程度较轻。在组织培养中对单纯疱疹病毒(HSV)、水痘-带状疱疹病毒(VZV)、巨细胞病毒(CMV)等具高度选择性抑制作用。本品对疱疹病毒 1 型的活性比阿糖腺苷强 160 倍,比阿糖胞苷强 2 倍,是目前最有效的抗单纯疱疹病毒 1 型和 2 型的药物之一。对 EB 病毒亦有抑制作用,但对 HSV 的潜伏感染无明显效果。病毒可对阿昔洛韦产生耐药性。本品不仅具有高度抗病毒特性和低毒性,还具有良好的眼内穿透性。口服吸收率低(15%),可分布到全身各组织中,包括皮肤、脑、胎盘和乳汁等,血浆蛋白结合率低,脑脊液中药物浓度可达血浆浓度的 50%。主要经肾脏排泄。$t_{1/2}$ 为 2.5 小时。局部应用后可在疱疹损伤区达到较高浓度。用于:①HSV 感染,口服用于生殖器疱疹病毒感染初发和复发病例;对反复发作病例口服本品用作预防。注射剂用于免疫缺陷患者中初发和复发性 HSV(1 型和 2 型)所致的黏膜及皮肤感染、新生儿 HSV 感染、单纯疱疹性脑炎的治疗以及反复发作病例的预防。②VZV 感染,口服用于免疫功能正常者带状疱疹和免疫缺陷患者轻症病例的治疗;静脉给药用于免疫缺陷患者严重带状疱疹或免疫功能正常者弥散型带状疱疹的治疗。③免疫缺陷者水痘的治疗。④急性视网膜坏死综合征(ARN)、视网膜脉络膜炎、HSV 性葡萄膜炎;滴眼液或眼膏滴眼或涂眼,治疗病毒(HSV、VZV)性角膜炎、VZV 性结膜炎及眼睑皮炎。

用药时要注意以下几点：①对本品过敏者禁用。肝肾功能不全者、精神异常者、脱水者及2岁以下儿童慎用。哺乳期妇女用药应权衡利弊。②可出现贫血、血小板减少性紫癜、弥散性血管内凝血及红细胞、白细胞、血小板减少；也可有血尿素氮和一过性血清肌酐水平升高、皮疹、荨麻疹、出汗、血尿、低血压、头痛、恶心、呕吐、腹泻、肝功能异常、黄疸、肝炎等；尚可引起精神神经障碍（意识模糊、昏迷、幻觉、震颤、谵妄等）、急性肾衰竭，肾损害患者接受本品治疗时可造成死亡。③一旦出现疱疹的症状与体征，应尽早给药。对疱疹病毒性脑炎及新生儿疱疹的疗效尚未能肯定。水痘宜于急性发作24小时内进行治疗。④静脉给药可引起静脉炎，静脉滴注时切忌药液外漏，只能缓慢滴注（持续1～2小时），不可快速推注，不可肌内和皮下注射。⑤口服给药时应摄入充足的水，防止药物沉积于肾小管内。⑥坏疽型、大疱型、严重出血型带状疱疹及皮肤有严重继发感染者禁用本品凝胶。⑦本品滴眼液水溶性差，在寒冷气候下易析出结晶，使用时需先溶解（可采用水浴加热）。⑧外用制剂仅用于皮肤及黏膜，不能用于眼。涂药时需戴指套或手套。

三、抗流感病毒药

代表药物为利巴韦林，又称病毒唑，三氮唑核苷，三唑核苷。

利巴韦林为广谱抗病毒药，对多种RNA和DNA病毒有效。体外具有抑制呼吸道合胞病毒（RSV）、流感病毒、甲型肝炎病毒、腺病毒等多种病毒生长的作用。本品并不改变病毒吸附、侵入和脱壳，也不诱导干扰素的产生。药物进入被病毒感染的细胞后迅速磷酸化，其产物作为病毒合成酶的竞争性抑制药，抑制肌苷单磷酸脱氢酶、流感病毒RNA多聚酶和mRNA鸟苷转移酶，从而引起细胞内三磷酸鸟苷的减少，阻碍病毒核酸和蛋白质的合成，使病毒的复制与传播受抑。对呼吸道合胞病毒也可能具免疫作用及中和抗体作用。本品可口服、静脉滴注、滴鼻和喷雾吸入。口服吸收迅速而完全，达峰时间为1.5小时。可透过胎盘，也能进入乳汁，在肝内代谢，主要经尿排泄。适用于：①呼吸道合胞病毒引起的病毒性肺炎和支气管炎,通常以气雾剂给药。②皮肤疱疹病毒感染。③防治病毒性上呼吸道感染(滴鼻)。④治疗拉沙热或流行性出血热(具肾脏综合征或肺炎表现者),静脉滴注或口服。对早期患者疗效明显,有降低病死率、减轻肾损害、降低出血倾向、改善全身症状等作用。⑤治疗慢性丙型病毒性肝炎,本品口服与重组干扰素 α-2b 或 PEG 干扰素 α 联合。⑥眼部给药治疗 HSV 性角膜炎,不宜用于其他病毒性眼病。

　　用药注意事项:①对本品过敏者、自身免疫性肝炎患者及孕妇禁用。活动性结核、严重或不稳定型心脏病患者不宜使用。严重贫血、肝肾功能异常者慎用。②最主要的毒性是溶血性贫血。大剂量应用(包括滴鼻在内)可致心脏损害;对有呼吸道疾病(慢性阻塞性肺疾病或哮喘)者可致呼吸困难、胸痛等。全身不良反应有疲倦、头痛、虚弱、乏力、胸痛、发热、寒战、流感症状等;消化系统症状有食欲缺乏、胃部不适、恶心、呕吐、轻度腹泻、便秘、消化不良等;精神神经系统症状有眩晕、失眠、情绪化、易激惹、抑郁、注意力障碍、神经质等;肌肉骨骼系统症状有肌肉痛、关节痛;皮肤附件系统出现脱发、皮疹、瘙痒等;此外,尚可有味觉异常、听力异常表现。③本品不宜用于未经实验室确诊的呼吸道合胞病毒感染患者;不用于哺乳期妇女呼吸道合胞病毒感染(因哺乳期妇女呼吸道合胞病毒感染具自限性)。④本品滴眼液不宜用于除单纯疱疹病毒性角膜炎外的病毒性眼病。气雾剂不应与其他气雾剂同时使用。⑤治疗开始前、治疗期间和停药后至少6个月,服用本品的女性或男性配偶均应有效避孕。

　　同类药物还有奥司他韦等。

四、抗肝炎病毒药

　　最常见的为干扰素(IFN),干扰素是宿主细胞受到病毒感染或干扰素诱生剂等激发后,诱导产生的一类具有多种生物活性的糖蛋白,具有抗病毒、抗肿瘤活性及免疫调节等作用。干扰素可分为 α、β 和 γ 3 种主要类型,分别为人白细胞干扰素(IFN-α)、人成纤维细胞干扰素(IFN-β)和人免疫细胞干扰素(IFN-γ)。α 干扰素和 β 干扰素又统称为 Ⅰ 型干扰素,均可由病毒感染或应用多核苷酸后产生;γ 干扰素亦称免疫干扰素或Ⅱ型干扰素,由特异性抗原刺激 T 淋巴细胞产生。干扰素无抗原性,但有高度的种属特异性,故只有人的干扰素才对人有效。干扰素也可通过大肠埃希菌、酵母基因工程重组而得,目前临床所用者大多为基因重组人源化干扰素制品,如 rhIFNα-2b、rhIFNα-2a 等。干扰素并不直接进入宿主细胞损伤或抑制病毒,而是与细胞膜表面的特异性干扰素受体结合后可启动一系列细胞内反应。这种免疫调节活性亦可增强机体自然杀伤(NK)细胞、巨噬细胞等的吞噬功能,同时增强细胞毒 T 淋巴细胞对靶细胞的杀伤作用等。最近发现干扰素的抗肿瘤作用还与其抑制血管内皮细胞增殖,抑制肿瘤内新生血管的生成有关。α 干扰素和 β 干扰素具有共同的受体,因此两者无协同作用;而 γ 干扰素的受体与 α 干扰素或β 干扰素的受体均不同,故 γ 干扰素与 α 干扰素或 β 干扰素均有协同作用。干扰素亦可产生一些全身症状和由免疫反应引起的组织损伤。干扰素具有广谱抗病毒活性,除了用于病毒性肝炎的治疗外,还用于急性病毒感染性疾病,如流感及其他上呼吸道感染性疾病、病毒性心肌炎、流行性腮腺炎、乙型脑炎等;慢性病毒性感染,如慢性活动性肝炎、巨细胞病毒性感染;并可用于肿瘤的治疗。

药物使用注意事项:①严重心、肝、肾功能不全,骨髓抑制者禁用。孕妇、哺乳期妇女慎用。②常见发热、疲乏、食欲下降、恶心、呕吐、流感样症状等。偶有嗜睡、精神错乱、呼吸困难、肝功能降低、白细胞减少及变态反应等。其中干扰素 α-2a 较干扰素 α-2b 的发生率稍低,皮下注射较肌内注射的发生率相对低。

参考文献

[1] 张艳秋.现代药物临床应用实践[M].北京:中国纺织出版社,2021.

[2] 赵志宇.药物与临床[M].长春:吉林科学技术出版社,2019.

[3] 何波.心血管药物和药理学发展研究[M].广州:世界图书出版广东有限公司,2020.

[4] 时慧.药学理论与药物临床应用[M].北京:中国纺织出版社,2021.

[5] 周林光.临床药物应用实践[M].开封:河南大学出版社,2019.

[6] 丛晓娟,杨俊玲,韩本高.实用药物学基础[M].石家庄:河北科学技术出版社,2021.

[7] 刘冰,毕艳华,李聃.实用药物治疗学[M].长春:吉林科学技术出版社,2019.

[8] 赵玉霞,杨颖,张吉霞,等.药物学基础与临床应用[M].哈尔滨:黑龙江科学技术出版社,2022.

[9] 徐世军.实用临床药物学[M].北京:中国医药科技出版社,2019.

[10] 赵学友.临床药物学进展[M].长春:吉林科学技术出版社,2019.

[11] 董志强.药物综合治疗学[M].济南:山东大学出版社,2022.

[12] 王高峰,姜成丽,赵福香.药理学[M].南京:东南大学出版社,2022.

[13] 张艳.现代临床实用药物学[M].长春:吉林科学技术出版社,2019.

[14] 韩永红,孙静.药理学[M].北京:化学工业出版社,2022.

[15] 唐志刚.现代药物临床应用精要[M].开封:河南大学出版社,2019.

[16] 张喆,朱宁,陈爱芳.临床药理学[M].长春:吉林科学技术出版社,2020.

[17] 王博.药物学基础[M].重庆:重庆大学出版社,2021.

[18] 王生寿.新编临床药理及药物应用[M].长春:吉林科学技术出版社,2019.

[19] 王伟,梁启军.中西药物配伍与合理应用[M].北京:人民卫生出版社,2022.

[20] 姚文山.国家基本药物处方集[M].天津:天津科学技术出版社,2019.

[21] 洪远,华颖,胡笑月,等.丙戊酸相关药物基因组学在癫痫治疗中的作用研究进展[J].中国神经精神疾病杂志,2022,48(4):241-245.

[22] 杨光燃.新型降糖药物对2型糖尿病患者的肾脏获益及应用前景[J].中国全科医学,2021,24(18):2245-2250.

[23] 付梦璐,罗莉曼,李园园,等.他汀类药物在非心血管领域的应用进展[J].医药导报,2020,39(5):671-674.

[24] 叶玉剑,钟娜,赵敏.镇静催眠药物滥用及干预方式的研究进展[J].上海交通大学学报:医学版,2021,41(1):99-102.

[25] 张鹏翔,曾霖,孟璐,等.治疗2型糖尿病新靶点药物研究新进展[J].中国全科医学,2022,25(20):2551-2557.

[26] 易小清,崔小娇,陈祝君,等.蛋白激酶C在疼痛及镇痛药物作用中的研究进展[J].医药导报,2021,40(12):1699-1703.